名老中医方药心得丛书

晁恩祥临证方药心得

主　　编　晁恩祥
副 主 编　王雪京　张洪春　张纾难
编　　委　(按姓氏笔画排序)
　　　　　王辛秋　王雪京　卢世秀　杨道文
　　　　　李　颖　吴继全　张纾难　张洪春
　　　　　陈　燕　屈毓敏　晁恩祥　韩春生
　　　　　韩桂玲　疏欣杨

科学出版社
北　京

内容简介

本书归纳和总结了晁恩祥教授从事中医内科临床工作50年所积累的经验与心得，具有很强的实用性和知识性。全书分两篇，上篇介绍了晁恩祥教授在临床中常用的70余味中药的用药心得，并附有典型医案；下篇选取了自拟方和常用古方共30余首进行介绍，并附有晁教授对该方的评述和相应医案。

本书适用于中医临床、科研工作者，也可供中医药院校在校师生参考阅读。

图书在版编目(CIP)数据

晁恩祥临证方药心得/晁恩祥主编. —北京：科学出版社，2012.6
（名老中医方药心得丛书）
ISBN 978-7-03-034944-6

Ⅰ.晁… Ⅱ.晁… Ⅲ.中医学临床-医案-汇编-中国-现代 Ⅳ.R249

中国版本图书馆CIP数据核字(2012)第132478号

责任编辑：陈　伟／责任校对：朱光兰
责任印制：赵　博／封面设计：范璧合

版权所有，违者必究。未经本社许可，数字图书馆不得使用

科学出版社 出版
北京东黄城根北街16号
邮政编码：100717
http://www.sciencep.com

北京华宇信诺印刷有限公司印刷
科学出版社发行　各地新华书店经销

*

2012年6月第 一 版　　开本：787×1092　1/16
2024年12月第八次印刷　印张：11 3/4
字数：275 000
定价：58.00元
（如有印装质量问题，我社负责调换）

目 录

晁恩祥教授学术思想 …………………………………………… (1)

上篇 用药心得

第一章 解表药 …………………………… (13)
麻黄开肺闭,平咳喘,利水肿 ……… (13)
桂枝散寒邪,调营卫 ………………… (16)
细辛温经化饮,散寒止痛 …………… (19)
紫苏解表亦疏风,行气以和胃 ……… (21)
荆芥疏风解表,宣毒透疹,散瘀止血
　……………………………………… (22)
辛夷散风寒,通肺窍 ………………… (23)
苍耳子散风寒,除鼻涕,开肺窍 …… (24)
薄荷疏风散热,解郁透疹 …………… (25)
蝉蜕散风利咽,解痉平喘,除热透疹
　……………………………………… (27)
菊花疏风散热,清利头目 …………… (28)
葛根解肌热,行瘀血 ………………… (28)
柴胡解肌热,开肝郁 ………………… (29)

第二章 清热药 …………………………… (31)
知母清肺热,滋阴液 ………………… (31)
天花粉清热生津,润肺化痰 ………… (32)
栀子清三焦热,利湿解毒 …………… (33)
黄连厚肠胃,清湿热 ………………… (34)
龙胆草清热燥湿,泻肝胆火 ………… (35)
金银花善散风热,清热解毒 ………… (36)
连翘清散上焦,消肿散结 …………… (40)
鱼腥草清热化痰,解毒消痈 ………… (42)
金荞麦清热解毒,活血化瘀 ………… (43)
锦灯笼利咽解毒 ……………………… (44)
木蝴蝶清热利咽 ……………………… (44)
生地清热凉血,养阴生津 …………… (45)
玄参滋阴生津,泻火解毒 …………… (45)
青蒿除虚热,清湿热,退潮热 ……… (46)
地骨皮清伏火,退虚热 ……………… (47)
银柴胡清虚热,解久热 ……………… (49)

第三章 泻下药 …………………………… (51)
芒硝软坚散结 ………………………… (51)
郁李仁润肠通便,下气利尿 ………… (51)

第四章 祛风湿药 ………………………… (53)
丝瓜络清热化痰,通经活络 ………… (53)

第五章 化湿药 …………………………… (54)
藿香解暑湿,和胃肠 ………………… (54)
佩兰芳香化湿,解暑除陈 …………… (55)
苍术燥湿健脾 ………………………… (56)
厚朴燥脾胃湿,下气降逆,除胀平喘
　……………………………………… (58)
砂仁行气和胃,醒脾止泻 …………… (59)
草果芳香健胃,燥湿散寒 …………… (60)

第六章 利水渗湿药 ……………………… (62)
车前子清肺化痰,通淋消肿,清肝明目
　……………………………………… (62)
茵陈清湿热,退黄疸 ………………… (64)
薏苡仁清热利湿,健脾补肺 ………… (64)
地肤子祛风除湿止痒 ………………… (66)

第七章 温里药 …………………………… (68)
干姜温阳气,祛寒饮 ………………… (68)
吴茱萸散寒止痛,疏肝降逆 ………… (69)

第八章 理气药 …………………………… (70)
陈皮健脾胃,止呕逆,燥痰湿 ……… (70)
枳实理气滞,通胃肠 ………………… (73)
香附疏肝解郁,理气导滞 …………… (74)
木香行气止痛,健脾消食 …………… (76)
玫瑰花疏肝胆,理气机 ……………… (78)
莱菔子降气化痰,消食除胀 ………… (79)

第九章 止血药 …………………………… (81)
侧柏叶止咳化痰,凉血止血 ………… (81)
白茅根清肺热宁嗽定喘,利小便引热
　下行 ………………………………… (82)
荷叶清暑湿,止出血 ………………… (83)

· i ·

第十章 活血祛瘀药 ……（85）
　　虎杖清热利湿解毒 ……（85）
第十一章 化痰止咳平喘药 ……（87）
　　半夏燥湿化痰,降逆止呕,消痞散结
　　　　 ……（87）
　　旋覆花降逆气,化痰浊 ……（88）
　　桔梗开宣肺气,祛痰利咽 ……（90）
　　瓜蒌清热化痰,宽胸散结,润肠通便
　　　　 ……（91）
　　贝母化痰热 ……（92）
　　杏仁止咳平喘,润肠通便 ……（93）
　　苏子降逆气,止痰喘 ……（94）
　　紫菀开散肺气,下气通便 ……（96）
　　枇杷叶降气消痰,和胃降逆 ……（97）
　　葶苈子泻肺平喘,行水消肿 ……（100）
第十二章 平肝息风药 ……（101）
　　地龙散风解痉,缓急平喘 ……（101）
　　全蝎解痉止咳,息风止痒 ……（103）
第十三章 开窍药 ……（105）
　　石菖蒲开诸窍,化湿浊,利气机 ……（105）
第十四章 补虚药 ……（106）
　　太子参养气阴,生津液 ……（106）
　　黄芪益气升阳,固表利水 ……（107）
　　白术补气健脾,燥湿止汗 ……（108）
　　黄精补脾肾,填精髓 ……（108）
　　补骨脂补肾助阳,纳气平喘 ……（109）
　　淫羊藿补肾助肺,透散寒邪 ……（110）
　　白芍缓急止痛,解痉平喘 ……（112）
　　麦门冬养阴润燥,清心除烦 ……（113）
第十五章 收涩药 ……（114）
　　山茱萸补肝肾,敛肺气 ……（114）
　　乌梅敛肺止咳,生津利咽 ……（116）
　　五味子收逆气而安肺 ……（117）

下篇 用方心得

第一章 自拟方 ……（123）
　　苏黄止咳方 ……（123）
　　泻浊纳气方 ……（128）
　　调补肺肾方 ……（129）
　　肺痿方 ……（130）
　　黄龙平喘汤 ……（132）
　　疏风止痒汤 ……（137）
　　疏风通窍汤 ……（137）
　　解表清里方 ……（138）
第二章 常用古方 ……（140）
　　二陈汤（《太平惠民和剂局方》）……（140）
　　三承气汤（《伤寒论》）……（141）
　　三子养亲汤（《韩氏医通》）……（144）
　　大柴胡汤（《金匮要略》）……（145）
　　小柴胡汤（《伤寒论》）……（146）
　　小青龙汤（《金匮要略》）……（148）
　　小青龙加石膏汤（《金匮要略》）……（149）
　　止嗽散（《医学心悟》）……（150）
　　川芎茶调散（《太平惠民和剂局方》）
　　　　 ……（150）
　　少腹逐瘀汤（《医林改错》）……（151）
　　玉屏风散（《丹溪心法》）……（152）
　　龙胆泻肝汤（《医方集解》）……（153）
　　四逆散（《伤寒论》）……（154）
　　生脉散（《内外伤辨惑论》）……（154）
　　瓜蒌薤白半夏汤（《金匮要略》）……（157）
　　半夏泻心汤（《伤寒论》）……（158）
　　苏子降气汤（《太平惠民和剂局方》）
　　　　 ……（160）
　　炙甘草汤（《伤寒论》）……（161）
　　参苓白术散（《太平惠民和剂局方》）
　　　　 ……（165）
　　荆防败毒散（《摄生众妙方》）……（166）
　　茵陈蒿汤（《伤寒论》）……（167）
　　真武汤（《伤寒论》）……（171）
　　桑菊饮（《温病条辨》）……（171）
　　麻子仁丸（《伤寒论》）……（172）
　　麻杏石甘汤（《伤寒论》）……（173）
　　旋覆代赭汤（《伤寒论》）……（174）
　　痛泻要方（《景岳全书》）……（175）
　　酸枣仁汤（《金匮要略》）……（177）
　　藿香正气散（《太平惠民和剂局方》）
　　　　 ……（180）

晁恩祥教授学术思想

晁恩祥教授出生于1935年7月8日,河北唐山人。自幼聪慧,悟性极强,敏而好学,目睹中学语文老师治病之神(冯老师因医术高明而转入唐山市中医院任中医师),乃立志学医。1956年顺利考入北京中医药大学,1962年毕业,毕业后到内蒙古支边,在自治区中蒙医院从事医、教、研工作。1966年、1967年两度于冬、春季到内蒙古克山病地区防治克山病,1969~1970年在北京"全国中草药新医疗法展览会"任编辑;1971年开始进行慢性阻塞性肺疾病(COPD)等呼吸系统疾病的临床防治研究,多次下乡巡回医疗,从事教育改革的教学工作。1976年3月至1977年10月在北京参加全国中医高级研究班学习研究中医并毕业。1984年由内蒙古中蒙医院调至卫生部中日友好医院从事医教研及管理工作,先后担任中医处处长、中医大内科主任兼中医肺脾科主任。1990年1月晋升为主任医师、教授。分别在1986年、1990年应邀到日本金泽医科大学及松山市老年病院讲学;1994~1995年在日本大学医学部光丘病院讲学、指导医疗并聘为客座教授;1999~2000年及2004年初应邀到香港讲学、指导医疗。1998年2月应台湾长庚大学邀请讲学、指导医疗(为期2个月)。1996年、2005年初曾到澳洲悉尼短期讲学,并聘为客座教授。经常到301医院、市内多家综合医院及其他省市会诊。从事中央保健工作多年,1993年开始享受国务院突出贡献政府特殊津贴。

晁恩祥教授1988年被聘为北京中医药大学教授、硕士生导师,1993年被国务院学位委员会授予博士研究生导师。其后被天津中医药大学、长春中医学院聘为教授、博士生导师,培养硕士、博士研究生15人次,是全国老中医药专家学术经验继承工作指导老师,被国家中医药管理局、广东省中医院、河南省中医药管理局、北京中医药管理局、浙江省中医院、青岛市中医院及北京中医药大学、天津、北京、江西、辽宁优才人员及本院等单位聘为培养徒弟导师,共培养全国各地高徒24人。

晁恩祥教授从医50年,一直在医疗、教学、科研工作一线。先后承担中医内科、呼吸、消化系统疾病及急症的临床治疗研究,承担"国家八五"、"国家九五"、"国家十一五"攻关课题及省部级科研课题研究任务,擅长于哮喘、咳嗽变异性哮喘、COPD、肺心病、肺间质纤维化、肺系疑难病、肺系感染性疾病的诊治,并参与了国家2003年、2004年SARS及国家2005年人禽流感的防治方案研究与起草工作,以及肺系病的新药研究及开发。是全国中医内科、肺系病、急症的牵头人之一,曾到全国各地及海外讲学。多次应邀参加卫生部、科技部、国家食品药品监督管理局、国家中医药管理局、国家及部分省市(河北、北京、山东)自然基金项目、中医药学会等政府部门及学术团体的项目评审与制定规范。如新药审评、科研项目的评标、奖励的评审、优秀论文评阅等;参与制定《全国中医病历书写规范》、《新药临床指导原则》以及《中医病证诊断与疗效评定标准》等工作;多次应邀参加全国各省市的硕士、博士研究生、博士后的开题报告研讨、论文答辩、出站评议工作;多次参加重点学科评审等。撰写过医、教、研论文80余篇,担任主编、副主编专著6部,如《临床中医内科学》、《中医内科手册》、《今日中医内科·中卷》、《中医急诊医学》、《碥石集》(第二册)等,对肺系病、脾胃病、肝胆病及急症有较丰富的临床经验。曾获得省、部级科技及荣誉鼓励奖多次,如内蒙古自治区科技进步三等奖,国家图书提名奖,北京市科技进步一等奖,国家中医药管理局二等奖、三等奖等奖励。2003年获中国科协"全国防治非典优秀科技工作者"奖励,获中华中医药学会"抗击非典特殊贡献奖"、获中日友好医院"防治非典优秀共产党员"称号表彰。2005年度获"中央保健工作先进个人"称号。

晁恩祥教授积极推动中医药学术的发展,兼任中华中医药学会、中国医师学会理事,世界中医药学会联合会呼吸病专业委员会会长、中华中医药学会急诊分会主任委员、内科分会副主任委员兼秘书长及内科肺系病专业主任委员、中药临床药理委员会委员;北京市中医药学会常务理事,北京市中医药学会感染专业委员会名誉主任委员、肺系病专业委员会主任委员。为国家食品药品监督管理局药品审评专家、突发公共卫生事业应急处理防治药品早期评估特别专家组成员(SARS、人禽流感药品),全国科学技术名词审定委员会中医药学名词审定委员会委员,中华中医药学会科学技术奖评审专家,中华医学会医疗事故鉴定委员会专家,北京医学会医疗事故技术鉴定专家,国家基本医疗保险药品目录咨询专家。兼任《中国中医急症》杂志主编,《中医杂志》特邀编审及编委,《北京中医》、《中国药物警戒》、《中药新药临床药理》等杂志编委,《继续医学教育》杂志中医学科主编,中央保健会诊专家。中日友好医院中医肺病科首席专家、国家重点专科肺学科学术带头人。

现将晁恩祥教授在诊治肺系病方面临床经验简介如下:

一、风哮理论

1. 风邪是支气管哮喘发病的重要因素之一

支气管哮喘为临床常见病、多发病,近年有逐渐上升的趋势,属于中医哮病的范畴。中医认为疾病的产生有外感六淫、脏腑功能失调、情志内伤、饮食劳倦等因素。支气管哮喘也不例外,在六淫之中,以风邪为先。因为在《内经》中就有"风为百病之长"之说;寒、暑、湿、燥、火致病多以风为先导,或多与风邪同时为患。

2. 风哮中"风"的特殊表现

(1) 许多支气管哮喘患者及家族中有哮喘、湿疹、荨麻疹等病史。

(2) 发作有明显的季节性,多发于春冬季节,而春季在五脏对应于肝,在六气对应于风。

(3) 发作前多有鼻痒、眼痒、喷嚏、流涕等先兆症状,这与风为阳邪、其性开泄的特点相符合。

（4）发病迅速，时发时止，反复发作，发作时痰鸣气喘，与风邪"善行而数变"的特点相似。

3. 风哮的病机为风盛痰阻、气道挛急

晁恩祥教授在继承前人治疗哮喘病经验的基础上结合现代医学对本病的认识，根据此类患者的情况，对病因病机进行了探讨，追本求源，提出"风盛痰阻、气道挛急"是支气管哮喘病急性发作时的主要病机。因肺主气，司呼吸，主宣发肃降，外合皮毛，具有通调水道的功能。风邪袭肺，肺失宣发肃降，津液停聚为痰，正如《症因脉治》所说"风痰之因，外感风邪，袭人肌表，束其内郁之火，不得发泄，外邪传内，内外熏蒸，则风痰之证作矣"。痰作为继发性致病因素，又可碍肺之宣降，气之升降。"风盛则挛急"，风痰相搏，内阻于肺与气道，致使气道挛急，肺管不利而发哮病。

4. 祛风解痉法为治疗风哮的根本治法

哮喘病的治疗，历代多遵丹溪的"凡久喘之证，未发宜扶正气为主，即发以攻邪气为急"之旨，此即所谓"急则治其标，缓则治其本"的治疗法则。祛风解痉法是针对哮喘病人急性发作时表现得"风盛痰阻、气道挛急"的病机而设，属于治标、治肺之法。晁恩祥教授根据此法而制定的具有祛风解痉、宣肺化痰平喘作用的苏黄颗粒，临床治疗1268例发作期患者，总有效率为92.78%。临床实验室检查结果表明，祛风解痉法能改善肺功能，降低易感性，降低呼吸道阻力，并能改善微循环，降低全血黏度、血浆黏度。药效学的研究机制证明，祛风解痉法具有拮抗组织胺和乙酰胆碱对平滑肌的收缩，对大鼠卵蛋白被动皮肤过敏试验有明显的抑制作用，并能明显增强呼吸道的排泄酚红作用。

二、风咳理论

1. 关于病名

咳嗽变异性哮喘（CVA）是支气管哮喘（简称哮喘）的一种特殊类型，它与哮喘发病机理十分相似，病理改变是持续性非特异性气道炎症及气道高反应（BHR），只是气道炎症反应程度和临床病情程度较哮喘轻。由于咳嗽变异性哮喘以咳嗽为主要临床征象，几乎无喘息及呼吸困难症状，故常被漏诊、误诊、误治。临床调查发现，"咳嗽变异性哮喘"误诊率高达95%，大多数被误诊为支气管炎、呼吸道感染等，大量使用抗生素和止咳祛痰药物而无获。近年来该病及此类咳嗽日渐增多，大约占肺系病门诊的10%以上。

晁恩祥教授从事呼吸系统疾病的中医诊治四十余年，对呼吸系统疾病的临床诊治积累了丰富宝贵的临床经验，特别是在临证中认识到CVA与传统的咳嗽及哮病均有差别，由于本病以长期慢性干咳为主症，其特征表现为咳嗽气急，喉痒呛咳，突发突止，阵咳，符合风证"善行而数变"，"风盛则挛急"，"风为百病之长"，"其性轻扬"的特性，认为该病名之为"风咳"较为适宜。风咳之名符合隋·巢元方《诸病源候论·咳论》十咳中"一曰风咳，欲语因咳言不得竟是也……"。晁教授认为该病名之为"风咳"较为适宜,并在国内率先提出"以风立论为主"的病因病机学术思想,创立了"疏风宣肺、缓急解痉"的治疗法则,验之临床疗效满意。

2. 证候学特征

(1) 以咳嗽为主症。咳嗽多表现为阵发性干咳、呛咳,咳嗽程度剧烈难以抑制即呈挛急性咳嗽,夜间和晨起较重,影响睡眠。另一个特点是咽喉方面的症状,咽部不爽有刺激感,咽痒明显,痒即引发咳嗽。无痰,或少量白黏痰不易咯出,部分患者患有鼻痒、鼻塞、发作性喷嚏、流涕等症状,偶有胸闷或喘鸣,甚至可持续数年或数十年。

(2) 发作有诱因。常由相关诱因所诱发,如冷热空气、异味、过敏原、剧烈运动、说话或上呼吸道病毒感染等。

(3) 有家族史。多数病人有个人或家族史,过敏试验均有不同程度或种类阳性反应。

(4) 支气管激发试验阳性。气道反应性增高,支气管激发试验或舒张试验呈阳性。

(5) 年龄有特点。小儿多发,各年龄段均可发病,近年来成人发病率有增高趋势。

(6) 有一定的季节性。春秋季多发,全年均可发病。

(7) 药物特异性。应用支气管扩张剂、肾上腺皮质激素类药物有效,一般抗生素、止咳祛痰药物无效。

3. 鉴别诊断

本病应与以下中医相关疾病鉴别:

(1) 咽炎:咽炎特别是慢性咽炎有时也伴有咳嗽,但咽炎毕竟是炎症,可以看出咽部充血、红肿或扁桃体变化,需鉴别的是,咳嗽型哮喘并无更多咽痛、咽肿之象。气道反应性检测可鉴别。

(2) 咳嗽:咳嗽系多种肺系疾病常见的症状,如上呼吸道感染、支气管肺炎、慢性支气管炎均可见咳嗽,其他咳嗽均伴有其他诊断,特别是可能咯痰、咳嗽、喘息或发热,病史等均与此病咳嗽特点及过程不同,影像、化验检测可助区别。

(3) 肺痨:肺痨亦有低声咳嗽,但属慢性消耗性、结核杆菌感染性疾病,虽有干咳少痰,但还可以见咯血、潮热,X线检测可以鉴别。

(4) 肺痿:《金匮要略》中肺痿常以咳嗽、咳吐涎沫、气短为主或久嗽咽干而痒,少痰或痰黏不易咯出,我们认为系属肺间质纤维化的疾病,其表现也有咳嗽少痰,动喘明显,但因病久可见低氧所至杵状指。X线、CT可以分辨。

(5) 鼻鼽:系指过敏性鼻炎,常有过敏史,见有晨起、定时或不定时的喷嚏鼻痒或鼻塞,并不与咳嗽同时相见。

4. 治疗立法

(1) 疏风止咳、缓急解痉为主要治法:晁恩祥教授认为辨治"风咳"不可因其有炎症引发气道高反应而滥用抗生素治疗,对于无痰而嗽、干咳及外感咳嗽等类咳嗽,要仔细辨证,加以鉴别,把握"风咳"风邪致病的关键,做到有者求之,无者求之,审因论治。要以"疏风"为中心,即以疏风法贯穿于治疗之中。患者本身又有过敏的表现,针对气道挛急,采取缓急解痉之法,达到气道复安的效果,最终使气道上皮细胞损伤得以修复,气道内环境平衡得以重建,真正达到整体调整,标本兼治的目标。咳嗽总归为肺气失宣,气机上逆,宣肺降逆则肺气自平,喘咳得解。故确立"疏风止咳、缓急解痉"为主要治法。

(2) 立法与加减变化:晁教授强调在治疗过程中一定要抓主证,辨兼证,要充分体现中医辨证论治的思想。对该病患者的个体差异上以及存在着的不同临床表现,要注意加减变化,证变治变。兼热者,加入清肺化痰之药;兼寒者,辛温散寒;兼燥者,养阴润燥;咽痒咳嗽剧烈者,应用缓急收敛之品,或加入敛肺止咳之药;"久病入络",日久兼郁者,当以活血通络;"金水相生",咳久及肾者,兼顾调补肺肾,或咳愈以其善后。

5. 治疗方案

(1) 主方:炙麻黄10g、蝉蜕8g、苏叶10g、射干10g、牛蒡子10g、炙杷叶10g、紫菀15g。

(2) 加减:由于该病在个体的差异上以及个病病例存在着不同表现,因而又以加减变化、证变治变。如有风邪犯肺,有的则有风热者,常见有咽中痒有少许黏痰不易咯出,或合并含有少量黄痰,而加减中加入清肺化痰药。又有风邪犯肺,见有寒象者,如少痰,见冷风咳嗽加重,咽中痒,常加入疏风散寒辛温之品。咽干、少痰、干咳,或见肠燥便干者,常又加入养阴润燥之品;由于该病常见有干咳少痰或干咳剧烈,咽痒较剧,异味刺激则咳嗽更剧,又常应用缓急收敛之品或敛肺止咳等药,病久者舌质暗、舌下青紫、脉涩,多加用活血化瘀之品。

(3) 常用加减药:疏风散风药:荆芥6g、防风6g、全蝎10g;疏风散寒药:桂枝10g、细辛3g、白芷10g;宣肺止咳药:前胡10g、紫菀15g、杏仁10g;解痉缓急药:地龙10g、全蝎10g、米壳6g;疏风利咽药:牛蒡子10g、蝉蜕8g、诃子10g;养阴润燥药:麦冬30g、沙参15g、玄参30g;清肺化痰药:黄芩12g、鱼腥草30g、瓜蒌20g;活血化瘀药:丹参30g、赤芍10g、当归10g;调补肺肾药:太子参12g、黄精10g、枸杞子10g。

三、治疗慢性阻塞性肺疾病

慢性阻塞性肺疾病(COPD)是一种重要的慢性呼吸系疾病,患病人数多,病死率高,由于COPD具有缓慢进展和进行性加重的病理特点,对患者本人的健康、生存质量造成严重威胁,同时也成为社会重要经济负担。本病受到世界各国的重视。据统计COPD在我国疾病死因中占第三位,而在农村则居首位。

晁恩祥教授认为,慢性阻塞性肺疾病属于中医学"咳嗽"、"喘证"、"痰饮"等范畴,以咳嗽、咯痰、气短、喘息,甚则喘鸣为本病的中心证候。咳嗽在夜间或晨起较剧,活动后咳嗽亦加重;咯痰为常见症状,多为白色泡沫痰,咯吐不畅;若感受外邪则咳嗽、咯痰等加重,痰黄质稠或咯吐脓痰,有时带有血丝;气短一般多在咳嗽或活动后发作,休息后缓解,外邪侵袭或内伤劳倦、情志刺激则气急加重,部分患者可出现喘鸣不得平卧。

本病皆从肺虚起病,尤其在寒冷季节,极易感受风寒燥热之邪呈急性发病,待气候转暖,将息得宜时则可缓解。由于正虚难复,病邪留恋,难于缓解,稍遇寒冷或外邪引动则又呈急性发作,以致病情长期往复于缓解和急性发作之间,病情日益加重,病程年复一年,最终转化为肺气胀满,不能敛降,出现咳喘气促、痰多胸部胀满、心悸浮肿之肺胀病,甚则出现神志恍惚或昏迷、烦躁不安、喘促目红、肢体瞤动或抽搐的肺胀痰迷神窍和肝风内动之证,或形成肢体皆肿、腹满尿少、心悸喘咳、咯痰清稀、颈部青筋暴露、面唇青紫及胁下痞块之肺胀水气凌心射肺的危重证候。

从脏腑病机角度看,本病的主要病位在肺肾两脏,在临床缓解期以虚为主。肺主气,司呼吸,主宣发与肃降,外邪侵袭肺失宣降,久病伤肺,肺气不足,宣发与肃降功能失职。肺失宣降、肺气上逆,则咳嗽;肺气不足,呼吸功能衰减,少气不足以息,故气短;肺主呼吸,肾主纳气。肾失摄纳之权,肾不纳气,以致呼吸短浅,故见气喘;肾虚精亏,不能温养腰膝,故见腰膝酸软;肾精不足,髓海不充,故见耳鸣耳聋、健忘;肺气宣肃失职,水津不布聚而生痰,或脾失健运或肺病及脾,不能输布水谷精微,酿湿成痰,痰浊上渍于肺,故见咯痰。

对其治疗,古人早有论述,如清代方仁渊《哮喘论治》中说:"古人谓实喘治肺,虚喘治肾,确有见地,然不可执一,实喘治肺须兼治胃,虚喘治肾兼宜治肺。"现仍遵循的是急则治标,缓则治本,急性发作多以祛邪为主,缓解期则结合主要病位、脏腑虚损、邪气偏实之不同,或以补虚为主,或以攻补兼施。

晁恩祥教授认为:运用中医药治疗具有较好的疗效,尤其是缓解期(或稳定期)患者,中医药治疗具有改善症状、减少发作次数,提高免疫能力,而且有不良反应小的优势。

晁恩祥教授长期致力于本病的研究与治疗,积累了丰富的经验。根据本病的典型证候表现,认为应属中医学"虚喘"的范围,为肺系诸疾中较为顽固的一类证候,临床治疗颇为棘手。晁恩祥教授在长期的医疗实践和临床研究的基础上,充分发挥中医药治疗该病的独特专长和潜在优势,针对COPD秋冬季容易发病而春夏季易于缓解的特点,强调在其稳定期扶正固本,使"正气存内,邪不可干",以减少急性发作,延缓疾病进展。提出慢性阻塞性肺疾病稳定期的主要病机为肺肾两虚之虚喘,治疗当予调补肺肾,纳气平喘。其学术观点源于《内经》中"春夏养阳"和"冬病夏治"的理论,认为人与自然界是有机联系的统一整体,充分发挥春夏之阳升、阳盛之际,利用药物或其他方法使阳气得以充实,从而达到防治某些疾病的目的。而慢性阻塞性肺疾患发病学的特点是秋冬季节容易发病而春夏之季易于缓解,在其稳定期因其病势较轻,给中医药治疗提供了一个很好的时间机遇,此时给予恰当地治疗正是"冬病夏治"思想的具体体现。

晁教授早在20世纪70年代既已开展慢性支气管炎的防治研究工作,研制了"冬病夏治片"这一体现治未病思想的方剂,临床应用中取得了良好的疗效。在此基础上根据COPD稳定期的临床表现,提出调补肺肾的治疗原则,以补为主,以调为顺,寓补于调,以调为补。

调补肺肾胶囊由山茱萸、丹参、茯苓等药物组成。本方的组方有以下两个特点：

一是，方切病机，丝丝入扣。中医认为肺主呼气，肾主纳气，肺的呼吸功能需要肾的纳气作用来协助。肾气充盛，吸入之气方能经肺之肃降而下纳于肾，如《难经·四难》说："呼出心与肺，吸入肾与肝"，《类证治裁·喘证》亦云"肺为气之主，肾为气之根，肺主出气，肾主纳气，阴阳相交，呼吸乃和。"说明了肺的呼吸要保持一定的深度，有赖于肾的纳气作用。若肺气不足，主气无力；肺气久虚，病久及肾，导致肾虚而根本不固，摄纳无权，吸入之气不能下纳于肾，就会出现喘促、呼多吸少、气不得续，动辄尤甚的虚喘证候。《素问》说："喘出于肾"，《灵枢·经脉》中说："肾，足少阴之脉，……是动则……喝喝"处方组成，主要针对虚喘肺肾两虚的主要病机，全方调补肺肾，纳气平喘，紧切病机，具体用药，更是与病机丝丝入扣。

二是，补中寓调，标本兼顾。本方之所以冠以"调补肺肾"之名，是因为全方补中寓调，标本兼顾，而非一味地补虚固本。具体的体现在丹参、茯苓二味药的运用上。肺朝百脉，助心行血，若肺气虚，无以帅血以运，必有血瘀；肺气虚，不能将脾所转输的津液和水谷精微布达到全身，返而聚成痰湿。故以丹参活血、茯苓化痰。本方用丹参、茯苓和六味地黄丸用泽泻、丹皮、茯苓有异曲同工之妙，旨在补中有泻，寓泻于补。

四、慢性肺源性心脏病

慢性肺源性心脏病（简称肺心病）是一种常见病、多发病，也是一种病程长、病情复杂、病证较多、阶段性也较强的疾病。晁恩祥教授认为，在辨证治疗肺心病时应当注意动态变化，应当随证加减。临床上把肺心病分成几个型或几个阶段性证候的立法是相对固定的，即阳虚水泛者当温阳利水，而兼证、次证也当顾及时，可用加减来补充完善。

1. 针对肺心病肺部感染的治法

主要针对肺心病肺功能不全合并呼吸道感染，是肺心病的急性发作能否得以控制的重要一环。感染控制得好，肺心病也就很快得以缓解，否则就会变证丛生。在此阶段，病位多在肺，病因多为风寒、风热、毒热、痰浊，病机多属痰浊阻塞，肺气失宣，邪热郁肺等。

（1）宣肺散寒，祛痰平喘：针对呼吸功能不全合并感染初期属偏寒证候。主要见有咳嗽，白痰清稀，或泡沫，或恶寒，周身不适，或喘，脉浮弦，苔白薄。属内有寒饮，复又受寒邪侵袭而致。方用小青龙汤加减。

（2）清肺化痰，止咳平喘：针对肺部感染较重者，痰热阻肺证候。其症状见咳嗽，喘促，痰黄稠黏，痰不爽，伴口干或发热，便秘尿赤，口唇紫绀，舌红或紫暗，舌苔黄或腻，脉弦滑数。方选麻杏石甘汤合千金苇茎汤加减。

（3）清热解毒，涤痰平喘：针对以毒热为主，见咳痰，喘急，发热，咯痰黄稠或黄绿，带有腥臭味，胸闷，口唇紫绀，舌质紫绛，舌苔黄微腻，脉滑数等。方可用五味消毒饮加涤痰清热药物。

2. 针对心衰水肿为主阶段的治法

肺心病合并感染是肺心病病情加重发展的重要环节,而以心衰为主的临床表现也是十分重要,这一阶段尤其以水肿突出者更应注意。此阶段常见证候有心肾阳虚、脾虚水泛或肺热水蓄等,因此治法则有温阳健脾利水、清肺活血利水。

(1) 温阳利水,益气健脾:针对反复发作的肺心病心衰患者而设。以下肢浮肿为主,心悸气短,不能平卧,口唇紫绀,肝大,四肢不温,有的大便溏稀,脉见沉缓或结或代。方多用真武汤合苓桂术甘汤加减。

(2) 清肺利水活血,系清肺与利水、活血相结合的联合治法。主要是基于肺心病的临床表现有肺热和水肿,即有肺部感染,而且又有心衰水肿者,故仍是针对证候表现而设。应用时包括清肺化痰的麻杏石甘汤加健脾利水之五皮饮及活血药。

3. 呼衰、肺性脑病阶段为主的治法运用

临床大体多见两种证候,即痰浊阻肺,蒙蔽心窍及热瘀痰阻,神昏窍闭。

(1) 清宫涤痰,醒脑开窍:主要针对痰浊阻肺,蒙蔽心窍。症见神昏谵语,甚至昏迷,呼吸急促,喉中痰声漉漉,汗出如油,口唇青紫,舌下静脉曲张严重,脉弦数。方用涤痰汤加减。

(2) 清热通腑,化痰开窍:针对肺心病肺脑患者表现神志时有模糊,呼吸急促,有黄痰不易咯出,口唇紫绀,发热汗出,目赤口绀,大便秘结,舌苔黄腻,舌下瘀筋曲张粗乱,脉滑数。方用承气汤加减。

4. 对休克、出血阶段的治法

(1) 益气复脉,回阳救逆:针对休克型患者,即肺心病患者表现四肢厥冷,气微喘促,冷汗淋漓,或汗出如油,神昏欲寐,或寻衣摸床,血压下降,呈休克状态,舌质紫暗,舌苔薄或少苔,脉微欲绝,或沉细而数,或结,或代,舌下瘀曲张扭曲严重。方多用益气复脉与回阳救逆之剂参附汤合生脉散加味。

(2) 清热凉血,活血止血:适用于有出血倾向的患者,是属于比较严重的一类患者,一般患者表情淡漠,喘息,皮肤瘀斑,痰中带血,咯血或呕血、便血,舌质紫暗或绛紫,少苔或无苔,舌下瘀筋明显粗乱曲张,脉多细数或沉弱。方多选用生脉散、犀角地黄汤加减。

五、Ⅱ型慢性呼吸功能衰竭

晁恩祥教授在继承前人治疗肺系病经验的基础上,结合现代医学对本病的认识,根据Ⅱ型慢性呼吸功能衰竭患者的情况,对病因病机进行了探讨,认为根据中医"肺主气,司呼吸"、"肾主纳气、久病及肾"的理论,明确提出了"肺衰"的概念,其主要病机为本虚标实,本虚为肺肾气衰,标实为痰浊、瘀血内阻。治疗当泻浊纳气,醒神开窍。组方泻浊纳气方(葶苈子、大黄、石菖蒲、山萸肉)。诸药相和,具有泻浊纳气,醒神开窍之作用,使痰瘀可消,肾气得纳,气逆得平,喘汗自止,血脉畅利。

六、治疗特发性肺纤维化

1. 特发性肺纤维化的中医病名

晁恩祥教授通过临床观察并复习历代有关肺痿的文献,认为肺纤维化与肺痿密切相关。

(1)肺痿是由张仲景在《金匮要略》中首提并立专篇论述,并确立了该病的定义、病因、证候与治法。认为肺痿以多唾涎沫为主症,病位在肺,其临床征候分为虚热、虚寒两种。

(2)自张仲景创肺痿病名以后,后世医家一直沿用"痿"字,盖取其含软弱无力的病态之意,形象说明该病因津涸而干枯皱缩的病理特点。

(3)关于肺痿的认识渊源于《内经》。如《素问·至真要大论》"诸气膹郁,皆属于肺";"诸痿喘呕,皆属于上"。《素问·痿论》"肺热叶焦,则皮毛虚弱而为急薄"。

(4)肺痿的主症应为咳、喘、唾涎,三者可并现、可或缺。

(5)预后不佳。

(6)病机转化由气及血,由肺及肾。

2. 特发性肺纤维化的治疗

(1)病机:中医虽无肺纤维化之说,但近年来,在总结、吸收前人经验的基础上,根据多年临床观察,晁恩祥教授提出肺纤维化按中医肺痿论治的学术思想。并认为肺痿的病因不是单一因素,而是多种因素共同作用的结果,提出肺痿属本虚标实之证,本虚不惟在肺,尚关乎脾、肾;标实则多为痰(热)、瘀,从而突破了前人的观点。

(2)临床表现:以喘息气短为主,可有咳嗽,咯泡沫痰,杵状指,紫绀,舌下静脉迂曲等。

(3)治疗:急性期患者以益气润肺、化瘀解毒为治法,药用黄芪、三七、太子参、虎杖等。缓解期患者以补益肺肾、纳气化瘀为法,方用康金散为主,药用冬虫夏草、黄芪、山萸肉、三七等。

七、放射性肺炎的治疗经验

临床上对肿瘤患者进行放射治疗,若为肺部肿瘤则90%可以发生放射性肺炎,进而发展成为肺纤维化。因此积极采用预防措施,防止肺纤维化的形成或减轻纤维化的程度具有非常重要的意义。晁恩祥教授认为,急性放射性肺炎属于中医"咳嗽"、"喘证"、"肺痿"范畴。由于正气不足,瘀血内结,放射之热邪侵袭,热瘀互结,致肺热阴虚,失于宣降。临床上表现为咳嗽,咳白痰,气喘,胸闷,或伴发热,胸痛,纳差乏力等,色质暗或暗红,脉细数或细滑数,治疗当以养肺祛瘀,养阴润肺。以鱼虎止咳汤为主,药用鱼腥草、虎杖、丹参、杏仁等。

上篇　用药心得

第一章 解 表 药

麻黄开肺闭,平咳喘,利水肿

麻黄味辛,微苦,性温。归肺、膀胱经。味辛可以开散,走肌表,轻清发汗解表,入肺经,宣泄内外之邪;性温可以散寒通痹。《别录》称麻黄"主五脏邪气缓急,风胁痛,……通腠理,疏伤寒头痛,解肌,泄邪恶气",晁恩祥教授在临床上经常选用麻黄治疗痰热郁闭证、风哮证、风水证。

(一) 麻黄配栀子治疗痰热壅盛,肺气郁闭证

痰热壅盛,肺气郁闭证的临床主要表现是:咯黄痰或白黏痰、咯痰不爽、喘促气急、息粗痰鸣、咳嗽重浊、胸闷、或发热面赤、口干喜饮、舌红苔黄、脉滑数。

肺的生理作用是主气、司呼吸,通过宣发肃降的过程实现对气的管理和控制,也可以理解为宣发和肃降是肺主气的生理常态,通过宣发和肃降使气流动起来、水精分布出去。可见肺是一个开放的脏器,具有一个动态的生理功能,在动态中不断达到平衡是它的生理特点。基于这样的生理特点,晁恩祥教授治疗肺系疾病尤其注重宣肺、开郁,常用麻黄配栀子治疗痰热壅盛,肺气郁闭证。

肺为娇脏,外合皮毛,不耐寒热,外邪袭肺时,肺首先表现为宣发不利,肺气郁闭,痰浊内生,气郁化热,痰热互结壅塞肺气。晁恩祥教授认为治疗的关键点在于开肺——开郁宣肺。一方面痰与热的产生因肺气郁闭而起;另一方面治疗要打破肺气的郁闭,热才可以透散出去,热才有出路。选择麻黄味辛可以开散,宣泄内外之邪是开肺的首选药物,入肺经是麻黄治疗痰热的一大优势,其他药物无可比拟。但是麻黄性温,对于痰热之证则有热者热之的弊病,犯了治疗的大忌,使用不当可以助长热势,加重病情。栀子苦寒,清三焦之热,配合麻黄,可以纠正温热之性的弊病,防止助热生火,又不影响辛散之力。两药配合开肺、清热双管齐下,各司其职,相辅相成,相得益彰。

【病案举例】

张某某,女,57岁,2003年11月28日就诊。

患者发热1天,最高体温:39.4℃,全身肌肉紧束感,后背凉,咳嗽,胸痛,咯黄痰,咯痰不爽,胸闷憋气,活动后喘息,声音嘶哑,咽痛,流黄涕,鼻息气热,食欲不好,口干不喜饮,大便干燥。舌淡红苔薄黄,脉滑小数。

既往 支气管扩张病史20余年。

辨证 风热犯肺,肺失宣降。

立法 疏风清热,宣肺化痰。

处方 桑菊饮合银翘散加减。

桑叶 10g　菊花 10g　银花 10g　连翘 10g　桔梗 10g　荆芥 10g　黄芩 10g　杏仁 10g　牛蒡子 10g　前胡 10g　芦根 30g　薄荷 6g　白茅根 30g　苏子 10g　苏叶 10g　甘草 10g

5 剂,水煎服,2 次/日

2003 年 12 月 3 日复诊。

患者体温降至正常,但是全身紧束感及后背凉未减,咯黄痰愈发困难,咳嗽重浊,胸痛,胸闷憋气,活动后喘息,声音嘶哑,咽痛,流黄涕,鼻息气热等症均未见好转。舌淡红苔薄黄,脉滑。

辨证 风寒外束,肺气闭郁,痰热壅盛。

立法 疏风散寒,宣肺开郁,清热化痰。

处方 麻黄 8g　栀子 10g　桂枝 10g　金荞麦 15g　苏叶 10g　苏子 10g　羌活 10g　海浮石 15g　桔梗 10g　瓜蒌 30g　芦根 30g　白茅根 30g　紫菀 15g　杏仁 10g　前胡 10g　鱼腥草 30g

5 剂,水煎服,2 次/日。

2003 年 12 月 8 日三诊。

服上药后患者突出的感觉:全身舒服了,咯痰通畅了,咳嗽胸痛等症状大减,咽痛、声音嘶哑已消失,食欲好转,大便通畅。

评 此患者一诊、二诊的辨证、治法、处方存在很大不同。一诊从风热辨治,主要考虑到了病人的热象较重,采用辛凉解表的方法,虽然体温正常了,但是热象没减,咯痰更加困难说明肺气闭郁的情况加重了;全身肌肉紧束感说明表寒的存在,寒邪是导致肺气闭郁很重要的原因。基于如此认识改用疏风散寒,宣肺开郁,清热化痰的方法,加强辛温宣散的力量,一方面散表寒;一方面开肺闭。肺气开散后,肺热方有出路,在清热化痰药的共同作用下,5 剂而解。曾有学生担心重用辛温是否会加重痰热之相,事实证明开郁散热不仅有理论基础,而且还有临床实践的支持。

(二) 麻黄配地龙治疗"风哮"证

"风哮"是晁恩祥教授在总结长期临床经验的基础上,对哮病证型的一种新认识。哮病的传统病机是宿根学说,"以痰为中心"已经成为经典之说,"因内有壅塞之气,外有非时之感,膈有胶固之痰,三者相合,闭拒气道,搏击有声,发为哮病",得到几百年中医界的普遍认可。晁恩祥教授在临床上发现一些哮病的病人在发作时并无明显的痰象,患者最典型的症状描述是"干喘"或"干憋",在看不到有形之痰的情况下,如何从痰辨治?从无形之痰的宿根理论出发,化痰平喘治疗,效果往往不甚理想,这些临床现象引发了新的思考。晁恩祥教授提出"风哮"的病名,且以"风盛挛急"来诠释"风哮"的病机,认为"风盛"是哮喘病的主要因素,而发作时病人表现的"干喘"或"干憋"是肺气失宣、气道挛急、肺管不利的结果。"风哮"的治疗采取：

1. 疏风宣肺法

强调了外散风邪的主旨。风邪影响了肺的生理功能，针对风邪善动、开泄的特点，采取"给出路"的政策，外散而出，顺其势，利其性。宣肺也是疏风的一种手段，在恢复肺的生理作用的过程中，散邪外出，可谓一举两得。

2. 缓急解痉法

强调了内柔息风的主旨。对于骨骼肌痉挛而出现的四肢抽搐、角弓反张等症状，中医传统的认识是风邪内动。在"风哮"发病的过程中，风邪改变了肺管的生理结构，使气道挛急，气机不畅，支气管平滑肌痉挛与骨骼肌痉挛形同理亦同，也是风动的一种表现，对于风邪内动采取"安抚"的政策，息风解痉以缓急。

麻黄辛温发散，给郁滞的邪气一条出路，正所谓"肺欲辛是也"。麻黄轻清上浮，专疏肺郁，宣泄气机，是谓外感第一要药。虽曰解表，实为开肺；虽曰散寒，实为泄邪。风邪轻浮上扬，飘忽不定，无影无踪，麻黄顺应了风邪的特性，欲动则助动，欲扬则助扬，治风本无压抑、封闭之理。

地龙因其灵动走窜的特性，可以疏散风邪，息风止痉，降低气道平滑肌的紧张性，降低气道的高反应性。

【病案举例】

戴某，女性，30 岁，2005 年 5 月 10 日就诊。

发作性喘憋 5 年加重 7 天。

患者 5 年前因接触敌敌畏后突发咳嗽，数分钟后出现憋气，面色苍白，喉头有窒息感，急送至医院抢救，静脉点滴氢化可的松 2 小时后缓解，无任何症状，诊断：支气管哮喘。此后患者每遇异常气味或感冒后均出现程度不同的胸闷憋气感，吸入支气管解痉剂可缓解。近 7 日无明显诱因出现鼻子、眼睛、耳朵痒，打喷嚏，继而胸闷憋气，咳嗽，咽喉痒，无痰，夜间不能平卧，每日夜间憋醒 1~2 次，活动后喘息气促，在空气差的环境下出现窒息感，口不渴，食欲好，二便调。舌淡红，苔薄白，脉弦。

辨证　风邪犯肺，气道挛急。

立法　疏风宣肺，缓急解痉。

处方　麻黄 8g　地龙 10g　紫菀 15g　枇杷叶 10g　蝉蜕 8g　苏子 10g　苏叶 10g　五味子 10g　前胡 10g　菖蒲 10g　全蝎 3g　款冬花 10g

7 剂，水煎服，2 次/日。

患者服药后症状明显缓解，夜间已无憋醒，白天在日常生活及工作中无喘憋。坚持服药 3 个月，追访 1 年无发作。

（三）麻黄配滑石治疗风水证

肺为水之上源。肺气宣肃不利可以导致小便不利、一身悉肿的风水证。晁恩祥教授认为：治肺与治水即是治疗的两个方面，又是一个整体。说是两个方面，就是应用两种治法：

宣肺与利尿,不可有一方的偏废。说是一个整体,就是只有宣肺才能利尿;只有利尿才能宣肺,两法相辅相成,不能独立存在。晁恩祥教授习惯使用麻黄与滑石治疗风水证。

麻黄宣肺,通腠理,发汗可以"开鬼门",一方面可以发散在表的水气外出,另一方面恢复肺的正常功能,使"水精四布,五经并行",水道通畅。滑石甘淡寒,归胃、膀胱经。"分水道,实大肠",可以利水通淋,"洁净府"。泛滥的水邪已经形成了新的病理因素妨碍肺气的宣发和肃降,膀胱经是它需要的一条出路,滑石通利膀胱经,使水邪外出。

【病案举例】

王某,女性,10岁,1969年10月9日就诊。

颜面浮肿5天,双下肢浮肿1天。

患者两周前受凉后感冒,咽喉痛,流清涕,咳嗽,精神好,未予治疗,症状逐渐消失。5天前早晨突然发现颜面浮肿,双眼睑明显,1天前双下肢出现浮肿,小便量无减少,无尿急、尿频、尿急,无汗,无明显腰痛,食欲好,大便正常。查尿中蛋白(++),红细胞5～10个。诊断:急性肾小球肾炎。舌质淡红,苔薄白,脉弦。

辨证　风热外感,水湿外溢。

立法　疏风清热,利水消肿。

方药　麻黄5g　滑石10g　连翘5g　桑皮5g　杏仁5g　茅根10g　生姜3片　赤小豆10g

服药五剂后诸症消除,后未复发。

桂枝散寒邪,调营卫

桂枝乃桂树之嫩枝,味辛甘,性温。辛甘温煦,甘温通阳扶卫,其开腠发汗之力较麻黄温和,而善于宣阳气于卫分,畅营血于肌表,故有助卫实表,发汗解肌,温通经脉,散寒止痛之功。《本草汇言》提出桂枝"散风寒,逐表邪,发邪汗,止咳嗽,去肢节间风痛之药也。气味虽不离乎辛热,但体属枝条,仅可发散皮毛肌腠之间,游行臂膝肢节之处"。《本草经疏》更是明确提出桂枝的功能是"实表祛邪。主利肝肺气,头痛,风痹,骨节挛痛"。故桂枝是临床散寒解表,温通经脉的代表中药。晁恩祥教授临床上常用桂枝治疗风寒感冒发热、卫外不固之支气管哮喘、营卫不和之自汗、心阳不足之心绞痛及过敏性鼻炎等。

(一) 桂枝用于风寒感冒

晁恩祥教授提出风寒感冒,属于伤寒太阳病,无论有汗无汗均可使用桂枝。他认为风寒感冒的病机为外感风寒,风寒袭表,而营卫首当其冲,若卫阳失其顾护之性,"阳强而不能密",不能顾护营阴,导致营阴不能内守而外泄,故而汗出;若卫阳被遏,营阴郁滞,腠理闭塞,经脉不通,故而无汗。而温通经脉、调和营卫正是桂枝之所长,所以晁恩祥教授认为但凡风寒感冒,均可应用桂枝,正如《本经逢原》:"桂枝上行而散表,透达营卫,故能解肌。世俗以伤寒无汗不得用桂枝者,非也。桂枝辛甘发散为阳,寒伤营血,亦不可少之药"。若用于风寒感冒有汗者,当避免发大汗,故不用峻汗之麻黄,而取桂枝与白芍配伍使用。桂枝发汗解表,温经通阳;白芍性养血敛阴,平抑肝阳,柔肝止痛。二者相制为用,对于外感风寒表虚、营阴不能内守之证,解表而不伤阴,敛阴而不碍邪,共奏解肌发表、调和营卫之功,而避免发大汗之弊。若用于风寒感冒无汗者,则当取桂枝与麻黄同用,加强发汗之力。桂枝辛温通散,透达营卫,善于外行肌表,祛除风寒,而奏解表之功;麻黄善开腠理,外发而祛寒,遍彻皮毛,故专于发汗。二者合用,共奏解卫表之寒邪,开泄闭郁之肺气之功。至于外感风寒,表证未解,里热又盛,又可与黄芩同用,以外祛表邪,内清里热。而表证未解,里实便闭,还可与大黄同用,以外祛表邪,内攻里实。

【病案举例】

郭某,男,45岁。主因发热、恶风寒、微汗出、头痛2日,于2007年12月就诊。患者3日前外出感受风寒,夜间即发热、恶风寒、全身肌肉痛,自测体温39℃,自服泰诺、头孢克洛胶囊治疗1天效不显求治。刻诊:发热(体温38.8℃)、恶风寒、微汗出、头痛、全身肌肉痛,纳差,舌质淡红、苔薄白,脉浮紧。证属风寒感冒,治以祛邪解表、调和营卫为法,投予桂枝汤。

处方　桂枝10g　白芍10g　炙甘草9g　大枣4枚　生姜3片

2剂,水煎服,嘱其服药后喝热稀粥1碗,覆被汗出,以遍身微汗出透为度,避免汗出太过。

患者服药1剂后体温恢复正常,第2剂按常规服用,诸症痊愈。

(二) 桂枝配疏风解痉药,用于卫外不固之风哮(支气管哮喘)

支气管哮喘是世界范围内严重威胁公众健康的一种慢性疾病。晁恩祥教授认为其病因有内外两端,外为发病的诱因,而内为发病的根本。根据内外因的理论,他详细论述了人体禀赋,卫气虚弱是其反复发作的主要内因,卫气不足则失"卫外而为固"之功,呼吸道防御机能的免疫调节能力下降,则易受风邪侵袭,致使肺气郁遏,气道挛急,宣降失常,诱发支气管哮喘的发作。故晁恩祥教授提出风邪可独立致哮,"风哮"当用风药理论的同时,亦非常重视人体本身正气的固护,若是气阴两虚者,可在疏风宣肺、解痉平喘的基础上加用生脉饮;而若卫外不固者当加用桂枝调和营卫。桂枝辛甘化阳以助卫,振奋卫气,祛邪外出,更通过调和营卫,以和气血阴阳而理脏腑虚损,从而增强机体抵抗力,减少病邪的侵袭,达到预防哮喘反复发作的目的。

【病案举例】

李某,女,72岁。咳喘病史30年,每因外感或寒冷季节、吸入油烟病情反复。近日因外感咳喘加重于2008年7月就诊。刻诊:咳喘,咯白色黏痰,伴乏力、汗出、心悸、纳差,舌淡胖、苔薄白、脉弱。查体:慢性病容,三凹征明显,咽后壁轻度充血,桶状胸,双肺叩诊呈过清音,双肺可闻及少量干、湿啰音,双下肢无水肿。据此诊断为风哮;辨证属营卫不和,风邪袭表,痰浊阻肺;治以调和营卫、疏风宣肺,化痰平喘为法,投予桂枝加疏风解痉、化痰宣肺之品。

处方　桂枝 10g　麻黄 6g　地龙 10g　五味子 10g　蝉蜕 10g　白果 10g　浙贝 15g　法半夏 10g

7 剂，水煎服。

服用三剂后诸症缓解，继投 10 剂后诸症消失。缓解期投予生脉饮加调补肺肾之品。

（三）桂枝配白芍，用于营卫不和之自汗

自汗一证，在临床上甚为常见，既可以是一个独立的病，也可以作为一个症状而出现于各种病症中。中医治疗自汗，多归之于气虚卫表不固，用玉屏风散加浮小麦、煅龙牡等药治疗已为大家所熟知并广泛运用，而晁恩祥教授提出，临床所见自汗有很大一部分源于营卫不和，外感风寒，卫阳失其固护之性，不能固护营阴，导致营阴不能内守而外泄，故而导致自汗出，单纯使用益气敛汗之药难以奏效，当加用桂枝、白芍之调和营卫配合黄芪、防风之固表止汗。体现了张景岳所说"汗发于阴而出于阳，此其根本则由阴中之营气，而其启闭则由阳中之卫气"的思想，从阳引阴，营卫二气交合感应，互根互用，阴阳和合则汗出止。

【病案举例】

宋某，女，63 岁，主因自汗、恶风寒 2 年余，加重 2 月，于 2007 年 8 月就诊。患者于 2005 年 7 月无诱因出现自汗，尤其在稍微活动后或进食时出汗更多，曾服玉屏风散汤剂、知柏地黄丸、人参归脾丸等中成药治疗无效，近 2 个月加重。发病以来有恶风寒、怕冷症状，舌淡、苔薄白，脉弦细。证属营卫不和，治以调和营卫为法，投予桂枝汤加黄芪、防风。

处方　桂枝 10g　白芍 12g　炙甘草 9g　黄芪 20g　防风 15g

7 剂，水煎服。

服用 7 剂后，再诊时汗出明显减少，周身有微热感，甚为舒服，继服 7 剂病告痊愈。汗出有常，病证可愈。

（四）桂枝配蝉蜕、防风，治疗过敏性鼻炎

过敏性鼻炎属中医"鼻鼽"范畴。晁恩祥教授提出桂枝与苍耳子散之疏风有明显不同，可配蝉蜕、防风，用于治疗过敏性鼻炎之虚证、寒证见喷嚏，流清涕者。其发病病机主要是肺脾虚寒，清阳无以出上窍为病之本，风寒壅塞，肺窍不利为病之标。故以桂枝温经散寒，通利肺窍；而蝉蜕、防风擅长疏风止痒，通利鼻窍。另外，现代药理研究表明，桂枝、蝉蜕、防风等能够阻止过敏介质的释放，并可拮抗组胺而发挥抗过敏效应。若患者在平时缓解期可加用补中益气汤，能增强机体的免疫功能，从而提高抗病力，减少复发率。

【病案举例】

张某，男，18 岁。鼻痒、鼻塞、打喷嚏、流清涕反复发作 5 年余。每当在空调环境

中,或接触异味、粉尘及受凉后上述症状即发作。西医诊断为过敏性鼻炎,迭经中西药物治疗,效果不佳。症见神疲乏力,形寒畏冷,舌淡,苔薄白,脉浮而虚。证属肺脾虚寒,清阳下陷,卫外不固,风寒客肺,肺窍失利。治以温肺散寒,补气升阳,通利鼻窍。

处方　桂枝9g　白芍9g　麻黄9g　防风9g　辛夷9g　蝉蜕9g　黄芪20g　升麻9g　炙甘草6g

上方服5剂后,鼻痒、鼻塞、流涕、喷嚏均明显好转。上方加减续服2周,诸症消失。嘱服补中益气丸1个月以善后巩固。随访半年未复发。

细辛温经化饮,散寒止痛

细辛味辛性温,有小毒,归肺、肾、心经,具有祛风散寒,通窍止痛,温肺化饮。《本经》:"主咳逆,头痛脑动,百节拘挛,风湿痹痛,死肌……明目,利九窍"。临床入肺经可散在表风寒,入肾经可除在里寒邪。晁恩祥教授在临床常选细辛用于治疗风寒感冒、阳虚外感、头痛、寒痰停饮、气逆喘咳、寒凝筋脉证等。

(一) 细辛与川芎配伍治疗外感风邪之头痛

细辛辛温性烈,外可解表散寒,内可温肺化饮,上疏头风,下通肾气,善于通利耳鼻诸窍,散寒止痛,治少阴头痛之要药。川芎辛温,气香升散,走而不守,可上达巅顶,下达血海,外彻皮毛,旁通四肢,有较强的活血行气、祛风止痛作用。川芎祛风止痛,为治诸经头痛之要药,尤善治少阳、厥阴经头痛。两药配伍使用,能上行头目,增强其祛风止痛作用,常用于外感风邪所致头痛。

【病案举例】

患者张某,女,53岁。2008年11月24日就诊。头痛5天来诊。症见头痛,位置不固定,恶寒,微发热,目眩头晕,舌苔薄白,脉浮紧。证属外感风邪头痛。治以疏风止痛。

处方　川芎茶调散。川芎10g　荆芥10g　白芷10g　羌活6g　细辛3g　防风6g　地龙10g　甘草6g

服用3剂后,患者头痛明显好转,效不更方,继续4剂,患者诸症状消失。

(二) 细辛与麻黄、附子配伍治疗阳虚外感风寒

《药义明辨》有云"细辛味辛气温,达肾肝之阳气,力更猛于麻黄。是以在至阴之分,虽不同于补阳诸味,然能就阴分而散寒邪"。细辛归肺、肾二经,性善走窜,通彻表里,既能助麻黄祛风散寒以解表,又能助附子温里以鼓舞邪外出。三药并用,表里同治,内外兼顾,使外感风寒之邪得以表散,在里之阳气得以维护,则阳虚外感可愈。

【病案举例】

患者李某,女,65岁。2008年11月29日就诊。发热15天来诊。症见发热,体温

38.5℃左右,怕冷,得衣被不能缓解,平素较为怕冷,咳嗽、咯少量白痰,纳食少,小便清长,大便调。舌质淡红,苔薄白,脉沉。证属阳虚外感。治以助阳解表。

处方 麻黄附子细辛汤加味。

炙麻黄10g 附子9g 细辛3g 桔梗10g 甘草6g 枇杷叶15g 紫菀10g

服用1剂后,患者体温下降至37.5℃,继续2剂,患者体温恢复正常,怕冷明显好转,咳嗽咯痰减轻。

《伤寒论》少阴病始得之,凡发热,脉沉者,麻黄附子细辛汤主之。晁恩祥教授紧抓患者几个症状及脉象,辨证论治,应用《伤寒论》经方加味,表里同治,同时化痰止咳,得到了较好的疗效。

(三)细辛与干姜、五味子配伍治疗寒痰停饮所致气逆喘咳

细辛辛散温通,外能发散风寒,内能温肺化饮,主要用于风寒咳喘证,或寒饮咳喘证。干姜辛热,长于"去脏腑沉寒痼冷"和"发诸经之寒气",主入肺经,善能温肺散寒化饮,用于寒饮咳喘。五味子"性温,五味俱全,酸咸为多,故专收敛肺气而滋肾水"而"宁嗽定喘",为治疗久咳虚喘之要药。三者为伍,各司其职,又相须相制。"干姜以司肺之开,五味子以司肺之合,细辛以发动其开合活动之机"。干姜、细辛相须为用,外散风寒,内化痰饮;五味子酸温收敛,止咳平喘,可防干姜、细辛耗散肺气。三药配伍,散中有收,开中有合,使风寒解,水饮去,宣降复,则喘咳自平。

【病案举例】

患者李某,男,75岁。2008年10月29日就诊。反复咳喘15年,加重3天来诊。既往有慢性阻塞性肺疾病、肺心病病史。就诊时症见咳嗽、咯白痰,喘息,头面四肢水肿,微恶寒,无发热,小便少。舌质淡红,苔白滑,脉浮。证属外寒内饮。治以解表散寒,温肺化饮。

处方 小青龙汤加减。

炙麻黄9g 白芍9g 细辛3g 干姜6g 甘草6g 桂枝9g 法夏9g 五味子6g 紫菀15g 杏仁10g 白果10g 车前子10g(包) 旋覆花10g(包) 泽泻10g

服用5剂后,患者咳喘及浮肿明显好转。继服5剂,咳痰喘等症状基本消失。

方中以麻黄、桂枝解散在表之风寒,配白芍酸寒敛阴,制麻桂而使散中有收;以细辛、干姜、半夏,温化在肺之痰饮,配五味子敛肺止咳,令开中有合,使之散不伤正,收不留邪。

(四)细辛与当归、桂枝配伍可治疗血虚寒凝经脉

桂枝辛甘温煦,入营血,达四肢,力善宣通,能温经通脉。细辛善祛阴分之寒邪而温通经脉。桂枝得细辛而气血流经,温通之力增强。"脉者血之府,诸血皆属心,凡通脉者必先补心益血"(《注解伤寒论》)。当归"味甘而重,故专能补血,其气轻而辛,故又能行血,补中有动,行中有补,诚血中之气药,亦血中之圣药也"(《本草正》)。既能补血中之虚,又能行血中之滞。三药配伍,温阳与散寒并用,养血与通脉兼施,温经散

寒,养血通脉,使营血充,寒凝散,经脉通,则血虚寒凝经脉诸症得解。

【病案举例】

患者陈某,男,43岁。2008年11月29日就诊。双下肢疼痛、麻木1月来诊。就诊时症见:双下肢麻木、疼痛,不能站立,肢体温度偏低,面色苍白,气短懒言。舌质淡红,苔薄白,脉沉细。证属血虚寒凝。治以养血通脉。

处方　黄芪桂枝五物汤加细辛、当归。

炙黄芪30g　白芍9g　细辛3g　生姜18g　大枣10g　桂枝9g　当归15g

服用14剂后,患者双下肢疼痛、麻木均有所好转。继服14剂,患者可以自行站立活动。

紫苏解表亦疏风,行气以和胃

紫苏味辛性温,辛能发表疏风行滞,温能祛寒宽中。紫苏又有苏子、苏叶、苏梗之分。《本草纲目》载其可:"解肌发表,散风寒,行气宽中,消痰利肺。和血温中,止痛,定喘,安胎"。晁恩祥教授临床应用紫苏多用于治疗表证未解之咳嗽或风咳、脾胃气滞等症。

(一) 配桔梗、苏子用于表证未解之咳嗽或风咳证

晁恩祥教授认为外感风寒初期,见有鼻塞、咳嗽痰多等,每与桔梗配伍,取其解表祛痰,桔梗宣肺止咳化痰,也可与杏仁、前胡合用,每取佳效。对于感冒症状已解,咳嗽不止或咳嗽渐重之患者,或其他风咳之证,则与苏子合用,一宣一降,并配伍蝉蜕、地龙等,疏风解痉,针对风咳肺气失宣、气道挛急之病机,往往药到病除。

【病案举例】

张某,男性,21岁,就诊日期:2008年10月28日。

患者主因"咳嗽1月余"就诊。1个月前受凉后感冒,无发热,其后出现咳嗽,咯痰色白,曾服用川贝糖浆、克咳、复方甘草片、痰咳净等,曾喷入吸入剂(具体不详),但症状未缓解。现症:咳嗽,言多、活动后及进凉食刺激后加重,干咳,夜里咳甚,咳甚欲吐,偶有少量白痰,有时胸痛,无喘憋。大便2~3次/日,不成形,余可。舌暗红,苔白,脉弦。幼时曾患哮喘。今日查激发试验阳性,晁恩祥教授辨为风邪犯肺,肺气失宣,治以疏风宣肺,调畅气机。

处方　炙麻黄8g　杏仁10g　苏子叶各10g　紫菀15g　炙杷叶10g　五味子10g　地龙10g　蝉蜕8g　桔梗10g　牛子10g　浙贝10g　金荞麦15g　白果10g　橘红10g　鱼腥草15g　甘草10g

二诊　服上方1周,咳嗽明显减轻,夜间已不咳,活动量大后咳,但已较上周减轻。今晨咯痰色白质黏,昨日受凉,今晨觉咽痛,遇凉后咳嗽。舌暗红苔薄白,脉弦。

上方去橘红、白果,加北豆根6g、白茅根25g,继服七剂。

（二）配藿香，用于外感湿滞或内伤挟湿之症

晁恩祥教授认为二药均能解表理气、温中化浊，而紫苏理气作用较强，藿香化湿作用较胜，对于外感湿滞之症，尤其见有腹痛、腹泻者，常将二药配伍应用。临床治疗肺系疾病晁恩祥教授喜用紫苏化痰疏风，兼有内伤湿滞者，见有胃脘不适、痞塞纳呆等，与藿香同用，湿滞得除，气机得畅。

【病案举例】

翁某，女，68岁。就诊日期2008年11月11日。

患者主因"胃脘胀满、饥饿感1月余"就诊。10月3日因发热自服各种清热解毒药，其后胃脘不适、饥饿感，查血糖正常。外院血常规示白细胞$1.9×10^9$/L，有慢性肠炎病史10余年，今年8月曾查结肠镜正常。现胃脘部饥饿感，胃胀满，服用肠胃康减轻，呃逆，大便次数多，不成形，日行2~3次，时心悸。舌淡苔白腻，脉弦。晁恩祥教授考虑此患者属脾胃失和，湿滞内阻，肝郁气滞，治以健脾和胃化湿，疏肝理气安神。

处方 苍白术各10g 厚朴10g 陈皮10g 远志10g 柏子仁10g 香附10g 砂仁10g 苏子10g 枳壳10g 玫瑰花10g 元胡10g 藿香10g 炒枣仁15g 生龙牡各25g 甘草10g

7剂，水煎服。

服上方七剂后，诸症皆减。

荆芥疏风解表，宣毒透疹，散瘀止血

荆芥味辛，性微温，芳香气清，质又轻扬，入肺肝二经，其性虽温，但温而不燥，性质平和，故可用于多种病证，配伍应用的范围也较大。晁恩祥教授用药配方讲求温润平和，因此本药是其常用之品，在临床上用治肺系疾病多有心得。

（一）荆芥配防风疏风解表

由于荆芥性质平和，故临床用于解表，既能用于风寒证，也可用于风热证，凡感受风邪，无论寒热，皆可配用。晁恩祥教授多以其与防风相配用于外感表证。晁恩祥教授认为，现在中医门诊所治之表证已与百多年前不同，大多数人都是先用西药感冒药发汗，或输液打针，抗病毒消炎，汗出表不解，正气却已伤，症状不能缓解才转而求治于中医，所以典型的麻黄汤证、桂枝汤证少之又少。因此，在这种情况下用药就不可辛散太过，以免重伤正气，而荆芥与防风配合使用则是较好的选择。

【病案举例】

王某，女，60岁，2006年5月30日初诊。2天前受风后出现打喷嚏、流涕、咳嗽，咯黄黏痰，易咯出，不发热，纳食可，二便调。舌暗红，苔淡黄腻，脉弦。证属风邪犯肺，肺气失宣，治宜疏风解表，宣肺止咳。

处方　荆芥 10g　防风 10g　炙枇叶 10g　辛夷 10g　苏叶 10g　地龙 10g　白茅根 20g　蝉蜕 8g　百部 10g　银花 10g　金荞麦 15g　杏仁 10g　紫菀 15g　甘草 5g
7付。

二诊　药后喷嚏、流涕消失，咳嗽减轻，但仍有黄黏痰，又以清热宣肺，降气化痰之法调之。药用炙麻黄 6g，杏仁 10g，生石膏 25g，黄芩 10g，瓜蒌 15g，桑白皮 10g，地龙 10g，蝉蜕 8g，鱼腥草 25g，葶苈子 10g 等调治而愈。

(二) 荆芥配牛蒡子、蝉蜕疏风利咽止咳

《本草纲目》谓荆芥能"散风热，清头目，利咽喉，消疮肿。"晁恩祥教授治疗咽喉肿痛及咽痒咳嗽多以牛蒡子、蝉蜕与之配伍，疗效甚好。晁恩祥教授认为咽痒乃风邪所为，风胜则痒。荆芥具有轻扬疏散之性，又能治疗血分风热，故对风邪化热郁滞于上所致的头痛、目赤、咽喉肿痛等症配伍疏风清热之品尤为相宜。

【病案举例】

马某，女，64 岁。主因咽痛咳嗽 2 天，于 2005 年 8 月 9 日就诊。咽痛明显，咳嗽，咯少量白稀痰，鼻塞流涕，微喘，无发热恶寒，汗多，纳可，眠差，二便调。舌尖红，苔白，脉弦细。查咽部轻度充血。证属风热犯肺，肺气失宣。治宜疏风清热，宣肺利咽。

处方　荆芥 10g　板蓝根 15g　牛蒡子 10g　蝉蜕 8g　防风 10g　辛夷 10g　地龙 10g　白茅根 15g　五味子 10g　葛根 25g　玉蝴蝶 5g　细辛 3g　青果 10g
治疗而愈。

(三) 荆芥配石膏、知母清透气分热邪，透疹止痒

晁恩祥教授对风邪外袭，表邪入里，气分有热之证，常以此配伍，用荆芥疏表，石膏、知母清气分之热，二者相伍使气分之热透表而出，且无过汗伤津之虞。对于热在肺卫、卫、气同病者效果良好。

【病案举例】

唐某，女，30 岁。2006 年 12 月 26 日就诊。2 天前感冒，现发热，体温 38.2℃，无恶寒，咽痛而干痒，咳嗽，咯黄白痰，大便干，2 日一行，舌红，苔黄少津，脉滑数。此为风邪犯肺，热邪壅盛。治以清热透表，利咽止咳之法。

处方　荆芥 10g　防风 10g　生石膏 25g　知母 10g　黄芩 10g　银花 15g　连翘 10g　山豆根 6g　葛根 25g　白茅根 25g　炙杷叶 10g　麦冬 15g　甘草 6g
7 剂。

二诊　患者热退身凉，诸症减轻，续以清热止咳利咽之品调理而愈。

辛夷散风寒，通肺窍

辛夷味辛，性温，归肺胃经，有祛风散寒、通利肺窍之功，为治疗鼻炎、鼻窦炎之要药。晁恩祥教授在临床上常用于治疗过敏性鼻炎、肥厚性鼻炎、鼻息肉等。

(一) 辛夷配苍耳子,用于鼻炎之风邪犯肺证

中医认为人体是一个统一的整体,以五脏为中心,把四肢、九窍、筋骨肌肉等分属不同的脏腑。肺主气,司呼吸,开窍于鼻,因此鼻窍出现的很多病症均与肺有关。晁恩祥教授认为风为阳邪,其性开泻,易袭阳位;颠顶之上唯风可到。风从五行归类属于肝,而肺属于金,肺金与肝木是相克的关系。大凡风邪犯肺,常出现鼻塞、流涕、喷嚏等症状,开利鼻窍多与苍耳子配合应用。

【病案举例】

患者张某,男性,21岁。主因受凉后出现鼻塞、流清涕、打喷嚏1天来诊。伴见怕冷、舌质淡红,苔薄白,脉紧。证属:风寒犯肺,鼻窍不利。治宜:疏风宣肺,散寒通窍。以揞鼻散加味。

处方 炙麻黄10g 杏仁10g 苍耳子10g 辛夷10g 细辛3g

3剂,葱白为引,水煎服。

药后1剂则汗出,怕冷消失,鼻窍通畅,流涕自止。

(二) 辛夷配黄芩、五倍子,用于鼻息肉风热犯肺证

鼻息肉常常出现鼻塞、流浊涕,喷嚏或涕中带血,晁恩祥教授认为风为阳邪,多从阳化热,临床多出现风热犯肺证,如鼻塞,流黄涕或腥臭鼻涕,也可以出现涕中带血等症状。可以选用辛夷配合黄芩、五倍子,以达到疏风清肺、散结利窍之用。

【病案举例】

患者刘某,男性,45岁。主因鼻息肉术后复发2年就诊。当时证见鼻塞、张口呼吸,流黄色腥臭鼻涕,偶有血性分泌物,喷嚏偶作,纳食一般,二便调,舌质红苔黄,脉弦。辨证风热犯肺,鼻窍不利。治宜疏风清肺,散结利窍。

处方 炙麻黄8g 杏仁10g 黄芩12g 五倍子10g 夏枯草10g 生牡蛎30g 苍耳子10g 辛夷10g 玄参30g

7剂,水煎服。

7剂服用完毕,鼻塞症状好转,可以用鼻呼吸,黄色分泌物消失,偶有喷嚏,坚持服用49剂,症状完全消失,耳鼻喉科复查,息肉已经消失。

苍耳子散风寒,除鼻涕,开肺窍

苍耳子味辛苦性温,具有散风除湿、宣通鼻窍之功,临床上多用于鼻炎、鼻渊流涕、风疹瘙痒等病症。晁恩祥教授在临床上常用于鼻炎、荨麻疹等。

(一) 苍耳子配辛夷、鱼腥草治疗鼻炎之肺热证

无论是过敏性鼻炎还是肥厚性鼻炎,凡是出现鼻塞、流黄涕、舌质红苔黄等肺热证

者,晁恩祥教授多用苍耳子配伍辛夷、黄芩、鱼腥草等清肺通窍。在临床上,可以服用汤药也可以做成滴鼻油剂进行治疗。根据患者的临床表现,出现肺热证的患者,可以选用千里光 10g、黄芩 15g、黄柏 10g、苍耳子 10g、辛夷 10g 共 10 剂,用适量的麻油将上述药物炸为炭,纱布过滤,加入少量薄荷冰,以棉签调涂局部。

【病案举例】

患者王某,女性,58 岁,主因鼻塞流涕、伴咳嗽 2 天门诊求治。症见:鼻塞,流黄涕,喷嚏偶作,咳嗽,咽微痛,舌质红,苔黄,脉弦。证属风热犯肺,鼻窍不利。治宜清肺利窍。

处方　炙麻黄 10g　杏仁 10g　黄芩 12g　辛夷 10g　苍耳子 10g　鱼腥草 25g　牛蒡子 10g

3 剂,水煎服。

服用 2 剂后,患者症状完全消失。

(二) 苍耳子配苦参治疗荨麻疹

荨麻疹临床上表现皮肤瘙痒,疹团时起,位置不定。晁恩祥教授认为这种临床表现与风的特性善行而数变相似,肺主皮毛,皮肤瘙痒当责之于肺。因此在临床上晁恩祥教授多用苍耳子配合苦参、地肤子散风除湿。

【病案举例】

患者孙某,女性,主因荨麻疹反复发作 2 月求治于门诊。症见:双上臂皮肤划痕症阳性,皮肤瘙痒,散在丘疹色淡,二便正常,舌质红苔白腻,脉弦。证属风邪犯肺,湿浊内停。治宜疏风宣肺,化湿止痒。

处方　桑白皮 10g　杏仁 10g　苍耳子 10g　苦参 30g　蛇蜕 8g　地肤子 10g　蚕沙 15g　薏米 30g　白蒺藜 10g

7 剂,水煎服。患者服用药物第 2 剂时,瘙痒感明显减轻,未发现新的皮损,7 剂服完后,症状完全消失。随访 2 月未再发作。

薄荷疏风散热,解郁透疹

薄荷味辛性凉。归肺、肝经。具有疏散风热,清利头目,利咽,透疹,舒肝解郁,辟秽气的功效。《新修本草》:"主贼风伤寒,发汗,治恶气心腹胀通。"《本草纲目》"利咽喉口齿诸病,治瘰疬、疮疖、风瘙瘾疹。"临床常用于治疗温病初起、风热感冒、头痛目赤、咽喉肿痛、麻疹、风疹、肝郁气滞胸胁胀痛等,还可用于治疗夏令感受暑湿秽浊之气所致的痧胀腹痛吐泻等。

(一) 薄荷与金银花、连翘配伍治疗外感风热证

薄荷辛凉而能透散表邪,清解表热,虽为辛凉之品,然其透散之力较强,有一定的

发汗作用,故对于风热表证无汗或有汗不畅者尤为适宜。《医学衷中参西录》云:"服之能透发凉汗,为温病宜汗解之要药。"晁恩祥教授临床上经常配合具有清热解毒作用的银花、连翘等治疗风热表证。

【病案举例】

患者张某,男,13岁。2008年11月24日就诊。发热3天来诊。症见发热,微恶风寒,咳嗽,有痰不易咯出,大便偏干,小便黄,舌质红,苔略黄,脉浮数。证属外感风热。治以清热解表。

处方 银翘散加减。

金银花10g 连翘8g 桔梗10g 薄荷6g 牛蒡子8g 甘草6g 杏仁10g 紫菀10g 荆芥8g 火麻仁20g 蝉蜕8g 苏叶8g 苏子10g 竹叶10g

服用1剂后,患者热退,继服3剂,患者诸症状消失。

(二) 薄荷配伍桔梗、甘草治疗咽喉肿痛

薄荷轻扬升浮,芳香通窍,清利咽喉,桔梗能宣肺利咽开音,甘草清热解毒,晁恩祥教授应用三者合用治疗热邪壅盛所致的头痛目赤,咽喉肿痛,取得较好的疗效。

【病案举例】

患者宋某,男,16岁。2009年11月17日就诊。咽痛3天来诊。症见咽痛,音哑,头痛,口干,咽干,大便偏干,小便黄,舌质红,苔略黄,脉数。双侧扁桃体红Ⅰ°肿大。证属热毒壅盛。治以清热解表。

处方 薄荷10g 桔梗10g 甘草6g 蝉蜕5g 玉蝴蝶5g

服用3剂后,患者诸症状明显好转,继取7剂,代茶饮。

(三) 薄荷与蝉蜕、荆芥等药配伍治疗麻疹不透,风疹瘙痒

薄荷质轻宣散,有疏散风热,宣毒透疹之功,配蝉蜕、荆芥等治疗风热犯表,麻疹不透,风疹瘙痒等。

【病案举例】

患者李某,男,32岁。2009年12月17日就诊。皮肤瘙痒5天来诊。症见全身皮肤瘙痒,上半身瘙痒明显,可见少量红色皮疹,伴咽干喉痒,大便偏干,舌质红,苔略黄腻,脉浮数。证属血中风热证。治以疏风清热,凉血止痒。

处方 薄荷6g 蝉蜕10g 荆芥6g 牛蒡子10g 紫草10g 防风6g 浮萍10g 紫草10g 赤芍10g 熟军5g 前胡10g 紫菀15g

服用4剂后,患者诸症状明显好转,继取7剂,瘙痒逐渐消失。

(四) 薄荷与柴胡、白芍等配伍治疗肝郁气滞,胸闷胁痛

《本草新编》:"薄荷,不特善解风邪,尤善解郁。"轻证薄荷可疏其郁滞,重者多辅助柴胡等品而建功,常配合柴胡、白芍、当归等疏肝理气调经之品,治疗肝郁气滞,胸胁胀痛,月经不调等。

【病案举例】

患者程某,女性,45岁。2009年12月17日就诊。胁痛1月来诊。患者平素性格内向,近一月来因生气后出现两胁胀痛,情绪低落,纳食少,舌质淡红,苔薄白,脉弦。证属气滞肝郁。治以疏肝解郁。

处方 薄荷6g 柴胡10g 白芍16g 当归10g 白术10g 焦三仙各30g 甘草10g 佛手10g 香附10g 川楝子10g

服用7剂后,患者诸症状明显好转,继服14剂,两胁胀痛逐渐消失。

蝉蜕散风利咽,解痉平喘,除热透疹

蝉蜕味甘性寒,具有散风除热、利咽透疹、解痉之功能,多用于风热感冒、咽痛、风疹、麻疹、惊风等病的治疗。晁恩祥教授在临床多用蝉蜕治疗支气管哮喘、风热感冒、风疹、麻疹等病。

(一) 蝉蜕配伍僵蚕治疗风咳

晁恩祥教授认为咳嗽变异性哮喘、外感后咳嗽的病因为风邪,风邪犯肺,肺气上逆,风盛挛急而为咳、为喘。其临床表现的特点为,寒象或热象均不明显。咳嗽为痉挛性,或呛咳;多有过敏因素,对冷热气体、异味敏感。临床上采用疏风宣肺,解痉止咳之法,多用蝉蜕配伍僵蚕疏散风邪。常组方:炙麻黄10g,杏仁10g,蝉蜕8g,僵蚕10g,山萸肉10g,地龙10g,苏子10g,苏叶10g。

【病案举例】

患者李某,男性,32岁。主因咳嗽3年求治与门诊,查胸片无异常,血常规正常范围,肺功能气道激发试验阳性,确诊为哮喘,吸入舒利迭效果不明显。症见:咳嗽呈痉挛性,阵咳,对异味敏感,多言则咳,纳食可,无反酸,大便可,舌质淡苔白,脉弦。证属风邪犯肺,气道挛急。治宜疏风宣肺,缓急止咳。

处方 炙麻黄10g 杏仁10g 蝉蜕8g 僵蚕10g 山萸肉10g 地龙10g 苏子10g 苏叶10g 紫菀10g 前胡10g 枇杷叶10g

14剂,水煎服。

患者咳嗽完全消失,复查肺功能气道激发试验阴性。

(二) 蝉蜕配麻黄、石膏治疗麻疹

麻疹初期发热恶寒,疹出未齐,多表现为肺热郁闭。晁恩祥教授认为应该应用透疹药物,促使疹毒排出则发热可止。多采用蝉蜕配伍麻黄、石膏等进行治疗。

【病案举例】

患者马某,女性,25岁。主因高热2天来院就诊。查血常规,白细胞及分类在正常范围。胸片无异常。症见:高热,怕冷,面赤,气粗,无汗,纳差,耳后及前胸有疹,舌质红,苔黄,脉数。证属肺热郁闭。治宜清肺透疹。

处方　炙麻黄 10g　杏仁 10g　蝉蜕 10g　生石膏 60g　浮萍 10g　知母 10g　苏叶 10g　芫荽 10g

3剂,水煎服。

药后疹出热退,诸症自消。

菊花疏风散热,清利头目

菊花《本经》谓:"味苦,平。主治风头眩肿痛,目欲脱,泪出,皮肤死肌,恶风湿痹。久服利血气,轻身,耐老延年"。菊花甘苦微寒,归肺、肝经,有疏风散热的功效。常用于治疗风温初起,风热感冒,头痛,目赤等。

菊花配伍桑叶,用于咳嗽感冒,风热犯肺证风热侵袭肺卫,常引起咳嗽频剧,气粗或咳声音哑,喉燥咽痛,咯痰不爽,口渴头痛等风热犯肺证表现。"治上焦如雾,非轻不举",晁恩祥教授认为,菊花体轻达表,质轻升浮,味辛微寒,可入肺经散上焦风热,长于疏散风热,主治外感风热及温病初起之发热、微恶风寒、头痛、咳嗽等症。根据《得配本草》"白花,肺虚者宜之。黄花,肺热者宜之"。晁恩祥教授常配伍桑叶、枇杷叶、杏仁、桔梗等宣肺清热,止咳化痰,如桑菊饮加减。

【病案举例】

患者李某,男,37岁。2006年11月23日就诊。咳嗽伴发热、头痛2天。

咳嗽频剧,气粗,咽痛,痰白黏难以咯出,伴鼻流黄涕,口渴,头痛。舌质红苔薄黄,脉浮数。证属风热犯肺。治以疏风清热,宣肺止咳。

处方　桑菊饮加减。

桑叶 10g　菊花 10g　杏仁 10g　牛蒡子 10g　桔梗 10g　浙贝 15g　苏子 10g　紫菀 10g　鱼腥草 10g　金荞麦 10g

7剂,水煎服。

服用3剂后热退,咳嗽减轻,咯痰量减少,头痛缓解。服用7剂后咳嗽、咯痰消失。

葛根解肌热,行瘀血

葛根味甘,性辛凉,归脾、胃经。可发表解肌,解热生津。《本经》载其"主消渴,身大热,呕,吐,诸痹,起阴气,解诸毒"。晁恩祥教授临床应用葛根用于外感、血瘀诸症等。

（一）配荆芥、防风、柴胡用于外感表邪未解

晁恩祥教授临床葛根治疗外感表邪未解证,取其与荆芥、防风,用于表邪未解,发热不显,而有项背不舒者;与柴胡配伍,则奏肌热之效,用于太阳风寒表证未解,已渐次转入阳明经症,此时恶寒,身热增盛,不宜取麻黄、桂枝之类,而以葛根配伍柴胡,解肌清热。

【病案举例】

侯某,女,40岁。初诊日期2008年12月19日。

患者受凉后出现午后发热三天,体温37.4℃左右,伴咳嗽,咯黄痰。以中药治疗,未见明显缓解。现汗多,头痛,乏力,无恶寒。咳嗽有痰,色黄,质黏,胸闷痛,但咳嗽时无加重。纳呆,大便偏干,眠差。舌暗苔黄腻,脉弦。晁恩祥教授辨为风邪犯肺,肺热内蕴,治以清热解表,宣肺止咳。

处方　荆芥10g　防风10g　葛根25g　黄芩10g　青蒿10g　银柴胡10g　知母10g　银花15g　连翘10g　白茅根25g　炙杷叶10g　蝉蜕8g　牛蒡子10g　焦三仙各10g　甘草10g

5剂,水煎服。

(二) 配丹参用于治疗肺部病变

晁恩祥教授临床治疗肺部气机阻滞、血行不畅之症,如胸痛、肺间质病变,多以葛根、丹参配伍,葛根能疏通足太阳膀胱经的经气,现代临床多用于治疗高血压之头痛、头晕、项强、肢体麻木等,晁恩祥教授取其改善循环作用,与活血祛瘀、化瘀生新之丹参同用治疗肺间质病变,以改善其缺氧状态,每收佳效。

【病案举例】

王某,男,80岁。复诊日期2008年10月17日。

患者已明确诊断为肺纤维化,在我处已长期服药4年余。现咳嗽不明显,痰量减少,动喘缓解,痰色白易咯出或不易咯出,纳可,大便1~2次/日,成形,小便调,眠佳。舌淡红苔薄略滑,脉弦。晁恩祥教授辨以气阴两虚,肺肾不调,兼挟血瘀,而立养阴益气,调理肺肾,佐以活血之法。

处方　麦冬15g　五味子10g　太子参15g　炙杷叶10g　黄芪15g　蝉蜕8g　枸杞10g　山萸肉15g　浙贝母10g　葛根15g　丹参10g　紫菀15g　甘草10g

7剂,水煎服。

患者总以上法为基础,酌情加减,病情稳定。

柴胡解肌热,开肝郁

柴胡味苦、辛,性微寒。归肝、胆经。解表退热,疏肝解郁,升举阳气。味苦微寒可以清热,味辛可以开散、疏泄、升阳。《本草正》:"用此(柴胡)者用其凉散,平肝之热。其性凉,故解寒热往来,肌表潮热,肝胆火炎,胸胁痛结……其性散,故主伤寒邪热未解,温疟热盛,少阳头痛,肝经郁证。"晁恩祥教授在临床上经常选用柴胡治疗外感发热证、各种肝经火郁证。

(一) 柴胡治疗外感发热证

治疗外感发热证需辨寒热,表寒证有麻黄汤、桂枝汤之辈,风热证有银翘散、桑菊饮之辈,柴胡善治表、里郁热证,临床主要表现为:恶寒轻或不恶寒,发热重,头身、眼眶痛,音哑,口渴心烦等症。柴胡的优势主要在于既可以开散解肌,又可以解郁疏泄,疏泄郁滞之热邪,以利于从表外解。柴胡往往和葛根合用,兼顾少阳、太阳二经。

【病案举例】

李某,男性,6岁,1987年8月18日就诊。

发热5天。

5天前患儿无明显诱因发热,体温波动于37.7~39.9℃之间,服退烧药后可退至37.7℃,2小时后体温复升高,无明显恶寒,声音嘶哑,咽痛,口唇红,口干喜饮,哭闹烦躁,大便干。舌红,苔薄白花剥,脉数。

辨证　表里郁热,肺气失宣。

立法　解肌清热,宣肺达邪。

处方　柴胡5g　葛根8g　黄芩5g　荆芥5g　桔梗6g　紫菀6g　前胡6g　苏叶5g　麦冬8g　蝉蜕3g　银花5g　白茅根15g

3剂,水煎服,2次/日。

患儿服药3剂后,体温恢复正常,诸症消失。

(二) 柴胡治疗肝经火郁之崩漏证

肝的生理功能是主疏泄,因此肝经的病变都与气机不畅有关。"郁"和"火"的相关性密切,或先后出现,或同时并见,"郁"愈重"火"愈旺,"火"愈旺,气机愈难疏泄。临床上常常治火离不开解郁。柴胡性微寒,味辛,在清热的同时,擅长解郁,因其入肝经,又是肝经的引经药。晁恩祥教授治疗肝经火郁证必用柴胡。

【病案举例】

张某某,女性,28岁,已婚,工人,1970年6月4日就诊。

月经量多1年。

患者言及1年前行经之际因动怒而吵闹致使月经突然暴注,经行十余日方止。以后行经延期而至,每于行经期量多不止,均待十余日得减,来潮量多如崩如注,色鲜红夹块,难能行动,伴胁肋不适胀痛。行经前乳房胀疼感,性烦急,并曾经西医检查诊为子宫功能性出血,多次治疗并刮宫两次仍未愈。后来中医门诊治疗,视其而面色白,形瘦,少腹及胁肋仍疼痛,舌红,苔少,脉弦细。

辨证　郁怒伤肝,血虚气郁。

治法　舒肝解郁,柔肝养血。

处方　柴胡10g　白芍15g　当归15g　阿胶10g(烊化)　熟地10g　川芎10g　陈皮10g　香附10g　枸杞15g　川楝10g　三七面3g(冲服)

2剂,水煎服,2次/日。

服药后血量减,后继服三剂血止诸症得除,继以八珍益母丸调理,并下月再行经之时又服上方四剂,血量大减,月经六日而停。第三个月又嘱其行经再服四剂,三剂诸症均除,精神好转,面色红润,体力增强恢复工作。半年后使体重增加10kg。

第二章 清 热 药

> *知母清肺热，滋阴液*

知母味苦甘，性寒，归肺胃肾经。苦可泻，甘可补，寒可清。《本草纲目》载："知母之辛苦寒凉，下则润肾而滋阴，上则清肺金而泻火，乃二经气分药也。"晁恩祥教授临床应用知母用于治疗肺热咳嗽、发热等。

（一）配石膏用于肺胃热盛之发热

晁恩祥教授临床擅治发热，对于外无表证，肺胃热盛之发热，每取二药配伍，取知母上清肺热，中清胃热；取石膏清肺胃之热，又偏走气分，而清气分实热，二药伍用，而增强清泄肺胃实热之力。晁恩祥教授临床治疗发热不退之症与栀子、白茅根等同用，清热利尿凉血，每每奏效。

【病案举例】

张某，女，55岁。就诊日期2008年12月5日。患者5天前受凉后出现，发热，咽痒，鼻塞，流涕，2~3天前出现咳嗽，咯痰量多色黄，质黏，易咯出，咽痛，鼻涕多色黄，仍发热，无恶寒，头重，纳差，眠欠佳，梦多，大便不畅，排不尽感，小便调。舌质红，苔薄黄，脉弦。晁恩祥教授辨为肺胃热盛，治以清肺化痰，解毒利咽。

处方 黄芩10g 鱼腥草25g 金荞麦15g 知母10g 生石膏30g 桑白皮10g 浙贝10g 化橘红10g 苏叶10g 地龙10g 蝉蜕8g 炙杷叶10g 紫菀15g 木香10g 焦槟榔10g 甘草10g

7剂，水煎服。

（二）配黄芩用于肺热咳嗽

晁恩祥教授临床治疗肺热咳嗽之症，常与黄芩伍用。黄芩擅清肺热，纯为苦寒之品；肺喜润恶燥，热易伤津，而知母苦能清泻肺火，味甘又能滋阴润燥，二药伍用，清热而不留弊，又免于阴伤之不顾，实乃防患于未然之举。晁恩祥教授临床治疗肺热咳嗽尚与鱼腥草、浙贝母同用，效果颇佳。

【病案举例】

刘某，女，33岁，初诊日期2008年12月12日。

患者主因"咳嗽1个月"来诊。1个月前曾咽部痛，咳嗽，服阿奇霉素、祛痰灵等均无效,12月4日咽痛加重,继之发热4天,体温39.2℃,口服阿奇霉素后,热退。现咳嗽,咽痒,痰多色黄,易咯出,无胸痛,口干,口渴,纳可,二便调,眠佳,舌淡红苔薄白,脉弦。晁恩祥教授辨为风邪犯肺,痰热内蕴,治以疏风宣肺,清肺化痰。

处方 杏仁10g 紫菀15g 黄芩10g 鱼腥草25g 地龙10g 蝉蜕8g 浙贝母10g 炙杷叶10g 牛子10g 知母10g 桑白皮10g 北豆根6g 金荞麦15g 生甘草10g

7剂,水煎服。

天花粉清热生津,润肺化痰

天花粉味甘微苦,性微寒。甘寒之品,既能清肺胃二经实热,又能生津止渴。《本草汇言》曰:"天花粉,退五脏郁热,如心火盛而舌干口燥,肺火盛而咽肿喉痹,脾火盛而口舌齿肿,痰火盛而咳嗽不宁。若肝火之胁胀走注,肾火之骨蒸烦热,或痈疽已溃未溃,而热毒不散,或五疸身目俱黄,而小水若淋若涩,是皆火热郁结所致,惟此剂能开郁结,降痰火,并能治之。"《医学衷中参西录》云:"天花粉,为其能生津止渴,故能润肺,化肺中燥痰,宁肺止嗽,治肺病结核"。临床上晁恩祥教授提出天花粉虽清热生津润燥之力较强,但不可长期使用,因具有致流产和抗早孕作用,长期使用可导致不孕不育。

(一) 天花粉配桔梗,用于燥痰阻滞之鼻咽炎

晁恩祥教授认为天花粉可达到润燥化痰之功,正如成无己所说"栝蒌根,润枯燥者也"。而配以桔梗,功能宣肺、祛痰、利咽,《珍珠囊》谓其:"疗咽喉痛,利肺气,治鼻塞。"二者合用,润燥化痰,清咽开窍,对燥痰阻滞之鼻咽炎疗效甚佳。

【病案举例】

宋某,女,45岁。宿患过敏性鼻炎、慢性鼻咽炎,近3~4年来常觉鼻咽部有异物感,吐之不出,吞之不下,每昼夜辄咯吐白黏痰涕,咯吐费力,曾于某医院五官科用西药治疗,无显效。诊其脉和缓,舌干苔燥少津,余无所苦。证属燥痰阻滞,治宜润燥化痰,清咽开窍。

处方 天花粉20g 桔梗10g 法半夏10g 苏子叶各10g 桑叶10g 芦根10g 白芷10g 辛夷10g 苍耳子10g 薄荷6g 牛蒡子10g 甘草9g

前后加减服10余剂,痰涕明显减少,考虑天花粉不能久服,原方减天花粉后继续服用20余剂诸症消失,五官科复查证实病情好转。

(二) 天花粉治疗消渴

天花粉止渴生津疗效显著,为治疗消渴之圣药。晁恩祥教授临床治疗消渴之时,天花粉可随证加减,应用广泛。若消渴属肺肾阴虚者,可加用麦冬、生地黄滋养肺肾;若属肺胃火盛,阴亏津伤者,可加用知母、生地、黄连、麦冬等清热生津;若消渴而气阴

两虚者,可加用生脉饮或黄芪、葛根、知母益气养阴。

栀子清三焦热,利湿解毒

栀子味苦,性寒。归心、肝、肺、胃、三焦经。泻火除烦,清热利湿,凉血解毒。《本草新编》:"……泄上焦火邪,祛湿中之热,消五瘅黄病。"栀子为苦寒之品,可以清郁火,泄实火,清三焦之火,热从小便而出。晁恩祥教授在临床上经常选用栀子治疗肝胆湿热之黄疸证、膀胱湿热之热淋血淋证、痰热壅肺之咳喘证、上焦火郁之失眠证、风火上炎之牙痛证。

(一) 黄疸

见茵陈篇。

(二) 热淋

见龙胆草篇。

(三) 痰热壅肺之咳喘证

见麻黄篇。

(四) 上焦火郁之失眠证

失眠证的原因复杂,上焦火郁是常见的原因之一。上焦是心脏居住之所,郁火极易扰心而致失眠。栀子入心、三焦经,擅长清热除烦而镇静安眠。常常配合辛散之品,如:豆豉、薄荷、柴胡等。

【病案举例】

韩某某,男性,29岁,1980年9月6日就诊。

失眠3月。

患者于3月前因失恋后心情抑郁,烦闷不舒,整夜难以入睡,经常燥热难耐,胸中不适难以言表,欲捶打叩击,口渴喜饮,喝水多,进食少,坐立不安,舌红,苔黄厚燥,脉数。

辨证　上焦郁热,热扰心神。

立法　开郁清热,镇静安神。

处方　栀子10g　豆豉10g　薄荷6g　朱茯苓10g　柴胡10g　香附10g　竹叶10g　莲子心10g　黄连10g　远志10g　菖蒲10g　合欢皮10g

5剂,水煎服,2次/日。

服药5剂后,患者每日可以睡3小时左右,诸症减轻,继服5剂后,可以睡6小时左右,以朱砂安神丸调理治疗2月,痊愈。

（五）风火牙痛

牙痛是常见的临床症状，多以火热壅盛为主要病机，治疗牙痛，晁恩祥教授常用栀子，清三焦之热，清郁热。

【病案举例】

胡某，男性，27岁，2003年7月14日就诊。

牙痛3天。

患者于3天前过食麻辣烫后右侧牙痛，自服阿莫西林效果不明显，右侧面颊红肿，张嘴困难，口苦，心烦，大便干，流鼻血。舌红苔黄，脉数。

辨证　热毒壅盛。

立法　清热解毒，散结消肿。

处方　栀子10g　黄芩10g　黄连10g　野菊花15g　连翘10g　地丁10g　浙贝10g　薄荷6g　荆芥10g　苏叶10g　大黄5g　白茅根30g　赤芍10g　玄参15g

5剂，水煎鼻饲，2次/日。

患者服药后，大便通畅，牙痛、面颊红肿逐渐消失。嘱：节制饮食，夏季以清淡饮食为宜。

黄连厚肠胃，清湿热

黄连味苦，性寒，功可清热燥湿，泻火解毒。《本经》载其"主热气目痛，眦伤泪出，明目，肠澼腹痛下痢……"。晁恩祥教授临床应用黄连用于吞酸嘈杂、恶心呕吐等。

（一）配吴茱萸治疗吞酸嘈杂

晁恩祥教授临床治疗胃脘疼痛、吞酸嘈杂等，常喜用黄连配伍吴茱萸，即《丹溪心法》之左金丸。黄连苦寒泻火，吴茱萸辛温开散，二药伍用则辛开苦降，泻肝合胃，临症时还可根据表现加入白芍以缓急止痛，用于痢疾腹痛。

【病案举例】

张某，男，19岁。初诊日期2008年11月21日。

主因"胃脘胀痛、吞酸嘈杂1个月"就诊。患者因天气转凉而胃脘胀痛，攻撑窜痛，呃逆频繁，伴吞酸嘈杂，大便不成形，2~3次/日，纳差，食量少，喜热食，口苦，口气重，眠可，舌暗苔白腻，脉弦。晁恩祥教授辨为肝气不舒，胃寒挟湿热而致气机不畅，治以疏肝和胃，温中化湿。

处方　苍白术各10g　陈皮10g　旋覆花10g　玫瑰花10g　厚朴10g　枳实10g　干姜10g　代赭石10g　瓦楞子10g　乌贼骨10g　元胡10g　吴茱萸6g　黄连10g　焦三仙各10g　木香10g　甘草10g

7剂，水煎服。

患者连服上方两周,12月5日再诊时诸症已明显减轻,因咳嗽前来就诊,而转服宣肺止咳之品。

(二) 配苏叶用于治疗恶心呕吐

晁恩祥教授临床治疗各种恶心呕吐,包括放化疗反应所致呕吐,每以苏叶配黄连,方如《温热经纬》苏叶黄连汤,二药配伍,化湿和胃,调气行滞,临床效果颇佳。

【病案举例】

刘某,女,77岁,就诊日期:2008年10月28日。

主因"发作性胃脘痛、堵塞感二年余"就诊。患者2年余来时有发作性胃脘痛,有时有刺痛。食后堵塞感明显,时有呃逆、恶心,干呕。情绪不佳、紧张时发作明显。今年4月18日查上消化道钡餐造影,未见明确器质性病变,间断服用中药治疗。现症:胃脘堵闷感,时有呃逆、恶心干呕。纳欠佳,大便呈黄绿色,眠差,醒后不易入睡。舌淡暗苔白,脉沉细。晁恩祥教授辨以脾胃失和,气机失畅,立以健脾和胃,降逆消痞之法。

处方　苍白术各10g　厚朴10g　陈皮10g　木香10g　枳实10g　旋覆花10g　干姜8g　苏叶10g　川连6g　香附10g　炒枣仁15g　太子参15g　菊花10g　火麻仁10g　生龙牡各30g

7剂,水煎服。

1周后患者症状明显好转,无恶心干呕,继服7剂痊愈。

龙胆草清热燥湿,泻肝胆火

龙胆草味苦,性寒。寒能泻实火,生津液,苦能燥湿清泄。《本草纲目》云龙胆草"疗咽喉痛,风热盗汗。相火寄在肝胆,有泻无补,故龙胆之益肝胆之气,正以其能泻肝胆之邪热也。但大苦大寒,过服恐伤胃中生发之气,反助火邪,亦久服黄连反从火化之义。"为临床清热燥湿之代表中药。晁恩祥教授临床多用于肝胆火盛、湿热下注。

龙胆草苦寒,善清肝胆之实火,与栀子合用,加强清肝火的力量,如清肝胆实火的名方龙胆泻肝汤。另外,晁恩祥教授提出本品大苦,大寒,中药苦味之中仅次于马钱子,胜于黄连,居第二位,多用败胃,且不易入口,应佐以甘草,以调口味,还能缓和其寒性,顾护胃气。

(一) 龙胆草配栀子,清肝胆实火治疗头晕证

【病案举例】

刘某,女,42岁。主因头晕头重而胀3日来诊。因忙于工作,多日劳累,3日来出现头晕头重而胀,行走不稳之感。伴见耳部发闷不适,听力下降,烦躁易怒,口苦欲呕,纳呆心烦,脉弦滑,舌红,苔黄腻。辨证为肝胆火盛,上犯清窍。治宜清泻肝胆,息风开窍。方选龙胆泻肝汤加减。

处方 龙胆草10g 黄芩10g 栀子10g 柴胡10g 泽泻10g 通草10g 车前子15g 生地黄15g 白芍药12g 钩藤(后下)20g 石决明15g 牛膝10g 甘草9g

每日1剂,水煎服。

6剂后眩晕消除,耳闷、耳鸣减轻,余症亦明显好转,继服7剂后症状基本消失。

(二) 龙胆草配栀子,清肝胆湿热治疗热淋证

【病案举例】

李某,女,35岁。主因尿频、尿痛2天来诊。患者1周前因家庭纠纷而大怒,随后出现失眠、头痛、口苦、耳鸣如蝉,情绪易激动,经休息后前症有所减轻,2天前出现尿频、尿痛,尿不尽感,尿道灼热,小腹胀痛,大便干,小便黄。舌红,苔黄腻,脉弦实有力。辨证属肝胆湿热,气机不畅。治宜清利肝胆湿热,疏畅下焦气机。予龙胆泻肝汤加减。

处方 龙胆草10g 栀子10g 黄芩10g 柴胡10g 通草10g 滑石15g 萹蓄10g 石韦10g 车前子15g 生地10g 赤芍10g 枳实10g 白茅根30g 生甘草10g

水煎服,日1剂。3剂后患者症状明显减轻,继服3剂后症状消失。

按 龙胆泻肝汤乃清肝胆实火,泻下焦湿热之名方,但近年来因马兜铃科肾毒性的问题,导致临床使用明显减少,大家谈木通色变,近而谈龙胆泻肝汤畏之如虎,那么从古到今,上千年的使用过程中,难道就没有发现木通的毒性吗?事情并不是这样,据《中药大辞典》记载,中国古代本草记载的"木通"均是指木通科木通,原名"通草",而非马兜铃科关木通,历代本草中未见有"关木通"的记载。1954年任仁安通过调查发现我国商品木通主要为马兜铃科植物东北马兜铃的藤茎,误认为传统木通就是现在的关木通。其后,关木通收载于《中国药典》1963年版,最终导致了关木通和木通的混淆。而龙胆泻肝汤中的木通乃木通科的木通,非具有肾毒性的马兜铃科的关木通,"此木通非彼木通也"。

金银花善散风热,清热解毒

金银花味甘,性寒。本品辛能芳香疏散,善散肺经邪热,寒可清解心胃热毒,具有透泄表里的特性,炒炭后入血分,又具凉血止痢之功。《本草纲目》云:"治诸肿毒、痈疽、疥癣、杨梅诸恶疮,散热解毒。"金银花是临床中清热解毒之代表药物,也是晁恩祥教授在临床中常用的药物之一,被广泛应用于外感风热及温病初起,小儿感冒,无名肿毒、痤疮等病证。

(一) 金银花配连翘、牛蒡子,疏风解表、利咽解毒

在临床中,晁恩祥教授擅用疏风之法,而在疏散风热时常选用金银花、连翘、牛蒡

子等药物,取银翘散之意而不拘泥于原方。对于小儿感冒、外感风热、温病初起诸症,常于方中选用金银花配连翘、牛蒡子疏风解表、利咽解毒。

【病案举例】

患儿申某,男,3岁。2007年5月8日就诊。患儿流涕、咳嗽5天,初起喷嚏,流涕,发热,咳嗽,自服感冒清热颗粒及扁咽颗粒,热已解,喷嚏流涕减少,现仍咳嗽咯白痰,咽痛,鼻塞,流黄涕,午后体温:37.5℃左右,咳重,纳食可,大便2日一行。舌质淡红,苔中间薄黄腻。脉细,指纹正常。证属风热犯肺证,治以疏风宣肺,解毒利咽。

处方 连翘10g 金银花10g 菊花10g 薄荷6g 金荞麦10g 黄芩8g 地龙8g 蝉蜕6g 火麻仁20g 白茅根15g 牛蒡子10g 板蓝根10g 辛夷8g

5剂,水煎服,每剂分1天半服完。

服用3剂后,咳嗽流涕大减,已无发热及黄涕。服完5剂病愈。

(二) 金银花配风药用治咳喘病复感风邪之证

临证过程中,晁恩祥教授注意到部分咳喘患者对风邪极为敏感,由此进行了一系列临床研究和实践,总结形成了"风咳、风哮理论",对那些感风即发的反复发作的患者,发作之初常用金银花配地龙、蝉蜕等风药疏风解表,止咳利咽,达到疏散风热,邪从表解的目的。

【病案举例】

赵某某,男,6岁。2007年5月5日就诊。咳嗽喘憋1年余,发热1天。患儿曾在儿童医院就诊,诊为哮喘,应用抗炎平喘药物治疗稍有好转,但每月因反复感冒而咳喘频繁加重,2007年1月在我处中药治疗半月缓解,因回老家停服中药。平素轻咳嗽,晚间有憋气,可闻及哮鸣音,可平卧,吸入奥克斯都宝有效,咯白痰,量少,每日3~4口,易咯出,鼻、眼痒,打喷嚏。昨日起发烧,体温38.8℃,咽轻痛,无恶寒,出汗,食欲可,口不渴,大便干,3~4日一行。舌尖红,苔白。查咽红,双侧扁桃体Ⅱ度肿大,无脓点。证属外感发热(风热犯肺,肺气失宣)。治以疏风清肺,止咳化痰利咽。

处方 炙麻黄5g 杏仁10g 紫菀10g 生石膏25g 黄芩8g 银花10g 牛蒡子10g 知母8g 辛夷8g 地龙8g 蝉蜕8g 白茅根15g

7剂,水煎服,每剂分1天半服完。

服药1剂热退,服完7剂已无咳嗽喘憋,偶有咽干,大便已调。

(三) 金银花配大黄,治疗口疮、皮疹及便秘

口疮多因心胃之火上炎或火毒壅盛所致;风热毒邪犯肺,上循咽喉则咽喉肿痛或瘰疬内结,发于皮表则见风疹、疖肿,热结肠道则便秘腹满。金银花善散风热之邪,又能清解心胃热毒,透泄表里;大黄泄热通肠,凉血解毒。二者相配,上散下攻,使邪出毒散,诸恙得除。晁恩祥教授常道,在遣方用药中,不能忽视了"肺与大肠相表里"理论的指导作用,在肺系病的诊治过程中,特别要注意询问患者的大便情况,注意宣肺气,

通腹实,调畅气机。从金银花和大黄的配伍应用可窥其一斑。

【病案举例】

徐某,女,30岁。2007年12月25日就诊。患者反复发作口腔溃疡3个月,加重5天托人求治。一般情况可,无发热,无咽痛,口舌多出见大小不等之溃疡,色鲜红,伴疼痛,影响正常饮食,大便干结,3日未行。舌尖红苔薄黄,脉滑。治以清热解毒,养阴润肠,理气通便。

处方　黄芩10g　知母10g　生地15g　麦冬15g　玄参15g　火麻仁25g　石斛15g　野菊花10g　郁李仁15g　银花15g　大黄5g　草决明10g　厚朴10g　枳实10g　元胡10g

10剂,水煎服。

1月后,患者电话告知,服药3天口疮即明显减少,大便通畅,服完10剂后症状完全消失,未再发。

(四) 金银花用治外感发热或时行感冒

外感热病临床甚为常见,对于年老体弱或有慢性病的患者来说,如果治疗不及时,外邪也可由表入里,缠绵难解,或变生他病。

时行感冒,西医称为流行性感冒。由感受疫疠之邪所致。常在短期内许多人同时发病,往往迅速蔓延流行,是临床常见的外感传染性疾病。2009年全世界流行的甲型H1N1流感就是典型的时行感冒。吴又可曾形象地记载了感染疫疠之邪的特征:"疫者感天地之疠气,在岁运有多寡,在方隅有厚薄,在四时有盛衰。此气之来,无论老少强弱,触之者即病"。晁恩祥教授认为中药治疗外感发热或时行感冒有其独到之处,但辨证准确与否至关重要。审证务必分清表里寒热虚实,细察明辨;遣方用药还应根据证候的细微变化,在常方中加以变通,才能达到药到病除的疗效。金银花善散风热、清热解毒,透泄表里的特性在外感发热或时行感冒的治疗中发挥了重要作用,在本次甲流流行的预防和治疗中,金银花也是首选的重要药物之一。

【病案举例】

患者陈某某,男,50岁。主因发热、咳嗽3天于2004年4月2日初诊。患者着凉后出现发热、咳嗽、咽痛,自服感冒清热冲剂,热不解而诸症加重,求诊。现症见发热,头痛、咽痛、周身疼痛,咳嗽时作、咯吐黄色黏痰,伴流黄涕、时心慌,食纳尚可,小便黄,大便不干。舌质淡红舌苔白,脉结数。既往有慢性支气管炎病史6年。查体温:38.5℃,咽部充血,双侧扁桃体无肿大,双肺呼吸音清,无干湿性啰音,余未见异常。中医证属风热犯肺,治以疏风解表,清热化痰。

处方　柴胡10g　葛根15g　羌独活各10g　黄芩10g　生石膏30g(先下)　牛蒡子10g　肥知母10g　金银花15g　连翘10g　白茅根25g　荆芥10g　杏仁10g　炙杷叶10g　板蓝根15g　锦灯笼10g

3剂,水煎服。

1周后患者特来相告:患者既往每因感冒诱发慢性支气管炎急性发作,病势缠绵,常常半月不愈。本次发热咳嗽3日不解,恐久病不愈,慕名特来求医,服1剂药后即汗出热解,诸痛尽消,咳嗽明显减轻,痰色变白,痰量减少,再服1剂病瘥,甚喜致谢。

按 本案病例证属风热外邪,犯肺袭表,致表卫不固、肌腠失和、肺气失宣,误用辛温解表之感冒冲剂症状反而加重。晁恩祥教授处方以柴葛解肌汤合银翘散加减治之。方中柴胡、葛根、生石膏解肌退热;荆芥性温不燥,善散风邪,与银花、连翘配伍加强疏散风热之力;羌、独活散风化湿止痛;牛蒡子、板蓝根、锦灯笼解毒利咽;炙杷叶、杏仁、黄芩清肺化痰止咳;肥知母、白茅根清热生津除烦。诸药合用,共济疏风解表、清热化痰之功,临床中取得了一矢而中之效。

(五)金银花治疗白塞病

晁恩祥教授认为,白塞病发病病因复杂,临床病机以湿热阻遏多见,郁久则化燥,伤及气阴。湿热之实与气阴之虚并存,治疗颇为棘手。治疗常选金银花、连翘清热透邪。伴阴伤化燥者配伍清阴分虚热之品以增强清热之力,气阴不足者配生脉散益气养阴,扶助正气,湿重则配车前子、荷叶、石菖蒲等祛湿开胃。

【病案举例】

患者,52岁,2004年7月30日初诊。白塞病史,低热两年,体温37.5~38℃,午后明显,双下颌关节肿痛,但皮色不红,皮温稍高,局部压痛,全身乏力,心慌,心烦,眠差,恶心,纳差,大便干燥,小便灼热,舌淡红,苔白厚腻,脉弦稍数。证属湿热蕴结,郁久化燥,伤及气阴。治疗当以清热透邪、益气养阴为主,兼以利湿。

处方 银花10g 连翘10g 生石膏25g 知母10g 丹皮10g 银柴胡10g 青蒿10g 黄芩10g 太子参15g 麦冬15g 五味子10g 黄精10g 葛根25g 车前子12g 火麻仁30g

7剂,水煎服,每日1剂。

8月6日二诊 低热已去,下颌关节痛减,恶心减轻,纳食好转,睡眠欠佳,舌质淡,苔薄白水滑,脉弦细。湿热已去大半,当以益气养阴、清热和胃安神为主。上方去生石膏、黄芩、知母、丹皮等寒凉清热之品,加焦三仙、砂仁、远志、石菖蒲等和胃安神。

处方 太子参15g 麦冬10g 五味子10g 黄精10g 银花15g 连翘10g 葛根25g 青蒿10g 银柴胡10g 荷叶10g 焦三仙各10g 砂仁10g 远志10g 石菖蒲10g

7剂,水煎服,每日1剂。

8月24日三诊 下颌关节疼痛继续减轻,因故停药1周。3天前体温升高至37.6℃,1天后自行退至正常,并见牙龈肿痛,大便干燥,小便灼热。考虑为热邪又盛,上方去砂仁,加生石膏30g,知母10g,栀子10g清热泻火。

8月31日四诊 牙龈肿痛消失,时有面部烘热,双下颌不适,酸重感,右侧不敢咀嚼,舌质红,苔黄腻,脉弦细,仍为湿热阻滞,熏蒸于上。继守上方加减治疗,并以此方加减治疗1月后,诸症尽去。

连翘清散上焦，消肿散结

连翘味苦、性微寒。本品苦能泄火，寒能清热，轻清上浮，善清心火而散上焦之热。又能宣畅气血以散血结气聚，故有清热解毒，消肿散结之功。也是晁恩祥教授治疗外感风热、肺系疾病、皮疹、疮疡、热病常用药物之一。

（一）连翘加虫类药物治疗面瘫

面瘫多由风邪外受，或脉络空虚，或毒热内蕴，致经络瘀滞，气血痹阻形成，常急性起病。晁恩祥教授治疗本病多用风药，常选用连翘疏风解毒、散结消肿，地龙、蝉蜕、全蝎等虫类药物祛风解痉，配以活血通络之品共奏疏风解毒，活血通络之效。

【病案举例】

冯某，男，35岁。2007年1月23日就诊。主诉左耳后疼痛一周，口角右偏4~5天。左面部发胀，左眼闭合无力，左鼻唇沟变浅，鼓腮漏气，左口角漏食水，纳食可，大便正常，咽痛，有灼热感。舌淡红，苔淡黄中部腻，脉弦。诊为面瘫，证属风邪外受，毒热内蕴。治以疏风解毒，活血通络。

处方　荆芥10g　防风10g　地龙10g　蝉蜕8g　全蝎3g　连翘10g　夏枯草8g　丝瓜络10g　白芷10g　川芎10g　赤芍10g　白茅根25g　牛蒡子10g　沙参15g　3剂，水煎服。

1月26日复诊　服药后左耳后已不痛，左眼闭合不全，左口角流涎，左面部麻木，食欲可，大便正常。舌淡红苔白，脉弦。治法不变，上方去白茅根，加银花15g、菊花10g

7剂，水煎服。

2月2日三诊　药后左眼闭合好转，口角流涎减轻，左耳后隐痛，左肩阵隐痛，口不干，大便可，食欲不好。舌略红，苔黄根厚。

调方如下　菊花10g　蝉蜕8g　金银花15g　连翘10g　白芷10g　川芎10g　全蝎3g　丝瓜络10g　黄芩10g　茅根25g　沙参15g　柴胡10g　龙胆草10g　栀子10g

7剂，水煎服。

上方调服月余后，患者左眼完全闭合，已无明显口眼歪斜，偶有左耳隐痛，食纳可，二便正常。

（二）连翘治疗各种痒疮皮疹

晁恩祥教授常道，肺主皮毛，许多皮疹、瘙痒症都与风邪犯肺相关；《内经》云："诸痛痒疮，皆属于心。"各种疖肿、无名肿痛又常因心火、热毒之邪而起。连翘为疮家圣药，其性苦寒，既能疏散上焦之热、清心经之火，又能消肿散结、善治鼠瘘瘰疬，痈肿恶疮及瘰疬,当善用之。

【病案举例】

尚某某,女,40岁。2007年1月26日就诊。主诉面部红色丘疹3个月、丘疹陆续出现,相互不会融合,突出皮肤,颜色渐加深,不痒,痛,无脱屑,无灼热感,月经正常,食欲可,口干喜饮,大便正常。外用头孢呋辛无效。有接触美容产品史。舌淡红,苔薄白,脉弦细。证属热毒内蕴,血瘀湿郁。治以清肺解毒,凉血化湿。

处方　黄芩10g　栀子10g　龙胆草10g　浮萍10g　地肤子10g　蛇床子10g　苦参10g　薏米15g　连翘10g　赤芍10g　茜草10g　苍术10g　茅根25g　甘草10g

7剂,水煎服。

药后丘疹完全消失。

(三) 连翘配银花疏风清热治疗上呼吸道感染

【病案举例】

刘某,女,32岁。2007年11月9日就诊。主诉咽痛2月余,反复发烧2次(T:39.6℃),每次持续2天,先后静点头孢曲松、口服利复星、头孢呋辛、阿奇霉素等药,现咽痛、头痛、身痛、恶寒,不咳嗽,咯少量白、黄痰,无涕,偶打喷嚏,口干喜饮,食欲可,大便正常,先后3次查血常规:WBC:4700~11700,N:75.5%~94%;白细胞分类:杆状核25%,各抗体(-),舌淡红苔白。脉弦小数。查咽红,有扁桃体Ⅰ度肿大,无脓。证属风热内蕴,湿浊阻络。治以疏风清热利咽,化湿通络行气。

处方　牛蒡子10g　板蓝根10g　玄参15g　马勃6g　山豆根6g　玉蝴蝶6g　连翘10g　银花10g　羌活10g　独活10g　金荞麦15g　川芎10g　丝瓜络10g　白茅根25g　葛根25g　赤芍10g

7剂,水煎服。

二诊　药后咽痛减轻,咽痛连及头痛(太阳穴),身痛,恶寒消失,痰减少,口不渴,食欲可,大便正常。拟疏风清热,化浊行瘀。上方去羌、独活、玉蝴蝶,加佩兰10g、北沙参15g。

7剂,水煎服。

其后上方调服21剂,复查血常规及分类正常。诸痛皆消,唯有口干。酌加太子参15g、黄精10g,益气以扶正祛邪。

(四) 连翘配麻黄治疗急性肾炎水肿

对于风水证和急性肾炎水肿,特别是上半身水肿,晁恩祥教授喜用"开鬼门",即解表发汗、消肿驱邪之法治疗,常选用连翘配麻黄、赤小豆等药物治之,从而达到解表发汗,清热消肿的目的。

【病案举例】

患儿某某,女,10岁。突然于感冒后出现颜面浮肿,查尿常规见尿中蛋白(++),红细胞5~10个,考虑为风水证,治以予经方麻黄连翘赤小豆汤加减治疗。

处方　麻黄 5g　连翘 5g　桑皮 5g　杏仁 5g　白茅根 10g　赤小豆 10g　生姜 3 片　大枣 5 枚

5 剂,水煎服。

服药 5 剂后诸症消除,检查正常,后未复发。

鱼腥草清热化痰,解毒消痈

鱼腥草味辛,性微寒,归肺经。本品寒能泄降,辛以散结,主入肺经,以清解肺热见长。《本草纲目》称鱼腥草:"散热毒痈肿。"而《本草经疏》进一步提出其"治痰热壅肺,发为肺痈吐脓血之要药。"为临床清热解毒的代表药物。晁恩祥教授在临床上喜用鱼腥草治疗痰热壅肺之咳喘、咳吐脓血之肺痈,剂量可重用至 30g。

(一) 鱼腥草配伍金荞麦,治疗痰热壅肺之咳喘

晁恩祥教授认为临床上无论急慢性支气管、肺炎、慢性阻塞性肺病、甚至支气管哮喘,只要辨证是痰热壅肺之咳喘,均可使用鱼腥草,可见晁恩祥教授将鱼腥草在呼吸系统的应用广泛。晁恩祥教授提出痰热壅肺的病机为感受外邪,入里化热,加之脾虚生痰,痰热相搏,壅结于内;或痰热素盛,加之感受外邪,外邪与痰热相合,郁遏肺气而致肺气失宣,咳喘不止。临床常见症状是咳嗽,咯痰黄稠而量多,气喘息粗,甚则鼻翼煽动,或喉中痰鸣,胸闷,烦躁不安,发热口渴,大便秘结,小便短赤,舌红苔黄腻,脉滑数。因其主要病位在肺,故多用入肺经之鱼腥草、金荞麦。

【病案举例】

李某某,男,82 岁。主因"反复咳嗽、咯痰、喘憋 20 余年,加重 5 天"来诊,患者 20 余年来反复发作咳嗽、咯痰、喘憋,此次受凉后加重,症见:咳嗽咯痰,痰色黄量多容易咯出,伴有喘憋,活动后加重,声音嘶哑,饮食正常,大便干燥,二便正常,舌红苔黄腻,脉滑数。西医诊断为慢性阻塞性肺病,中医诊断为痰热壅肺之喘证,故重用清热化痰之鱼腥草合用金荞麦,并配以平喘利咽润肠。

处方　鱼腥草 30g　金荞麦 15g　黄芩 12g　浙贝 10g　苏子叶各 10g　桑皮 12g　地龙 10g　蝉蜕 8g　五味子 10g　牛蒡子 10g　锦灯笼 10g　大黄 6g　火麻仁 25g　枳实 10g　甘草 10g

5 剂,水煎,日 1 剂。

上方服用 5 剂后患者咳嗽、咯痰、喘憋均有所好转,痰量明显减少,上方加减继续服用 7 剂,患者症状消失出院。

(二) 鱼腥草配桔梗、芦根,用于咳吐脓血之肺痈

肺痈主要病机是感受外邪,内犯于肺,或痰热素盛,蒸灼肺脏,以致热壅血瘀,蕴酿成痈,血败肉腐化脓。晁恩祥教授认为鱼腥草不但以清解肺热见长,又具消痈排

脓之效,故为治肺痈之要药,可用于肺痈吐脓,正如《滇南本草》云其"治肺痈咳嗽带脓血";桔梗具有宣肺,祛痰,利咽,排脓之功;《本草衍义》谓其治肺痈;而《本草经疏》谓芦根"性凉能清肺热,中空能理肺气,而又味甘多液,更善滋养肺阴",晁恩祥教授更是不同意《千金》苇茎汤中取芦苇之茎,而认为治肺痈应取芦根,认为芦根性凉而善升,上升之力可达上焦肺脏,故治疗肺痈优于苇茎。三药共同用于治疗肺痈,临床效果理想。

金荞麦清热解毒,活血化瘀

金荞麦性凉,味辛、苦,有清热解毒、活血化瘀、健脾利湿的作用。主治肺痈,肺热咳喘,咽喉肿痛,痢疾,风湿痹证,跌打损伤。晁恩祥教授治疗肺系疾病,有肺热表现者,喜用金荞麦,认为金荞麦味辛能透,能透邪外出;性凉而润,苦而不燥,无苦寒伤正之弊,无论外感、内伤,都可应用,常与鱼腥草配伍应用。

【病案举例】

靳某,男,48岁。2005年11月29日初诊。

患者患气喘胸憋1年,反复发作,加重1个月,现依赖多种西药控制病情,仍每日发作甚则伴呼吸困难。患者1年前患者发现喉间哮鸣音伴呼吸困难,来我院呼吸科就诊,查肺功能示:小气道通气障碍,舒张试验阳性。诊为"支气管哮喘"。给予普米克都保及奥克斯都保各2吸,早晚各1次治疗,用药后能咯出大量稀白痰或少量块痰。用药半年无大发作,但仍每日反复发作喘憋,自觉胸闷明显,呼吸不畅,不咳嗽。近1月胸憋喘鸣发作加重,气喘如牛,发作时伴咳嗽、流涕、喷嚏或咯黄痰,咽痒剧烈,口干明显,不能做剧烈运动,生活质量明显下降,完全依赖上述药物控制病情,且药量逐渐增加。大便偏干欠畅。幼时有荨麻疹病史,过敏性鼻炎史半年。咽无充血,扁桃体无肿大。查体双肺可闻及少量哮鸣音。舌体胖大质淡红,舌苔薄白腻,脉象弦细。诊为:风哮(支气管哮喘)。此为风邪犯肺,痰湿内阻,气道挛急。急则治其标,缓则治其本,风证当疏风。治宜疏风宣肺,化痰止喘,缓急利咽。

处方 炙麻黄6g 杏仁10g 紫菀15g 苏子叶各10g 炙枇杷叶10g 前胡10g 五味子10g 地龙10g 蝉蜕8g 牛蒡子10g 金荞麦15g 橘红10g 鱼腥草25g 黄芩10g 瓜蒌15g

7剂,水煎服。

服药7剂,胸憋明显减轻,咽痒减轻,口干减轻,咳嗽随之减轻。咯痰渐利,胸闷及呼吸不畅基本消失,黄痰及块痰明显减少,仅晨起有小发作感,今晨不喷药能自行缓解,已停用抗过敏的仙特敏(西替利嗪)3天。患者遵上法加减调服中药3个月,其间西药逐渐减量至停药,病情明显好转,平素已无明显喘憋,2006年3月发现对家中宠物狗过敏,分开后症状全无,病愈。

锦灯笼利咽解毒

锦灯笼味苦性寒,主入肺经,清热解毒,长于利咽化痰。《名医别录》载其"治烦热,定志益气,利水道"。晁恩祥教授临床应用此药多用于治疗咽哑、咽痛以及风咳伴有咽部不利症状,多与牛蒡子、桔梗配合应用,有热则清,有痰则化,咽部得利,咳亦得止。

【病案举例】

崔某,男,40岁,初诊日期2008年10月2日。

患者主因"咽痛,咳嗽10天"就诊。10余天受凉后出现咽痛,咳嗽,咯痰色黄,现已转为白痰,每日20~30口。咯出时难时易,气短,动则加重,无胸闷,有胸痛,曾输用阿奇霉素4天,致腹泻又反复,现大便每日4~5次,不成形,纳可,眠可,小便调。舌暗苔白,脉弦。晁恩祥教授辨为肺气失宣,咽部不利,脾虚湿滞,立以疏风宣肺利咽,止咳健脾化湿之法。

处方　炙麻黄8g　杏仁10g　紫菀15g　苏子叶各10g　五味子10g　党参10g　茅根25g　炙杷叶10g　牛子10g　北豆根6g　炒山药15g　佩兰10g　藿香10g　百部10g　甘草10g

7剂,水煎服。

二诊　咳嗽减轻,但咽仍痛,咽干,咽部痒,有痰量少,黄白相兼,活动后气短,纳可,喜温热饮食,遇冷则腹泻腹痛,泄后痛减,小便可,眠差,入睡困难。舌暗苔白,脉沉。治以利咽养阴,清肺润燥之法。

处方　玄参15g　沙参15g　麦冬15g　黄芩10g　知母10g　鱼腥草25g　牛子10g　北豆根6g　马勃6g　锦灯笼10g　川连8g　干姜8g　山药15g　生甘草10g

12月12日三诊　咳嗽减,咽痛已消失,伴恶心,偶有口干,自觉口气较止咳利咽健脾降气重,无痰,活动后气短无改善,遇冷则腹泻,2~3次,眠佳,舌淡暗苔白,脉弦。

处方　杏仁10g　紫菀15g　苏子叶各10g　炙杷叶10g　牛子10g　姜半夏10g　旋覆花10g　干姜8g　炒山药15g　黄芩10g　太子参15g　党参10g　生甘草10g

木蝴蝶清热利咽

木蝴蝶味苦、甘,性凉。归肺、肝、胃经。功能清肺利咽,疏肝和胃。可治疗肺热咳嗽,喉痹,音哑,肝胃气痛等证。晁恩祥教授使用木蝴蝶主要在肺热所致的咽喉痛咽痒方面,常与牛蒡子、蝉蜕等相配,

【病案举例】

马某,男,40岁。慢性咽炎病史20年,每因感冒引发咽痛咽干加重。20天前因感冒咽痛咽干加重,不咳,有少量白黏痰,咽中异物感,刺激性气味可引起咽部不适

感加剧,纳食睡眠可,二便调。舌质红,苔薄黄少津,脉弦细。查咽部:扁桃体无肿大,咽喉壁滤泡增生,口腔上颚部小型溃疡。证属阴虚郁热,咽喉不利。治疗宜清热养阴利咽。

处方　牛蒡子10g　板蓝根15g　山豆根5g　银花15g　连翘10g　木蝴蝶5g　蝉衣10g　沙参15g　麦冬15g　石斛15g　玄参15g　赤芍10g　白茅根25g

二诊　服药7剂,咽干痛、咽堵明显减轻,尚有轻度疼痛、咽干,纳眠可,二便调。舌淡红,苔微黄,脉弦细。查:咽部溃疡已愈。继以上方加青果10g。

三诊　再服7剂后咽痛消失,仅有轻度咽干,继以上方调理而缓解。

生地清热凉血,养阴生津

生地即干地黄,《本经》谓:"味甘,寒。主治折跌,绝筋,伤中,逐血痹,填骨髓,长肌肉。作汤除寒热积聚,除痹。生者尤良。久服轻身,不老"。本品性味甘、苦、寒,归心、肝、肾经,具有清热凉血、养阴生津等功效。晁恩祥教授将此药多用于温病热入营血证,热病后期、慢性病阴虚火旺、老年患者血虚生风、皮肤瘙痒等。

生地配伍当归养血息风,治疗老年性皮肤瘙痒。

老年性皮肤瘙痒常由于血虚生风,不能润泽皮肤肌表腠理所致,"治风先治血,血行风之灭",晁恩祥教授临床上治疗老年性皮肤瘙痒时,常将生地配伍当归,仿"消风散"的含义,取其能养血息风,血行风灭之意。

【病案举例】

患者路某某,女,63岁,2010年1月26日就诊。诉皮肤瘙痒,染发后致面部、身后等部位瘙痒难忍,交替而作,皮肤颜色正常,纳可,二便调,眠佳。舌淡红边有齿痕,苔薄白,脉弦。辨证外邪入里,营卫气血不和,血虚生风。治以疏风养血止痒。

处方　消风散加减。

生熟地各15g　荆芥10g　防风10g　沙蒺藜10g　菊花10g　蛇床子10g　地肤子10g　浮萍10g　当归10g　白茅根25g　制首乌10g　白鲜皮10g　生甘草10g

3剂,水煎服。

患者复诊诉3剂后瘙痒已明显减轻,五剂后颜面、周身皮肤已不瘙痒,悉如平时。

玄参滋阴生津,泻火解毒

玄参味甘、苦、咸,性微寒,具有滋阴生津、泻火解毒的功效。

玄参虽为生津品,更是喉科常用药

对于咽喉肿痛,同时又伴有津亏液耗者,不论外感内伤,玄参都是不二之选。与沙参、麦冬等滋阴生津之品相比,利咽止痛则是其他药物所不具。对于外感风热引起的咽喉肿痛,可与银花、连翘等清热解毒之品配伍;对阴亏液耗引起的慢性咽喉疾病,须与沙参、麦冬等滋阴生津之品配伍,以增强滋阴之效。

【病案举例】

张某某,男,50岁,咽干、咽痛2月,舌干红无苔,脉细数。中医辨证为"肺阴不足"。

处方　玄参20克　生地12克　麦冬15克　甘草10克　桔梗10克

煎服10剂后,症状消失,为巩固疗效改为代茶饮10天。

青蒿除虚热,清湿热,退潮热

青蒿味苦辛,性寒,归少阳经。具有清热解暑、除蒸、截疟等功能,主要用于骨蒸潮热、湿热郁胆之证。晁恩祥教授多用青蒿诊治阴虚发热、湿热发热证候。

(一) 青蒿配伍鳖甲治疗阴虚发热

在临床上,凡出现夜热早凉、午后低热、舌红少苔者,晁恩祥教授善用青蒿配伍鳖甲治疗。

【病案举例】

患者李某,男性,74岁。主因发热月余由门诊收住院。经查血培养阴性,巨细胞病毒、柯萨奇病毒、EB病毒均为阴性,骨髓穿刺无异常,胸部CT、腹部B超无异常发现。患者低热午后出现,凌晨自退,无恶寒,无咽痛,舌质红少苔,脉细。辨证阴虚发热。治宜养阴清热。

处方　青蒿20g　鳖甲20g　银柴胡10g　白薇10g　知母10g　生地30g　丹皮10g　麦冬25g

7剂,水煎服。

患者服药至6服时,体温已经正常,但舌质仍红,舌苔少,嘱其服用知柏地黄丸而善后。

(二) 青蒿配伍滑石治疗暑湿发热

在夏季暑湿当令或湿热内阻而出现发热之时,晁恩祥教授多用青蒿配伍滑石等清利湿热之品诊治发热。其湿热发热的特点为身热不扬,汗出热不解,伴见首重如裹、胸脘痞闷、大便黏腻不爽、舌苔黄厚腻等症状。多用蒿芩清胆汤。

【病案举例】

患者季某,男性,57岁。主因发热20余天,收住院。其发热为低热,食欲不佳,胸脘痞满,大便黏腻,首重如裹,舌质红,舌苔黄厚腻,脉滑。证属湿热内郁。治宜清热化湿。

处方　青蒿20g　黄芩15g　滑石30g　藿香10g　佩兰10g　竹茹10g　青黛6g　厚朴10g　草果10g　茅根30g

5剂,水煎服。

患者服用3剂后舌苔渐化,略有食欲,头脑清利,5剂服完后体温也恢复正常。后以健脾渗湿收功。

地骨皮清伏火,退虚热

地骨皮性味:甘,淡,性寒,归经:入肾、肺、肝经,功效:凉血止血,清热退蒸,清泄肺热,清热滋阴,清热解毒。《神农本草经》:"主五内邪气,热中消渴,周痹。"《珍珠囊》:"解骨蒸肌热,消渴,风湿痹,坚筋骨,凉血。"《汤液本草》:"泻肾火,降肺中伏火,去胞中火,退热,补正气。"

(一) 地骨皮配桑白皮治疗急性支气管炎

地骨皮入走血分,清肺中伏火,清热凉血,补阴退蒸;桑白皮入肺中气分,泻肺中邪热,以泻肺平喘、利水消肿。地骨皮以清血分之邪为主,桑白皮以清气分之邪为要。二药配伍,一气一血,气血双清,清肺热、散瘀血、泻肺气、去痰嗽、平喘逆的力量增强,上行泻肺中伏火而解肌热、止嗽定喘,下行泻肝肾虚热,凉血退骨蒸。地骨皮配桑白皮,还具有清肺热而不伤阴,护阴液而不致恋邪的作用。晁恩祥教授认为,二药合用,功效有三:清肺泻热,治皮肤蒸热,气逆而喘之肺热咳嗽,清肺热、导火气,引皮肤水气顺流而下,治肺气不降之颜面水肿;益阴气,泻虚火,所谓"益阴气以退三焦之虚阳,但令阴气得为阳守。"治骨蒸劳热、午后低热。

【病案举例】

赵某,女,45岁,于2008年9月17日就诊。患者咳喘,痰多1月就诊。患者1月前不慎受凉出现鼻塞,头痛,继而发热,午后热甚,咳嗽,喘息憋气,痰多难出,周身疲乏,曾在外院就诊,经各项检查诊断为急性支气管炎,给予中西药治疗静点喹诺酮类抗生素,口服清开灵等中药,上症有所减轻,热退,但咳嗽未减,以夜晚、晨起为甚,后到我处求中医诊治。现咽痒,咳嗽,胸闷,气喘,痰稠色黄伴口苦干,喜饮,纳差,多汗,无发热恶寒,大便干,日一行。查体:面色略苍白,神疲,表情痛苦,舌质红,苔黄腻,脉滑数,查体温:36.8℃,听诊双肺可闻及湿性啰音。心率:78次/分,血常规示WBC:13.7×10^9/L,N:81%,L:14%,胸片示双肺纹理增粗,西医:急性支气管炎。晁恩祥教授辨证痰热内蕴,肺气失宣,治以清热化痰,疏风宣肺,方用泻白散加味。

处方 桑白皮10g 地骨皮10g 紫菀15g 杏仁10g 苏子叶各10g 前胡10g 地龙10g 蝉蜕8g 僵蚕10g 橘红10g 鱼腥草15g 半夏10g 莱菔子10g 炙杷叶10g 百部10g 黄芩10g 瓜蒌20g

7剂,水煎服。

二诊 药后仍有咽痒、气喘、胸闷缓解,咳嗽减轻,痰量减少,痰色黄白,大便正常,舌苔后部黄,再拟原方加减治之。

处方 桑白皮10g 地骨皮10g 紫菀15g 杏仁10g 苏子叶各10g 地龙10g

蝉蜕 8g　　五味子 10g　　橘络 10g　　金荞麦 15g　　半夏 10g　　瓜蒌 20g　　炙杷叶 10g　　百部 10g　　黄芩 10g

7剂,水煎服,药后诸症缓解。

(二) 地骨皮配生地、牡丹皮、丹参治疗再障综合征

地骨皮性寒,入血分,能清热凉血;生地色黑,性凉而不寒,味厚气薄,善走血分,功专滋阴凉血。此二药合用,专于祛风清热,凉血解毒,使热无所依附,则疮疹自消。多用于治疗分热客于皮肤,血脉凝滞,身体头面瘾疹生疮。牡丹皮清热凉血,活血散瘀,清肝降压;丹参活血化瘀,祛瘀生新,消肿止痛,养血安神。牡丹皮长于凉血散瘀,清透阴分伏热;丹参善于活血化瘀,祛瘀生新。二药伍用,凉血散瘀、祛瘀生新、清透邪热之力增强。治疗风热入于血分,发为斑疹热毒、吐血、下血、风疹、痒疹以及皮下出血等症;又可用于血热瘀滞,月经不调,经闭痛经,腹中包块,产后瘀滞,少腹疼痛等症。晁恩祥教授将地骨皮、生地、牡丹皮、丹参合用,达清热、滋阴、凉血、散瘀之功,用于治疗再生障碍性贫血、血小板减少性紫癜、皮下出血、斑疹热毒、吐血、下血、月经不调等病症。

【病案举例】

周某,女,78岁,于2007年9月23日就诊。间断发热、头晕一月余就诊。2007年8月1日因发热一天,就诊于外院,查血常规 WBC:$0.8×10^9$/L,N:50%,L:14%,HGB:9.2g/L,RBC:$3.3×10^{12}$/L万,PLT:$39×10^9$/L,住院治疗。骨髓细胞学检查:骨髓增生低下,巨核细胞易见,成堆血小板可见,粒系总约占3%,各阶段细胞均可见,红系总约占19%,以中晚红细胞为主,成熟淋巴细胞占21%,颗粒巨核细胞9/10。出院诊断:再障综合征,2型糖尿病。予泼尼松等治疗。现患者乏力,时头晕,间断发热,易牙龈出血,口干喜饮,睡眠不好,食欲可,大便正常,舌暗苔白,脉弦细。今日查血常规 WBC:$3.5×10^9$/L,N:57.2%,HGB:9.5g/L,RBC:$3.75×10^{12}$/L,PLT:$32×10^9$/L。

辨证　虚热内扰,热迫血行。

治法　清热,凉血,养阴。

处方　地骨皮 15g　　生地 15g　　牡丹皮 10g　　丹参 10g　　太子参 25g　　五味子 10g　　麦冬 15g　　枸杞子 10g　　黄精 10g　　旱莲草 15g　　炒枣仁 15g　　远志 10g　　制首乌 10g　　炙甘草 10g

7剂,水煎服。

二诊　服药后未再发热,乏力、头晕稍减轻,查血常规 WBC:$3.7×10^9$/L,N:60%,HGB:10.9g/L,PLT:$77×10^9$/L。再拟原方加减治之。

处方　地骨皮 15g　　生地 15g　　牡丹皮 10g　　丹参 10g　　麦冬 15g　　太子参 25g　　五味子 10g　　黄精 10g　　当归 10g　　制首乌 10g　　生黄芪 15g　　枸杞 10g　　旱莲草 15g

7剂,水煎服。

药后症状缓解,血常规 WBC:$7.4×10^9$/L,N:59%,HGB:11.7g/L,PLT:$90×10^9$/L。

（三）地骨皮配浮小麦治疗更年期综合征

地骨皮既走里又走表，实为表里上下皆治之药。本药达于肾而凉血清骨退蒸，尤宜有汗之骨蒸，用于治疗阴虚发热、骨蒸潮热、自汗、盗汗等。浮小麦味甘，性凉，入心经。本品药性平和，甘能益气，凉可除热，入心经，益气除热而止汗。汗为心之液，养心退热，津液不为火扰，故自汗、盗汗可止，又治骨蒸虚热和一切虚汗等症。晁恩祥教授将两药合用，调补心肾，清退虚热，养阴敛汗，用于治疗阴虚劳热之盗汗、自汗。

【病案举例】

黄某，女，49岁，于2007年4月20日就诊。出汗、心慌半年。半年来常无明显诱因自觉心慌、汗出、急躁易怒，睡眠不好，于外院就诊，给予玉屏风散、枣仁安神口服液未效，现仍心慌、汗出、心烦喜怒，自觉胸中热，手心热，眠差，饮食可，大便干，无发热，月经紊乱，舌质红，苔薄，脉细。

辨证　阴虚内热，心肾不交。

治法　清热养阴，交通心肾。

处方　地骨皮15g　枸杞子10g　女贞子15g　菟丝子10g　生地15g　香附10g　浮小麦25g　炒枣仁15g　远志10g　制首乌10g　煅龙骨30g　煅牡蛎30g　玫瑰花10g　火麻仁30g　草决明12g

7剂，水煎服。

药后心慌汗出减轻，效不更方，继用前方五剂，诸症缓解。

银柴胡清虚热，解久热

银柴胡味甘，性微寒。归肝、胃经。清虚热，除疳热。《本草拾遗》谓"热在骨髓，非银柴胡莫疗，用以治虚劳肌热骨蒸，劳疟热从髓出及小儿五疳羸热，盖退热而不苦泄，理阴而不升腾，固虚热之良药。"晁恩祥教授在临床上经常选用银柴胡治疗老年慢性感染的长期发热证，疗效显著。

老年人常见慢性肺部感染的情况，表现为长期发热，痰多，食欲不好，精神差。由于长期、大量、多种使用抗生素，常常出现多种抗生素耐药，治疗极其棘手。晁恩祥教授认为老年人的慢性感染应属虚热的范围，老年人的气阴不足是疾病的基础，因此用苦寒药大清、大泻不仅达不到退热的目的，还会进一步伤气伤阴，老年人的体力已难以耐受药力。银柴胡甘，微寒，可以入阴分，透散骨蒸劳热，药性平和，是治疗老年人慢性感染发热的首选药。

【病案举例】

李某，男性，85岁，2002年2月17日会诊。

发热40天。

患者40天前因受凉后发烧，体温：39.5℃，咳嗽，咯黄痰，意识不清，吞咽呛，经治疗体温有所下降,但是仍然徘徊在38℃左右,白痰多,大便溏。反复使用多种抗生素,近日痰培养:肺炎克雷伯杆菌,药物敏感试验:多种抗生素耐药。舌红,苔光,脉浮无力。

辨证　气阴两伤,痰热阻肺。

立法　益气养阴,清肺化痰。

处方　银柴胡10g　青蒿10g　沙参15g　杏仁10g　五味子10g　麦冬15g　紫菀15g　前胡10g　鱼腥草30g　桔梗10g　黄芩10g　白术10g　地骨皮10g　茯苓10g　橘红10g　半夏10g

5剂,水煎鼻饲,2次/日

服药后3天患者体温波动在37.5℃左右,停用所有抗生素,服完5剂后,体温36.6~37.5℃之间,继续服药5剂,体温恢复正常,大便成形。

第三章　泻　下　药

芒硝软坚散结

芒硝味咸、微苦,性寒,归胃、大肠经,功能泻下、清热、软坚。主治热积便秘、腹满胀痛、癥瘕积聚、痈肿、目赤、口疮、丹毒等。晁恩祥教授在临床上用芒硝主要治疗便秘,不仅用于肠胃实热积滞、大便燥结不通之腑实证,只要有大便干结,就常用之,年老体虚不避。晁恩祥教授尝言,世人多畏芒硝,谓之峻下太过,其实芒硝功软坚散结,靠吸收水分入肠道,其势可控,欲下速,则多饮水,欲下缓,少饮水,水入肠道后,使坚粪软,易排出。晁恩祥教授对大便干结重者,方中常加芒硝。只要细心调整药量,可做到干便变软而不稀烂,单用芒硝一味治疗便秘。曾有患者单用芒硝0.5g即可排便。曾治一糖尿病肾病患者,长期卧床,不能行动,反复肺部感染,大便秘结严重,不能自然解便,服用乳果糖100ml,亦不能排便,需用灌肠。晁恩祥教授为其治疗肺部感染时,方中常加大黄5g、火麻仁30g、芒硝5~10g,即能有便,以此法长期坚持,根据大便稀烂程度,调节大黄、芒硝用量。

郁李仁润肠通便,下气利尿

郁李仁味辛、苦、甘,性平。质润苦降,既能润肠通便,又能下气利尿,可通大小肠之秘结,晁恩祥教授在临床中治疗便秘,以灵活应用承气汤为特点,善治各种原因导致的便秘及便结躁扰不宁。

(一) 郁李仁合承气汤治疗脾胃失和,肠结便燥证

在临床应用时,晁恩祥教授常根据详细询问大便秘结的程度、时间和特点,对于久秘、脾胃失和、气滞肠燥、肠热便秘以及水肿胀满,兼有小便不利,大便干等症,常于承气汤方中配以郁李仁、火麻仁润肠通便。另外,晁恩祥教授在临床辨证治疗各种慢性咳喘病的处方中,也常配伍火麻仁、郁李仁治疗同时伴有的便秘、水肿或小便不利等兼症,取得良好的疗效。

【病案举例】

付某某,女,77岁。2007年11月13日就诊。主诉胃癌术后14个月,纳少,便秘。患者于2006年8月因"胃窦及幽门中分化腺癌"在青岛行"胃大部切除术"(毕Ⅰ式),

术后食欲不佳,纳少,出现"胃石"2次,行洗胃术治疗;2007年7月胃镜示:①胃癌术后毕Ⅰ式吻合;②残胃溃疡;③吻合口炎。现患者无食欲,纳少,瘦削,大便干结成球,每日使用开塞露2支通便,无他不适。舌质淡红,苔薄白,脉弦。便秘证属脾胃失和,肠结便燥。治以健脾和胃,润肠通便。

处方　苍术 10g　白术 10g　厚朴 10g　枳实 10g　焦三仙各 30g　砂仁 10g　陈皮 10g　鸡内金 10g　火麻仁 10g　当归 10g　郁李仁 15g　大黄 3g　元明粉 3g　党参 10g　太子参 15g　小茴香 10g

7 剂,水煎服。

服药 3 剂大便渐通,嘱患者服完 7 剂后,上方去大黄、元明粉再服 7 剂调理即可。

(二) 郁李仁配生脉散、大黄治疗躁扰不寐

患者,男,90 余岁。西医诊断为认知功能障碍,经西药调治,患者已无狂躁,但见昼夜交错,夜卧不寐,夜多惊恐梦,大便干结,舌尖红少津,苔白,脉弦。辨证为气阴两虚,心神失养,神志不安,兼见肠燥气滞之证,治以养阴益气、养心安神、镇惊通便之法。

处方　麦冬 15g　五味子 10g　太子参 15g　制首乌 10g　炒枣仁 15g　远志 10g　合欢花 15g　生龙牡各 30g　珍珠母 30g　石菖蒲 10g　火麻仁 25g　郁李仁 15g　大黄 5g　厚朴 10g

方中麦冬、五味子、太子参、制首乌益气养阴,炒枣仁、远志、合欢花养心安神治本,又以生龙牡、珍珠母重镇之品潜阳安神,石菖蒲宁神开窍治标;患者大便干,《素问·逆调论》云:"胃不和则卧不安",气滞满胀不除亦会致夜寐不安,故以火麻仁、郁李仁润肠通便,大黄、厚朴泻下除满,亦达主证次证兼治之功。全方补益治本,重镇治标,兼顾大便不通,使积滞除,气机调畅,而奏养心安神,镇惊通便之效。

第四章 祛风湿药

丝瓜络清热化痰,通经活络

丝瓜络味甘,性平。甘味缓和而调和药性,质润而善于滋燥,平是指药性寒、热之性不甚显著,作用比较平和,《陆川本草》认为其:"凉血解毒,利水去湿。治肺热痰咳,热病谵妄,心热烦躁,手足抽搐"。晁恩祥教授认为丝瓜络善入经络,是"以络治络"的代表中药,临床多用于关节、肢体疼痛,肺间质纤维化。

(一) 丝瓜络配桑枝、鸡血藤治疗风邪入络之关节痛

晁恩祥教授提出丝瓜络善入经络,能祛风活血通络,与秦桑枝、鸡血藤同用,加强祛风活血作用,用于风邪入络之关节痛,疗效显著。

【病案举例】

胡某某,女,80岁。主因"关节疼痛反复发作3月"来诊,关节疼痛每于受风或天气变化后加重,呈游走性,伴颈项部不适,有拘挛感,饮食正常,大便干燥,3~4日未行,睡眠正常,舌淡红苔薄白,脉弦紧。中医辨证为风痹,采用祛风止痛通便治疗。

处方 丝瓜络20g 葛根15g 桑枝15g 鸡血藤15g 秦艽10g 海风藤10g 细辛3g 威灵仙10g 大黄5g 火麻仁20g 郁李仁20g

7剂,水煎,日1剂。

服用7剂后,患者疼痛好转,大便通畅,原方减通便药加用虫类药搜风止痛,继续服用14剂后疼痛基本消失。

(二) 丝瓜络配瓜蒌、贝母,治疗痰热咳嗽

咳嗽的病位主脏在肺,无论外感六淫或内伤所生的病邪,皆侵及于肺而致咳嗽,故《景岳全书·咳嗽》说:"咳证虽多,无非肺病。"这是因为肺主气,其位最高,为五脏之华盖,肺又开窍于鼻,外合皮毛,故肺最易受外感、内伤之邪,而肺又为娇脏,不耐邪侵,邪侵则肺气不清,失于肃降,迫气上逆而作咳。晁恩祥教授提出丝瓜络入肺经,功能清热化痰顺气,故常用治痰热咳嗽,临证可与瓜蒌、贝母同用,犹善于治疗肺间质纤维化的痰热咳嗽。若痰稠较甚者,可重用瓜蒌,《本草纲目》曰其:"润肺燥,降火,治咳嗽,涤痰结"。

第五章 化 湿 药

藿香解暑湿,和胃肠

藿香味辛性微温,归脾、胃、肺经,可化湿、解暑、止呕。《本草正义》论述其功效最为全面,其论曰"藿香芳香而不嫌其猛烈,温煦而不偏于燥烈,能祛除阴霾湿邪,而助脾胃正气,为湿困脾胃,倦怠无力,饮食不好,舌苔浊垢者最捷之药"。晁恩祥教授临床应用藿香即用于外感暑湿,又多用于湿浊中阻之症。

(一) 配佩兰用于外感暑湿、湿滞中阻

晁恩祥教授临床除常用藿香配佩兰用于治疗外感暑湿外,还常选用二药与苍术、厚朴配伍治疗湿滞中阻,胃脘不适之症。藿香善止呕吐,佩兰偏于化黏腻之湿,为夏令伤暑之常用之药,且二药相须为用,功效更佳。至于临床常见之湿滞中阻之胃脘痞塞,食纳不佳,晁恩祥教授则亦选二药与苍术、厚朴配合使用。盖藿香不仅解外湿,尚芳香化浊,温中快气醒脾胃,脾胃之功能得用,湿滞之邪自然得以清化。

【病案举例】

琚某,男,63 岁。就诊日期 2008 年 12 月 30 日。

主因"间断胃脘疼痛伴堵塞感 3 月余"就诊。患者近 3 个月来间断出现胃脘疼痛,进食后加重,夜间 4~5 时疼痛明显,服中药治疗稍缓。今年 9 月 16 日在北京医院查胃镜示慢性浅表性胃炎,病理诊断为腺体增生肠化。刻下:胃脘部疼痛不明显,夜间易醒,无呃逆,无反酸,纳可,多食则胃脘胀满不适,大便不成形,有时口渴不欲饮。舌淡红苔白腻,脉沉细滑。晁恩祥教授辨以胃气失和,湿滞内阻,气机不畅,治以和胃健脾化湿理气。

处方 苍白术各 10g 厚朴 10g 陈皮 10g 焦三仙各 10g 玫瑰花 10g 砂仁 10g 内金 10g 木香 10g 炒枳实 10g 香橼 10g 元胡 10g 藿香 10g 佩兰 10g 甘草 10g

7 剂,水煎服。

(二) 配砂仁用于气滞脘闷

晁恩祥教授临床常用藿香配伍砂仁用于治疗气滞脘闷、胃纳不佳。二者可理气行滞,且藿香偏于化湿,砂仁偏于健胃,胃脘气机不畅,多因湿邪阻滞气机,脾失健运,胃失受纳。二药相配,化湿运脾,理气开胃,而症状得解。

【病案举例】

苏某,男,33岁。就诊日期:2008年10月28日。

主因"左上腹胀痛感1年余"就诊。患者1年余前因食辣食后出现左上腹胀痛,其后持续不缓解。曾服用奥美拉唑、阿莫西林等(去年山东莱芜医院行钡餐造影示十二指肠球部溃疡),但服药后效果不明显。今年8月在我院行胃镜检查示浅表性胃炎,予果胶治疗,不效。9月始在望京医院服中药汤剂治疗稍有缓解。现仍觉左上腹胀痛,牵至左胸、肩胛骨等处痛,无反酸,时有呃逆,干呕,纳可,眠可,二便调。舌暗红,苔白腻,脉弦。晁恩祥教授辨为湿滞内阻,气机不畅,肝气不舒,治以理气化湿,疏肝理气。

处方 苍术10g 元胡10g 厚朴10g 玫瑰花10g 佩兰10g 藿香10g 麦冬15g 太子参15g 枳实10g 木香10g 干姜5g 砂仁10g

7剂,水煎服。

二诊 服药1周,左上腹痛日间缓解,晨起稍重,排气后可缓解,呃逆基本消失,干呕无,仍有左胸痛,左肩胛处时痛,左下腹有气胀感,已停服奥美拉唑等,易发口腔溃疡。舌尖红苔薄白,脉弦。治以理气舒肝,缓急止痛。

处方 苍白术各10g 厚朴10g 木香10g 陈皮10g 元胡10g 砂仁10g 佩兰10g 藿香10g 干姜8g 川连8g 枳实10g 玫瑰花10g 旋覆花10g 半夏10g 甘草10g

佩兰芳香化湿,解暑除陈

佩兰味辛性平。归脾、胃、肺经。具有化湿、解暑的功效。《素问·奇病论》:"津液在脾,故令人口甘也,此肥美之所发也……治之以兰,除陈气也。"临床常用于治疗湿滞中焦、外感暑湿或湿温初起。

(一) 佩兰与藿香配伍治疗湿滞中焦证

佩兰气味芳香,可以化湿和中,与藿香合用可以增强芳香化湿之功效,治疗夏季暑湿、脾经湿热、口中甜腻、口臭等。

【病案举例】

患者韩某,女性,24岁。2009年8月10日就诊。患者腹泻3天,每日5~6次,内有不消化食物,大便不爽,低热(体温37.8℃),汗出热不减,时有腹痛、呕恶、胸闷,纳食差,小便调,舌质红,苔略黄腻,脉滑。证属暑湿泄泻。治以解暑利湿。

处方 佩兰15g 藿香10g 白扁豆10g 白术10g 焦三仙各30g 生苡米30g 苍术10g 苏叶10g 杏仁10g 滑石15g 半夏10g 茯苓10g

服用2剂后,患者诸症状明显好转,继服3剂,患者临床症状消失。

（二）佩兰与青蒿、丹皮等配伍治疗阴虚有湿之热邪不退

佩兰性平，具有化湿作用，而青蒿苦、辛、寒，具有清虚热、除骨蒸、解暑作用，而丹皮可以清热凉血、活血化瘀，三者合用，治疗阴虚有湿引起的热邪不退，效果尚佳。

【病案举例】

患者黄某，男性，65岁。2009年10月10日就诊。患者低热10余天来诊，就诊时低热，体温37.5℃，夜间热甚，晨起热自退，汗出黏腻，手足心热，偶有咳嗽、咯少量白痰，时有泛恶感，无腹痛及腹泻，大便不爽，小便调。舌质红，苔少，脉细弦。证属阴虚内热，湿热互结。治以养阴清热，兼以化湿。

处方　佩兰15g　青蒿10g　丹皮10g　砂仁5g　白术10g　知母10g　生苡米30g　生地15　厚朴10g　半夏10g　川贝10g　枇杷叶10g　紫菀15g　茯苓15g

服用5剂后，患者诸症状明显好转，继服5剂，患者体温降至正常。

苍术燥湿健脾

苍术性温，味苦辛烈，香气浓郁，入脾胃两经，具有燥湿健脾、化湿解表、祛风湿和明目的功效，临床上苍术与陈皮、厚朴、生姜、甘草配伍，用来治疗湿滞中焦引起的食欲不振、呕吐腹泻、脘腹胀满等症；苍术与黄柏、牛膝、苡仁合用，治疗湿热下注引起的脚膝肿痛；苍术与藁本、白芷、细辛、羌活、川芎、防风伍用，治疗风寒湿邪引起的发热恶寒、头项强痛、肢体酸疼等症；在《圣惠方》中有用苍术一味治夜盲症的记载。在《神农本草经》中苍术与白术统称为术，后世医家将两者区分开来，《经史证类备急本草》有了苍术之名。

晁恩祥教授临床上常以苍术为主药，通过巧妙配伍，治疗外感发热、头痛、胃脘胀痛、不思饮食，水肿、痹证和小儿咳嗽、泄泻等病症。

（一）苍术配合柴胡治疗寒热如疟

临床上常见四时外感以恶寒发热为主证，先生不拘前人成法，而以苍术配防风、柴胡等解表驱邪、和解少阳，常获奇效。

【病案举例】

曾治宋某，主诉：突发恶寒发热，往来如疟，伴身疼胁痛。舌淡红，苔白腻，脉弦。证属湿阻少阳。立法燥湿疏风，调理少阳。

处方　苍术、柴胡各10g　防风、藿香、川芎各10g　青皮、白芍各10g　生姜3片

2剂，水煎服，日1剂。

服两剂后，寒热已罢，仍照原方加减：苍术10g，柴胡10g，黄芩10g，青皮10g，香附10g，藿香、半夏各10g，白芍10g，生姜3片，大枣3个。

若头痛因风寒外袭，上犯清空者，以苍术配防风、川芎等疏风散寒祛湿为主，此类病例甚多，兹不赘举。

（二）苍术配合良附丸治疗胃脘痛

胃脘痛和（或）胃脘胀因寒邪犯胃，或湿邪中阻，气机凝滞，胃失和降者，以苍术配良姜、香附或以平胃散为主方等温中散寒湿，不止痛而痛自除。

【病案举例】

曾治一张姓少女，饮冷伤食以致胃脘胀痛。

辨证　寒湿凝滞中焦。

立法　温中散寒化湿。

处方　苍术10g　干姜6g　川厚朴10g　陈皮10g　枳实、桔梗、木香各10g　麦芽10g　山楂10g　炙甘草3g

服3剂症减，仍守前方略予加减（苍术保留）。

（三）苍术配合半夏治疗吐酸

吐酸一症，通常多以火郁论治。晁恩祥教授经验，由寒湿内蕴导致者亦不少。因寒湿阻遏，阳气不伸，气不伸则郁而化为酸水，以苍术配半夏或旋覆花，散寒化湿，制酸和胃。

【病案举例】

曾治宋某，苦于吐酸及胃脘痛。先生认为治宜温里健中法。

处方　苍术、干姜、香附各10g　砂仁10g　麦芽、枳实、半夏、陈皮各10g　黄连、炙甘草10g

服2剂，症减，仍按原方进退（苍术仍用）。

（四）苍术配合五皮饮治疗水肿

散风眩头痛，消痰癖气块、水肿胀满，其性燥湿，故水肿由水湿浸渍、经络阻滞所致者，以苍术配五皮饮燥湿利水，行气醒脾。

【病案举例】

周某，男性，67岁，双下肢水肿半月，腰酸乏力，不思饮食，食后腹胀，大便干，小便黄少，舌质淡红，有齿痕，苔白，脉沉。

辨证　中焦失运，水湿不化。

治法　燥湿利水，行气醒脾。

处方　苍术10g　厚朴10g　大腹皮10g　桑白皮10g　茯苓皮10g　陈皮、生姜皮、五加皮各6g

服3剂，水肿解除。

此后曾复发2次，依此方服2、3剂即告愈。

（五）苍术配合山楂治疗寒积

晁恩祥教授经验，入冬之后。气温骤降，春季则往往乍暖还寒，或进入雨季，小儿肺脾不足,且不谙饮食起居卫生,极易患感冒挟伤食病,俗称"寒积"。治宜解表加消导,表里双解,常用苍术配防风、山楂等品。

【病案举例】

曾治邱姓男童,2岁,突发微发热,四肢不温,纳呆,泄泻,苔厚腻。

辨证　风寒外感,内有食积。

治法　散寒解表,消食化滞。

处方　苍术、白术、白芍各5g　防风、泽泻各3g　山楂6g　炙甘草6g

服2剂告愈。

厚朴燥脾胃湿,下气降逆,除胀平喘

厚朴味辛苦,性温。具有燥湿导滞、行气平喘之功能。主要用于邪气阻滞中焦导致的脘腹胀痛或胸满气逆咳喘病证。晁恩祥教授多用厚朴治疗脾胃疾病及肺系疾病。

（一）厚朴配苍术燥中焦之湿

晁恩祥教授认为厚朴辛苦性温。辛开苦可降,芳香温通,配合苍术可燥脾胃之湿,临床上多以平胃散组方。

【病案举例】

患者孙某,男性,56岁。主因腹胀不欲饮食2月就诊。曾查胃镜结果提示慢性胃炎,幽门螺杆菌阴性。症见:腹胀,朝轻暮重,食后胀满加重,大便黏腻不爽,偶有反酸,舌质淡舌体胖大,舌苔白腻。证属中焦湿滞。治宜燥湿行气。

处方　苍术10g　厚朴10g　佩兰10g　泽兰10g　薏米30g　云苓10g　木香10g　青皮10g　砂仁10g　法夏10g　乌贼骨30g

7剂,水煎服,生姜为引。

患者服用5剂时自觉腹中空空,腹胀消失,饥欲进食,嘱其饮食少进,以待胃气渐苏。7剂药尽病愈。

（二）厚朴配枳实以除腹胀

晁恩祥教授处方立法师从经典,又不囿于经典。晁恩祥教授认为厚朴配伍枳实,为经方承气汤的绝佳配伍。临床上用于腹胀之患效果非凡。

【病案举例】

患者李某,男,84岁。主因急性胰腺炎诱发成急性呼吸窘迫综合征而收住重症病房。因为肠梗阻而出现腹胀,经灌肠、肛管排气,负压吸引处理后,腹胀如故。特请晁恩祥教授会诊。患者表现呼吸机辅助呼吸,腹胀,无排气,舌苔黄厚腻,脉弦。证属阳明腑实证。治宜通腑降逆。

处方　厚朴10g　枳实10g　葶苈子30g　生大黄6g

3剂,水煎,浓缩为200ml,保留灌肠,每日两次。患者灌肠一次后,即有排气,两次后腹胀消失。三次后呼吸平稳,而撤离呼吸机。后经辨证以健脾收工。

方中用葶苈子、大黄取"泻可去实"之义,厚朴配伍枳实有承气汤之义,肺与大肠相表里,泻肺通腑,则肺胃壅滞上逆之气得以下降而喘满自消。

砂仁行气和胃,醒脾止泻

砂仁味辛,性温。辛散温通,芳香理气,偏行中下二焦之气滞,尤善理脾胃之气滞,为醒脾和胃之良药。

晁恩祥教授喜用平胃散加砂仁、香附为主方治疗各种胃肠疾病。他认为:砂仁辛散温通,长于行气导滞治疗胃脘疼痛,又可温脾止泻,善治脾胃虚寒呕吐泻下之症。因此,在临证时,无论患者罹患何种疾病,凡见有中焦脾胃失和,气机不利,运化失司之症,均可酌配香附以治之。晁恩祥教授经验认为理气导滞配伍香橼、木香效佳,温脾散寒则宜配香附、干姜等。另外,对于孕妇患慢性咳嗽或呕逆者,也常选用砂仁、黄芩安胎治疗。

(一) 砂仁合平胃散行气和胃,止痛消痞治疗胃痛痞满

【病案举例】

患者田某某,女,66岁。2005年1月7日就诊。患者间断胃脘疼痛7年,1年前曾在外院行胃镜检查示:(胃窦)轻度慢性胃炎。近1月胃脘疼痛加重,食后明显,食凉加重,反酸,曾服用奥美拉唑效果不明显,时有背痛,纳可,眠差,不易入睡,大便干,小便涩。查体:胃脘部轻压痛,全腹未触及包块。舌质淡红,舌苔薄白。诊为胃痛,证属脾虚气滞,胃气失和。治以健脾和胃,理气降逆。

处方　苍、白术各10g　厚朴10g　木香10g　陈皮10g　枳实10g　元胡10g　焦三仙各10g　香附10g　葛根25g　乌贼骨10g　瓦楞子10g　砂仁10g　鸡内金10g　火麻仁30g　茅根30g

7剂,水煎服。

1月14日二诊　服药后胃脘痛明显减轻,背痛已止,食后疼痛亦缓,食生冷、甜酸品时泛酸明显,疼痛再作,现纳食可,眠转好,二便调。舌质淡红,舌苔薄白,弦细。六腑以通降为顺,效不更方。

上方酌加半夏以和胃降逆,再服7剂。药后明显好转,临床症状完全消失。

按　六腑之病以通降为顺,气逆者使之下降,虚者助之,热者寒之,以平为期。

(二) 砂仁醒脾止泻治疗脾胃虚寒之泄泻

【病案举例】

患者,女,65岁,2008年5月初诊。患者主因大便溏稀10余年,加重1月来诊。

患者10年前无明显诱因出现便溏或腹泻,偶有腹痛,每日1~3次,伴肠鸣,食凉则脘腹胀满或急欲入厕,排除稀便或水样便。曾查便常规未见异常,故未予重视。近1月病情加重,喜食热食,脘腹胀痛,呃逆,纳呆,每日5~6次排出稀水样便,无脓血,腹胀肠鸣,矢气多,乏力,眠差,舌淡红,苔白腻,脉弦。

中医诊断 泄泻。

辨证 脾胃虚寒。

治法 健脾和胃,醒脾止泻。

处方 党参12g 苍术10g 白术10g 砂仁8g 草果8g 干姜8g 香附10g 苏叶8g 陈皮10g 茯苓15g 鸡内金8g 藿香10g

7剂,水煎服,日1剂。

二诊 药后大便转为溏软便,无水样便,大便次数减少,每日1~3次,肠鸣好转,仍腹胀,纳可。舌淡红,苔白,脉细。

处方 上方去藿香,加厚朴10g,7剂,日1剂,水煎服。

药后大便基本正常,纳食正常,嘱再服参苓白术散调服半月。

草果芳香健胃,燥湿散寒

草果性温味辛,专入脾胃两经,功能燥湿散寒,除痰截疟,消食化积。现今以其芳香健胃、消食化积的作用,多作为烹调肉类食品的调料。

(一) 治疗胃缓证

草果具有燥湿散寒,除痰截疟的功效,多应用于寒湿中阻所致的呕吐泻痢,时行疫疠所致的疟疾与温疫,以及食积之症。专入于脾胃,乃中焦之专药,就《太平惠民和剂局方》所载的"十八味丁沉透膈汤","木香流气饮","分心气饮","秘传降气汤"这类方剂来看,主要都是因为忧愁思虑、饮食过度,损伤脾胃。脾胃主中州,为五脏气机转输之中枢,由于脾胃不行,进而致使抑郁之气留滞不散,停于胸膈之间;诸气痞滞不通,上热下虚,不能流畅;或上下痞塞,阴阳关格,气不升降之症。以草果入药,赖其辛热浮散,专入太阴、阳明,开郁结而散滞气,主治因脾胃失调而致中焦气机痞塞,上下气机不通之症。明·吴又可在此基础上,以草果为君,立达原饮方,主治"邪伏膜原"之证,创立了以开散邪气,使邪气溃散,然后表里分消,分而治之的治疗方案。由此可知,对于草果的应用,亦在其具有行气开郁,调畅脾胃气机的功能上。

胃缓证属现代医学胃下垂、胃瘫、胃功能紊乱的一类疾病。胃下垂属中气亏虚,多用益气升阳、健脾补胃方法。晁恩祥教授认为,湿浊内停,气机阻滞,清气不升,浊气不降,滞留中焦,发为胃缓。治以调畅气机、祛湿化浊,湿利浊祛,胃气出入有度,纵缓自约。常用处方:草果、川楝子各6g,太子参、瓦楞子、甘松各10g,莱菔子、旋覆花各15g,金钱草20g,黄连3g。

(二) 治疗类风湿关节炎

类风湿性关节炎属中医痹证范畴,痹病在内经中认为:"风寒湿三气杂至,合而为痹"。晁恩祥教授认为:病机乃阳虚为本,痹阻为标,人身卫气乃拒邪之藩篱,阳气旺盛,邪不可干。必因阳气内虚,风寒湿气乘虚而入,导致气血阻滞,脉络闭塞,而痹证方可形成。因此,阳气内虚是形成痹证的根本。脉络痹阻气血瘀滞又影响阳气的化生及运行,形成恶性循环,使痹证逐渐加重,缠绵难愈。脾为后天之本,治痹的关键在振奋脾阳以固护机体的阳气。"温阳通络为治痹的根本大法",要从脾阳着手。以此对寒湿痹证多在通络宣痹的诸药中加用草果一味,振脾阳、醒脾阳,以治痹证阳虚之本,中焦健运,内湿不生,卫阳得固,外邪难袭,病愈速也。

【病案举例】

陈某,男,43岁,农民,2002年3月29日初诊。自诉双手掌指关节和指间关节突然红肿热痛,屈伸不利,晨僵>60分,全身肌肉关节酸痛,畏寒,乏力,便秘,舌质红,舌苔黄腻,脉滑数。查血压130/80mmHg,心率90次/分,类风湿因子(RF)(+++),抗O>800单位,C反应蛋白(-),血沉(ESR)40mm。西医诊断为"类风湿性关节炎",中医诊断为"尪痹"、"历节",辨证为湿热壅滞,经络不通。治则利湿消肿,通络止痛。

处方 草果10g 槟榔、威灵仙、土茯苓各15g 厚朴、知母、芍药、黄芩各10g 甘草10g

7剂。

二诊时手指间关节红肿热痛明显减轻,守方再进7剂后,指节关节肿胀疼痛消失,全身不适明显改善。复查抗O正常,ESR正常,RF(±),以后如有不适间断服用此方,随访3年,完全处于缓解期,未明显复发。

第六章 利水渗湿药

> **车前子清肺化痰,通淋消肿,清肝明目**

车前子味甘,性寒。归肝、肾、小肠、肺经。甘寒滑利,能清热利尿,渗湿止泻,兼可清肝明目,止咳化痰。《本草别录》记载:"男子伤中,女子淋沥,不欲食。养肺强阴益精。明目疗赤痛。"晁恩祥教授临证常用本品。治疗各种原因引起的咳嗽咯痰,水肿,小便不利或癃闭,目赤肿痛或目暗不明,暑湿泄痢等证,配伍灵活多变,娴熟自如。

(一)车前子治疗肺热咳嗽或小便不利证

晁恩祥教授常用车前子配伍紫菀、杏仁、炙枇杷叶等清肺化痰,止咳通利,用于肺热咳嗽,痰多或小便不利之症。车前子配栀子、木通清热利湿、通淋、消肿,治疗湿热内郁的小便淋漓及水肿,如西医急性泌尿系感染。车前子配茯苓、泽泻等渗湿止泻,治疗因暑热所致的泄泻,小便不利。

【病案举例】

张某某,女,63岁,2007年3月6日初诊。患者主诉咳嗽20余日。咯白痰,痰量约100ml/日,痰易咯出,咽痒,咽干。吸入异味后易诱发咳嗽,咳嗽初起发烧2天(T:37.8℃)。静点左氧氟沙星12天,地塞米松3天,症状减轻,停激素后症状如旧。无憋气,无胸闷,无喷嚏,无涕,尿痛,尿道无灼热感,尿频,无尿急,食欲不好,大便干,腹胀,舌淡红,苔黄厚,脉弦。证属痰浊阻肺,下焦湿热。治以清肺化痰,利湿通淋。

处方　黄芩10g　鱼腥草25g　金荞麦15g　紫菀15g　杏仁10g　橘红10g　地龙10g　蝉蜕8g　苏子叶各10g　牛蒡子10g　车前子15g　泽泻10g　瞿麦10g　萹蓄10g　大黄3g　厚朴10g

7剂,水煎服。

药后诸症明显好转。再调7剂,水煎服。

【病案举例】

患者张某某,女,78岁,2007年1月5日初诊。主诉咳嗽3天。平素阵发燥热,口干喜饮,睡眠可,近3天咳嗽,咯白痰,量多,活动后喘,食欲可,大便略干,脚肿,尿量减少。治以养阴益气,止咳化痰,润肠祛湿。

处方　太子参15g　麦冬15g　五味子10g　黄精10g　炙杷叶10g　百部10g　金荞麦15g　地龙10g　橘红10g　泽泻10g　车前子(包)15g　炙首乌10g　炒枣仁

25g　焦三仙各10g　蝉蜕8g

7剂,水煎服。

药后咳止,口干减轻,燥热明显缓解,小便增多,大便通畅。嘱再服5剂巩固疗效。

(二)车前子配菊花、密蒙花治疗目赤肿痛或目暗不明症

晁恩祥教授也常治目疾,对于肝热所致的目赤肿痛多用菊花、密蒙花配伍车前子清肝明目,而肝肾不足所致的目暗不明症又多配以枸杞子、菟丝子滋补肝肾,养肝明目。

【病案举例】

李某,女,2007年1月12日初诊。主诉双下肢肿胀月余,午后加重,小便量1500~2000ml/日,左大腿皮肤散在红疹,互相融合,不痒,不痛,不热,双下肢肿胀,食欲可,胃脘不适,无反酸,大便正常,眼睛模糊,舌暗,苔白根厚,脉弦。治以健脾和胃,化湿利尿,活血益气。

处方　苍、白术各10g　焦三仙各10g　车前子15g　冬瓜皮30g　泽泻10g　砂仁10g　白茅根25g　丹参10g　草决明10g　白茅根25g　密蒙花10g　太子参15g　生芪25g　厚朴10g　甘草10g

7剂,水煎服。

药后双下肢肿胀明显消退,视物转清,皮疹明显减少。

【病案举例】

程某,女,68岁,2007年1月5日初诊。患者活动后气短3个月,基本不咳嗽,活动后则自感气短,双下肢浮肿、胀满,午后加重,双目涩,视物模糊,剑突下胀痛,小便发热,涩痛,无余沥,大便正常,舌淡红,苔黄,脉弦。治以疏风化湿,清肝益气。

处方　菊花10g　钩藤10g　天麻10g　佩兰10g　车前子15g　泽泻10g　栀子10g　草决明12g　龙胆草10g　白茅根25g　生芪15g　山萸10g　焦三仙各10g

7剂。

药后病解大半,再调服中药半月愈。

(三)车前子治疗各种原因所致肾病水肿

仲景提出"腰以下肿当利小便"。利水治肿尽人皆知,自古传来仍属重要平妥之法。晁恩祥教授推崇治疗中又分为温阳、健脾、理气以利水。如《丹溪心法》中说:"水肿因脾虚不能制水,宜补中行湿利小便",利水之药他常用如车前子、泽泻、茯苓、猪苓、苡仁米、赤小豆等等。

【病案举例】

患者女性,47岁,1978年夏就诊。患者三年前患肾炎,经住院治疗好转。1978年5月因劳累复发,来门诊治疗,始见全身浮肿,晨起颜面肿甚,下午下肢肿势加重,纳差,腹胀,但未见腹水,伴乏力、头晕、尿浊,血压正常,查尿蛋白(+++),颗粒管型1~2个,酚红试验两小时60%,NPN28毫克%,余均正常,脉弦,舌苔白腻,证属脾虚水湿停聚,拟用健脾化湿,利尿消肿。

处方　党参 10g　苍、白术各 10g　云苓 15g　泽泻 10g　车前子 10g　冬瓜皮 15g　白茅根 30g　竹叶 10g　陈皮 10g

15 剂,水煎服。

服药后,浮肿大减,尿蛋白(±),管型(-),饮食、二便正常,后又服用健脾益气,调理月余而基本缓解。

茵陈清湿热,退黄疸

茵陈味微苦、微辛,性微寒。归肝、胆、脾、胃、膀胱经。清热利湿,利胆退黄。是治疗黄疸的要药。《别录》称(主)"通身发黄,小便不利,除头热,去伏瘕。"晁恩祥教授在临床上经常选用茵陈治疗各种黄疸证。

黄疸证分阴阳,黄色鲜明有光泽,一派湿热蕴结之象属阳黄;黄色晦暗无光泽,伴有全身虚象者属阴黄。茵陈是治疗黄疸的第一药,配合栀子、大黄治疗阳黄,配合附子、党参治疗阴黄。

【病案举例】

张某某,男性,45 岁,2003 年 2 月 10 日就诊。

全身黄染 1 周。

患者 2 周前由于连续劳累后出现小便黄色加深,未予注意,近一周来全身发黄,黄色较淡,小便深茶色,食欲不好,恶心欲吐,腹胀,大便溏泄,身疲乏力。舌淡红,苔白厚,脉弱无力。

既往　慢性乙型肝炎 10 年。

辨证　脾虚湿盛,湿热蕴结。

立法　健脾利湿,清热退黄。

处方　茵陈 10g　栀子 10g　党参 10g　苍术 10g　白术 10g　茯苓 15g　滑石 15g　车前子 15g　陈皮 10g　砂仁 10g　甘草 10g　焦三仙 30g

7 剂,水煎服,2 次/日

服药后患者食欲开始好转,恶心、腹胀减,继服 7 剂,全身黄染开始减退,诸症消失。嘱病人注意休息,避免劳累。

薏苡仁清热利湿,健脾补肺

薏苡仁味甘、淡,性微寒。归脾、胃、肺经。甘淡利湿,微寒清热,具有清热利湿,兼健脾补肺的作用,也是晁恩祥教授临床常用药物之一。《本草药性论》有:"主肺痿肺气,吐脓血,咳嗽涕唾上气。煎服之破五溪毒肿。"《本草纲目》云:"健脾益胃,补肺清热,去风胜湿。饮饭食,治冷气,煎服,利小便热淋。"

(一) 薏苡仁配党参、苍、白术等治疗便溏泄泻

晁恩祥教授治疗中焦湿困,脾胃虚弱,食少泄泻,水肿腹胀,脚气浮肿,便溏等症的患者,常用薏苡仁配伍平胃散或参苓白术汤治疗。

【病案举例】

患者徐某,男,47岁。主因食少、便溏半年就诊。患者形体消瘦,平素饮食不节,喜食冷食。半年前受凉后出现胃脘疼痛,畏食寒凉之品,服气滞胃痛颗粒减轻,但仍不欲饮食,大便溏稀,每日2~4次,伴轻腹胀。舌质淡苔薄白腻,脉细,证属脾虚湿困。治以健脾益气,化湿止泻。

处方　苍白术各10g　党参10g　茯苓15g　炒薏米30g　厚朴10g　香附10g　干姜8g　香橼10g　炙甘草10g　砂仁10g　草果10g　焦三仙各10g　7剂,水煎服。

药后食欲增,大便软,每日1~2次,再服10剂症状消失如常人。

【病案举例】

患者李某某,男,40岁,2007年11月30日初诊。患者腹胀半月余,晚上重,累及胸部,排大便后可缓解,便溏3~4次/日,食欲可,无反酸,矢气多,无肠鸣,无冷热偏好,口不渴,排便不爽,舌淡红,苔白,脉弦。证属脾胃失和,气机不畅。治以健脾和胃,理气消胀。

处方　苍术10g　白术10g　厚朴10g　陈皮10g　元胡10g　焦三仙各30g　薤白10g　玫瑰花10g　砂仁10g　炒山药15g　香附10g　薏苡仁30g　佩兰10g　党参10g　云苓15g

7剂,水煎服。

药后症状明显缓解。

(二) 薏苡仁治疗肺热咳嗽、肺痈、肠痈、肺积等

薏苡仁既可清热利湿,又能消肿排脓,上清肺热治肺痈,下清大肠治肠痈。晁恩祥教授常以薏苡仁配伍黄芩、鱼腥草、金荞麦等清热化痰治疗肺热咳嗽、肺痈等证,配伍大黄、丹皮等治疗肠痈。

【病案举例】

患者艾某,女,46岁,2007年1月26日初诊。患者咯血2天,每日3~4口血痰,痰不易咯出,后背痛,无寒热,咽干,无涕,口干喜饮,食欲可,血色鲜红,大便正常,不爽,晨起眼胀,舌紫暗,苔白,脉弦。清肺化痰,凉血化湿。

处方　黄芩10g　鱼腥草25g　金荞麦15g　栀子10g　荷叶10g　茜草10g　侧柏叶15g　桑白皮10g　白茅根25g　棕榈炭10g　玄参15g　白茅根25g　薏仁米30g　沙参15g　甘草10g

7剂,水煎服。

2月6日复诊　药后无咯血,月经中期咳嗽加重,轻憋气,小腹胀痛,矢气多,无痰,月经来潮后症状缓解,口干喜饮,食欲可,大便正常。舌紫暗,苔薄白,脉弦细。拟

宣肺止咳,理气养血。

处方　炙杷叶10g　紫菀15g　桑白皮10g　百部10g　葛根25g　小茴香10g　乌药10g　全当归10g　香附10g　苏叶10g　陈皮10g　石斛15g　白芍10g　丹参10g　荷叶10g

7剂,水煎服。

(三) 薏苡仁治疗风湿痹痛,经脉拘挛证

晁恩祥教授认为薏苡仁既能甘淡、清热利湿,又可健脾化湿,故也常用于风湿痹痛,经脉拘挛之证,常配伍秦艽、牛膝、木瓜、海风藤等药物利湿通痹,消肿止痛。

【病案举例】

患者女性,41岁,1967年8月初诊。病人周身关节持续性疼痛3天,伴发热汗出。患者3天前,突然发热,周身关节疼痛,状如猫咬,夜甚日轻,尤以膝、肘、腕关节局部灼热为重,关节周围可见多型红斑,汗出如洗,心悸不安,饮食不振,口渴多饮,精神萎靡,大便干结,小便黄少。查一般情况差,痛苦病容,消瘦,活动受限,汗多,肘关节处可见潮红多型红斑,脉弦大而数,舌苔微黄少津,体温39.5℃。心电图提示:窦性心律,心率106次/分。两肺未闻及干湿性啰音,肝脾未扪及,腹软,下肢无浮肿。抗"O":800IU,血常规:血色素130g/dl,红细胞430×10^{12}/L,白细胞11×10^9/L,N:0.85。西医诊断为急性风湿性关节炎,中医诊断为热痹(历节风)。

辨证　属风寒湿三气杂至合而为痹,化热与湿熏蒸,致湿热伤及筋脉关节。

治法　清热化湿,疏风通络,消肿止痛。

处方　桂枝8g　白芍15g　生石膏45g(先煎)　知母10g　萆薢12g　木瓜10g　生甘草10g　赤芍10g　忍冬藤15g　秦艽10g　威灵仙10g　海风藤10g　络石藤10g　生苡米30g

3剂,水煎服。

上方服用三剂后,热势渐退,关节红肿疼痛有所缓解,精神稍有好转。继服上方三剂后,见汗出大减,红斑皮肤颜色见暗,脉弦,舌苔薄白。经上方调治半月诸症平复,继以疏风通络、清热凉血治疗4周而愈。

(四) 薏苡仁治疗热毒湿蕴之皮疹

晁恩祥教授善治皮疹,薏苡仁也是他常配伍应用的药物之一,在方中健脾化湿,清肺解毒为用。病例可见连翘篇治疗皮疹案。

地肤子祛风除湿止痒

地肤子味苦,性寒,归肾与膀胱经,具有清热利湿,祛风止痒之功用。临床主要用于小便不利、淋浊、带下、湿疹、疮毒等。晁恩祥教授多用地肤子以治疗荨麻疹、皮肤瘙

痒症等疾病。

（一）地肤子配伍白蒺藜、浮萍治疗荨麻疹

晁恩祥教授认为风邪善行而数变,在天为风,在脏为肝,易袭肺系,风盛则痒,因此临床上见到皮肤瘙痒之疾多从风论治,喜用地肤子配伍白蒺藜、浮萍以宣肺疏风,止痒透疹。

【病案举例】

患者宋某,女性,41岁。主因反复发作皮肤瘙痒、斑丘疹三个月求治于门诊。曾服用赛庚啶、盐酸氯雷他啶、西替利嗪等效果不明显。当时症见:疲乏无力、皮肤瘙痒、丘疹色淡,舌苔白腻,脉弦。证属气虚湿阻,风邪袭表。治宜益气固表,疏风祛湿止痒。

处方　黄芪30g　苍术10g　白术10g　防风6g　地肤子10g　白蒺藜10g　浮萍10g　苦参30g　白鲜皮10g

5剂,水煎服。

患者服用二剂后已无新发皮疹,瘙痒明显较轻,乏力好转,五剂服完,皮疹全消。

（二）地肤子配伍黄连、黄柏治疗下肢丹毒

晁恩祥教授认为丹毒为湿热下注、血热蕴毒所致。临床善用外用配合内服的药物治疗,选药多用地肤子配合黄连、黄柏等药物治疗。

【病案举例】

患者张某,男,75岁。主因有下肢红肿热痛5天求治于门诊。患者在5天前右下肢足踝上2寸出现红肿,局部皮温升高,触之烫手,疼痛明显。在外科门诊考虑为丹毒,给予青霉素静脉治疗效果不明显,皮损扩大,红肿加剧而转求助于中医。当时症见:右下肢皮损约3cm×5cm大小,局部红肿热痛,无渗液。伴纳差,大便黏腻,小便黄,舌质红苔黄厚腻,脉弦。辨病丹毒。证属湿热毒瘀。治宜清热解毒,利湿化瘀。

处方　马齿苋30g　地肤子10g　苦参30g　黄连6g　黄柏10g　滑石30g　川萆薢10g　丹皮10g　栀子15g　蒲公英30g　地丁10g　赤芍10g　紫草10g

5剂,水煎服,药渣用纱布包好,适温置于皮损部位,药干、凉则加温水湿润,保持皮损处湿润为度。

两天,疼痛消失,红肿大减,五天完全康复。同时大便畅快,舌质淡红,黄苔已化。

第七章 温里药

干姜温阳气，祛寒饮

干姜味辛性热，归脾、胃、心、肺经。功可温中，回阳，温肺化饮。《本经》载其"主胸满咳逆上气，温中，止血，出汗，逐风湿痹，汤澼下痢"。晁恩祥教授临床多运用干姜治疗胃脘不适诸症。

（一）配高良姜用于胃寒腹痛

晁恩祥教授临床常以干姜与良姜配伍，此为《和剂局方》的二姜丸。二药皆可温中祛寒，干姜长于暖脾胃虚寒，高良姜长于温中散寒止痛，二者相须，功效更佳。临床可用于胃寒腹痛、呕吐泄泻等。

【病案举例】

陈某，女，60岁，就诊日期2008年12月2日。

患者主因"腹痛时作伴大便不成形3月"就诊。患者近3个月来无明显诱因出现排便前腹隐痛，得热则减，喜热饮，大便不成形，便后痛减，纳可，眠可，舌淡红苔薄白，脉沉细。晁恩祥教授辨为脾胃虚寒，气滞不舒，健脾温中理气舒肝。

处方　苍白术各10g　厚朴10g　青皮10g　丹参10g　砂仁10g　玫瑰花10g　元胡10g　木香10g　高良姜6g　干姜10g　葛根25g　香附10g　小茴香10g　炒山药15g　甘草10g

7剂，水煎服。

二诊　服上方7剂，药后腹痛减轻，大便渐成形，上方去元胡、小茴香、青皮，继服七副。

（二）配黄连用于寒热挟杂胃脘不适

晁恩祥教授临床经常以黄连配干姜治疗泄泻、胃痞等证。干姜辛开温通，黄连苦寒降泄，二者伍用辛开苦降，厚肠温中，临床所见寒热挟杂之胃脘不适、湿滞挟热中阻之泄泻，每以二药配伍，效果颇佳。

【病案举例】

宁某，男性，40岁。初诊日期：2006年3月21日。

主因"间断发作不欲饮食，食后腹胀20余年"来诊。每因饮食不节则发作。患

20年来间断发作食后脘腹胀痛,伴呃逆,轻泛酸,口干口苦,今日胃镜示:①巴雷特(Barrett)食管(建议定期复查);②食管裂孔疝;③反流性食管炎;④萎缩性胃炎。现仍脘腹胀,呃逆,口干苦,大便不成形,畏寒凉,无恶心,纳可,眠可,舌尖红苔白厚腻,脉弦细。晁恩祥教授辨以脾胃失和,肝气上逆,治以健脾和胃,降气疏肝。

处方 苍白术各10g 厚朴10g 木香10g 枳实10g 砂仁10g 焦三仙各10g 玫瑰花10g 鸡内金10g 香橼10g 半夏10g 青陈皮各10g 川连8g 干姜8g 瓦楞子10g 藿香10g

7剂,水煎服。

患者服用上方七剂,症状减轻,其后每有不适,服用上方,1年后症状消失。于2009年3月17日因他症再诊。

吴茱萸散寒止痛,疏肝降逆

吴茱萸味辛、苦,性热,入肝、脾、胃经,具有散寒止痛、疏肝降逆功效。临床多用于胃寒气逆证和肝寒犯胃证。

肝寒犯胃选吴萸,疏肝降逆两相宜。

肝喜条达,恶抑郁,肝寒气滞不舒,横逆犯胃,症见胸胁胀满,恶心、呕吐,舌淡苔白,脉沉弦紧。吴茱萸疏肝解郁、散寒降逆,脏腑兼顾,紧扣病机。

【病案举例】

王某,女,39岁。恶心、呕吐10余日,食入即吐,纳差,胃脘部喜温怕冷,二便正常,舌质淡,苔薄白,脉沉细弦。来诊前曾服香砂养胃、旋覆代赭汤。辨证为胃气虚寒证,给予吴茱萸汤5剂而愈。

第八章 理 气 药

陈皮健脾胃，止呕逆，燥痰湿

陈皮性味：辛、苦、温，归经：入脾、肺经，功效：行气健脾、降逆止呕、调中开胃、燥湿化痰。

《本草纲目》言其"疗吐哕反胃嘈杂，时吐清水，痰痞，痰疟，大肠闭塞，妇人乳痈。入食疗，解鱼腥毒"。"陈皮，苦能泄能燥，辛能散，温能和……同补药则补，同泻药则泻，同升药则升，同降药则降"。

（一）陈皮配苍术、厚朴、干姜，治疗湿浊中阻、脾胃虚寒证。

苍术、陈皮、厚朴、干姜四药药性均为温热。陈皮、苍术、厚朴三药合用则燥湿运脾、行气和胃之功效更著，暗合平胃散之意，为燥湿运脾之常药对。苍术燥湿运脾升脾气，厚朴行气化湿，陈皮理气安中降胃气，合"治湿先顺气，气顺湿自消，治胃在运脾，脾运胃自健"之义，干姜温中行气，共奏脾升胃降，平运胃气，温中治安之效。

【病案举例】

唐某，女，30岁。胃脘部凉感2年，无胀痛反酸等不适感。咳嗽，盗汗，失眠，乏力，两膝凉感，纳食可，大便干，1~2日一行。舌淡红，苔淡黄腻，脉弦。

辨证　寒湿阻滞，气机不畅。

治法　温中散寒，化湿理气。

处方　陈皮10g　苍白术各10g　厚朴10g　干姜8g　制附子8g　桂枝10g　桑寄生15g　牛膝10g　火麻仁30g　佩兰10g　羌独活各10g　细辛3g　甘草10g

5剂，水煎服。

二诊　药后精神好转，睡眠好转，受凉后胃脘胀痛，腰胀痛，无反酸呃逆，无烧心，食欲好，劳累后症状加重，保暖后症状减轻。大便干，怕冷。舌淡红，苔白，脉弦细。继以温中散寒，健脾和胃治疗。

处方　陈皮10g　苍白术各10g　厚朴10g　干姜8g　桂枝10g　白芍10g　细辛3g　木香10g　元胡10g　草果10g　制附子10g　焦三仙各10g　狗脊10g　火麻仁30g

5剂，水煎服。

三诊　药后胃脘偶尔发凉，腰胀，怕冷感，精神好，食欲可，大便不干。舌淡红，苔白,脉弦细。继以温中益气,健脾和胃治疗。

处方　陈皮10g　苍白术各10g　干姜8g　厚朴10g　焦三仙各10g　太子参15g　党参10g　草果10g　火麻仁30g　当归10g　香附10g　白芍10g　小茴香10g　益母草10g　甘草10g

10剂后各种症状明显缓解,自觉身体恢复正常。

另由此方想到,患者为都市白领,工作压力大,生活规律性差,出现失眠、盗汗、乏力、大便干等亚健康症状。晁恩祥教授也认为亚健康状态的主要原因是情志内伤、饮食失宜、过度劳逸。强烈、突然或持久的精神刺激,能影响人体的气机,使气机升降失常,脏腑气血功能紊乱。脾主运化水谷精微,胃主受纳腐熟水谷,长期饮食失宜,必伤脾胃。脾胃不健,就会造成气血生化之源缺乏。正常的劳逸有助于气血疏通,恢复体力。劳逸失衡则会"久视伤血,久坐伤肉,久行伤筋,久立伤骨,久卧伤气"。肾为人一身之本,有濡养脏腑之功,亚健康状态往往见有肾阴阳亏损,津液暗耗,导致脏腑的虚损而功能紊乱。由此可见,亚健康的中医病机主要是各种病因累及脾、肾两脏所致。因此,中药食疗对亚健康状态的调理作用也应以脾、肾两脏论治为主。基于此,晁恩祥教授应用调理脾肾方法治疗此患者取得满意疗效。

（二）陈皮配半夏、杏仁,治疗宿痰伏肺之哮喘

陈皮辛苦而温,长于理气健脾,燥湿化痰;半夏辛温燥烈,功擅燥湿化痰、降逆止呕。两药合用,半夏得陈皮之助,则气顺而痰自消,化痰湿之力尤胜;陈皮得半夏之辅,则痰除而气自下,理气和胃之功更著。两者相使相助,共奏燥湿化痰、健脾和胃、理气止呕之功。临床用于:①痰湿上犯之胸膈胀满、咳嗽痰多。②脾胃失和、湿浊内阻而致脘腹胀满、恶心呕吐等症。咳嗽变异性哮喘多见脾失健运,湿无以化,湿聚成痰,郁积而成。湿痰为病,犯肺致肺失宣降,则咳嗽痰多;停胃令胃失和降,则还可见恶心呕吐;阻于胸膈,气机不畅,则感痞闷不舒;留注肌肉,则肢体困重;阻遏清阳,则头目眩晕;痰浊凌心,则为心悸。治宜燥湿化痰,理气和中。二药同用更体现治痰先理气,气顺则痰消之意。既燥湿化痰,又可温化寒痰,为治痰之要药;杏仁味苦性降,能止咳平喘,为治咳喘之要药。三药合用,共奏止咳化痰平喘之功。

【病案举例】

刘某(桂玲),女,42岁。既往哮喘病史5年。现阵咳嗽,受凉后喘憋,咽干,轻异物感,咯白痰,量多,不恶心,轻气短,心慌,呃逆,头不痛,大便溏,2~3次/日,食欲可。舌淡红,苔白,脉弦。

辨证　风邪犯肺,脾虚湿盛。

治法　宣肺止咳,化痰平喘,健脾益气。

处方　紫菀15g　杏仁10g　苏子叶各10g　地龙10g　蝉蜕8g　苍白术各10g　焦三仙各10g　陈皮10g　半夏10g　党参10g　干姜8g　五味子10g　佩兰10g　香附10g　莱菔子10g

5剂,水煎服。

二诊 药后,偶尔咳嗽,受凉后咳嗽明显,痰减少,口干,稍口苦,呃逆,夜间咽干痛,腹胀,矢气多,不恶心,咽无异物感。大便溏,2~3次/日,不喜饮,善太息,腿软,易汗出。舌尖红,苔白,脉弦。继续疏风宣肺,化痰止咳治疗。

处方 炙麻黄8g 杏仁10g 半夏10g 陈皮10g 黄芩10g 紫菀15g 炙杷叶10g 五味子10g 太子参25g 黄精10g 百部10g

三诊 药后咳嗽减轻,白天偶咳,咽有异物感,口干咽干,略咽痛,呃逆少,咯少量白痰,无胸闷,大便溏,2次/日,食欲可。舌淡红,苔白,脉弦。疏风宣肺,止咳利咽,健脾化湿。

处方 杏仁10g 陈皮10g 半夏10g 紫菀15g 百部10g 地龙10g 蝉蜕8g 牛蒡子10g 玉蝴蝶6g 苏叶10g 干姜8g 党参10g 炒山药15g 苍术1g 佩兰10g

7剂后基本无咳嗽,咽部异物感明显减轻。

(三) 陈皮配太子参,补而不滞,治疗慢性肺部疾病

慢性肺部疾病的主要证候为虚证,主要表现为胸闷气短,动则气急,虽喘而声微,咳嗽痰多等。主要与肺虚、脾虚或肾虚有关。应仔细进行辨证,分别给以益肺、健脾、补肾等法。

太子参具有补肺、健脾的功效,用于治肺虚咳嗽,脾虚食少,心悸自汗,精神疲乏。另外,太子参还具有益气健脾,生津润肺的功效,主要用于脾虚体弱,病后虚弱,气阴不足,自汗口渴,肺燥干咳的治疗。甘寒质润,善养阴润燥,归肺、心经。陈皮具有理气、调中、燥湿、化痰的功效,主治脾胃气滞之脘腹胀满或疼痛,消化不良,湿浊阻中之胸闷腹胀、纳呆便溏,痰湿壅肺之咳嗽气喘。另有党参亦为常用,本品为临床常用的补气药,功能补脾益肺,效近人参而为较弱,适用于各种气虚不足者。故阴虚明显时应用太子参,气虚明显时应用人参。

【病案举例】

金某,女性73岁。既往COPD史40年,肺结核病史40年。间断咳嗽5年。2002年因肺炎住院发现支气管扩张抗炎治疗后即愈,此后每因感冒则咳嗽。少痰或泡沫痰,无黄痰。2004年8月体检X片示:肺间质性病变,左肺类圆形影。经胸部CT诊为:"两肺慢支,支扩合并感染。两肺陈旧病变。"无临床症状。在此期间,对异味、冷空气极敏感,咳嗽每因异味引发,无痰,间断抗生素治疗稍好转。2005年11月出现发热,咯血数口,到人民医院住院治疗,胸部CT示:双肺多形态病变,右上肺空洞形成。与2004年8月比较病变明显加重,考虑在原细支气管炎、支扩的基础上合并结核活动感染或肺脓肿形成。建议结合相关检查。经抗炎治疗半月无明显改善,热退。转至市结核病所检查,实验性抗痨治疗25天,因不耐受自行出院(利福平,乙胺丁醇,环丙沙星等)。2006年4月CT示:与2005年11月CT片对比,双肺内病灶有所减少,右肺上叶前段厚壁空洞影消失,咳嗽减轻。2007年元月再次咯血1~2口,咳嗽,咽部不爽,对

冷空气,异味等均敏感,痰少或白沫痰(极少),无发热,无喘,动则心中悸动,纳少,胃中胀满,二便调,眠可。2007年2月1日广医一院胸部CT:①两上肺陈旧性结核并支气管扩张。②左上肺尖后段,左下肺背段多发小空洞性病变,考虑浸润型肺结核,两下肺播散。③右中叶慢性炎症。舌淡红,苔白,脉弦细。

辨证 气阴不足,肺气失宣,脾胃失和。

治法 养阴益气,宣肺润燥,健脾和胃。

处方 太子参15g 陈皮10g 五味子10g 麦冬15g 紫菀15g 杏仁10g 炙杷叶10g 北沙参15g 百部10g 焦三仙各10g 砂仁10g 苍白术各10g 厚朴10g 山萸肉10g 金荞麦15g 甘草10g

7剂,水煎服。

二诊 药后仍阵咳嗽,咯白痰,20～30口/日,痰不易咯出,咽不适,咽紧,胸闷,晨口干喜饮,食欲可,大便不干,反酸,舌淡红,苔黄,脉弦。继续养阴益气,疏风宣肺,理气化痰治疗。

处方 太子参15g 陈皮10g 白果10g 炙杷叶10g 紫菀15g 杏仁10g 麦门冬15g 半夏10g 全瓜蒌15g 厚朴12g 苏子叶各10g 荷叶10g 牛蒡子10g 焦三仙各10g 蝉蜕8g 地龙10g

7剂后咳嗽咯痰症状明显缓解。

枳实理气滞,通胃肠

枳实味苦辛,性微寒,归脾、胃、大肠经。功可破气消积,化痰除痞。《别录》记载其可"除胸胁痰癖,逐停水,破结实,消胀满,心下急痞痛,逆气,胁风痛,安胃气,止溏泄……"。晁恩祥教授临床擅用枳实治疗胃肠气滞诸症。

(一) 配厚朴用于胃脘气机不畅

晁恩祥教授临床治疗胃脘痞塞、腹胀便秘、呃逆嗳气等,多以枳实配厚朴以理气行滞,盖腑气以通为顺。枳实破气消痞,厚朴行气除满,合用则行气散结,消痞除满,临床并可与白术合用,健脾胃,而加强消痞满作用。临床可用于多种胃肠积滞、气滞所致临床证候。

【病案举例】

靳某,女,54岁。就诊日期2008年12月8日。患者为"胃间质瘤术后",曾在我处服用中药治疗。近日食后腹胀纳差,偶有反酸,时呃逆,气短乏力,畏寒,手足易凉,舌嫩红边有齿痕,苔薄,脉弦。晁恩祥教授辨为脾虚失健,阳气不运,立以健脾和胃,益气通阳。

处方 苍术10g 厚朴10g 陈皮10g 焦三仙各10g 桂枝10g 干姜10g 砂仁10g 生黄芪15g 党参10g 太子参15g 制附子5g 香橼10g 石斛15g 木香

10g 甘草10g

7剂,水煎服。

自服上方14剂,诸症减,精神好,纳食改善,反酸已消除。

(二) 枳实配大黄

便秘腹胀为临床常见症状,大便不通,往往导致其他症状不易速解。如咳喘病人兼便秘,则大便不畅,咳喘难消。晁恩祥教授临床多以枳实配大黄,并多与厚朴同用。枳实行气消痞,大黄攻泄里实,共奏开气机壅塞,泻肠胃积滞的功效,效果颇佳。

【病案举例】

于某,女,75岁。就诊日期2008年12月19日。

主因"胃脘堵闷感时作15年,加重伴两胁胀半年"就诊。患者15年来时有胃脘不适感,食后有胃脘堵塞感,曾服多种中西药,效果不显。曾行5次胃镜检查,结果示浅表性胃炎、糜烂性胃炎。近半年来胃脘堵塞感加重,伴疼痛,并觉两胁肋部胀,生气后症状加重。服用胃动力药、丽珠得乐及汤药等,效不显。12月15日查胃镜示慢性浅表性胃炎,B超未见异常。现症:胃脘堵塞感,食后加重,两胁肋胀,便秘,需用开塞露方可排便,排便前小腹痛,纳差,不易入睡,需服2片安定睡4小时,小便调,胸憋,活动后气短。舌淡红苔薄白,脉弦。晁恩祥教授辨为肝胃失和,气滞不舒,立以舒肝和胃,理气润便之法。

处方 苍术10g 厚朴10g 陈皮10g 木香10g 枳实10g 砂仁10g 玫瑰花10g 火麻仁25g 大黄3g 元胡10g 全瓜蒌25g 香橼10g 川芎10g 丹皮10g 甘草10g

7剂,水煎服。

患者服药7剂后大便通畅,余症消失。

香附疏肝解郁,理气导滞

香附味辛、苦、甘,性平。味辛能散,微苦能降,微甘能和,性平不寒,芳香走窜,为理气良药。理气则郁解,气行则血行,故有疏肝解郁,通利气血,除三焦气滞之功。

(一) 香附配柴胡等治疗抑郁症

【病案举例】

患者焦某某,女,59岁。2005年1月14日初诊。主诉烦闷悲哭,情绪差2年。曾在外院诊为抑郁-焦虑症,服抗焦虑药物效果欠佳,睡眠时好时差,易醒,头胀痛,时心烦,有头重如裹或麻木感,思维迟钝,反应慢,轻度认知障碍,纳可,二便调。查神清言缓,情绪低落,时时张口哭泣,面色如常,思维迟钝,反应慢。舌质淡红,舌苔白,脉弦细。考虑为抑郁-焦虑状态。中医诊断为郁证:肝郁气滞,心神不宁证。治以疏肝解郁,养心安神。

处方　柴胡10g　白芍10g　香附10g　珍珠母30g　生龙牡各30g　菊花10g　钩藤10g　川芎10g　远志10g　石菖蒲10g　炒枣仁15g　天麻10g　制首乌10g　五味子10g

7剂,水煎服。

1月21日二诊　患者服药后睡眠改善。情绪有改善,时时欲哭状。头痛减,时有出现,头重如裹或麻木感时有出现,仍有认知障碍。舌质淡红,舌苔薄白,脉弦细。症状改善,大法不变,加强舒肝解郁之力,理气疏肝,解郁安神。上方去五味子,加合欢花、玫瑰花。

处方　柴胡10g　白芍10g　香附10g　珍珠母30g　生龙牡各30g　菊花10g　钩藤10g　川芎10g　远志10g　石菖蒲10g　炒枣仁15g　天麻10g　制首乌10g　合欢花10g　玫瑰花15g

7剂,水煎服。嘱患者调理情志,忌食腥膻、辛辣等刺激性食物。

该患间断服中药治疗2月后,明显好转。诸症大减,情绪精神均转好,睡眠改善,生活已能完全自理。

按　本案属肝郁气滞,扰乱心神,故心慌多梦,烦闷悲哭,情绪低落,认知障碍,清阳不升,故头重如裹,反应迟钝,当疏肝解郁与安神养心并用。

(二) 香附配瓜蒌等治疗胸痹心痛

晁恩祥教授喜用瓜蒌、薤白对药治疗胸痹心痛,对于因肝气郁结,气滞血瘀,阻于胸中所致的心前不适,认为治当活血理气平肝为法,常配伍柴胡、香附、川芎等药物治之。

【病案举例】

患者刘某某,男,60岁,2005年1月14日就诊。主诉心前区不适3天。患者有心绞痛史8年,平时服用苏合丸以缓解心前区不适。3天前发作1次,伴耳鸣,头昏,视物模糊,口苦,腰痛,血压平稳,小便频,纳可,眠可,大便正常。舌质淡红,舌苔白,脉弦。查ECG示:ST-T改变。诊为冠心病心绞痛。中医诊断:胸痹心痛,证属气滞血瘀,肝阳亢盛。气滞血瘀,阻于胸中则心前不适,肝主疏泄,肝郁上犯,则头晕眼花,治当理气活血,平肝潜阳。

处方　柴胡10g　香附10g　玫瑰花10g　川芎10g　丹参10g　葛根25g　薤白10g　全瓜蒌25g　半夏10g　菊花10g　天麻10g　钩藤10g　生龙牡各30g　珍珠母30g　白芍10g

7剂,水煎服。

1月22日二诊　患者服药后感觉心前区不适明显减轻,仍耳鸣、头昏眼花,腰痛减,时有尿痛、尿频急,纳可,眠可,大便调。舌质淡红苔薄白,脉弦。考虑耳鸣、眼花为肝之浮阳上扰。主方不变,加龙牡、珍珠母以潜阳。治以理气活血,平肝潜阳,利尿。

处方　柴胡10g　香附10g　玫瑰花10g　川芎10g　丹参10g　葛根25g　薤白10g　瓜蒌55g　半夏10g　蝉蜕8g　天麻10g　钩藤10g　生龙牡各30g　珍珠母30g

白芍 10g　白茅根 25g

7剂,水煎服。药后症状明显缓解。

(三) 香附理气和胃导滞治疗慢性胃炎

见砂仁篇。

木香行气止痛,健脾消食

木香味辛、苦,性温。《珍珠囊》有记载:"散滞气,调诸气,和胃气,泄肺气"之记载。《本草纲目》云:"木香乃三焦气分之药,能升降诸气。"其生用专行气滞,煨熟则实肠止泻。本品辛散、苦降、温通、芳香而燥,可升可降,通理三焦,尤善行脾胃之气滞,为行气止痛的要药,兼能健脾消食。主治胸腹气滞胀痛,呕吐泄痢,里急后重,食积不消或不思饮食等症。又能疏通气机,消除补剂滋腻重滞,达到补而不滞的效果。

(一) 木香配砂仁行气止痛治疗胃痛

晁恩祥教授常用平胃散加减治疗脾失运化,胃失和降所致的脘腹满闷,呕恶食少,消化不良之脾胃病(包括西医之胃炎、胃溃疡等疾病)。对于胃气不和,气机不畅,常选用木香、砂仁、香附、香橼等药物理气和胃,调和肝胃,降逆行滞。

【病案举例】

患者王某,女,67岁,2005年7月15日初诊。患者胃脘疼痛、嘈杂10余年。常有呃逆,反酸,无烧心。2004年9月23日查胃镜提示:浅表性胃炎,HP(-)。食量少,食欲不好,无腹胀腹痛,大便时溏每日1次,睡眠不好,入睡困难,思绪多,舌头自觉灼热,口不渴。舌质红,苔黄厚腻,脉弦。饮入于胃,木不疏土,曲直作酸,气机不畅则胃痛嘈杂;食少便溏,脾虚胃痛之症;苔厚腻有湿,治宜健中州、畅气机。方以平胃散加减。

处方　苍白术各 10g　厚朴 10g　陈皮 10g　木香 10g　焦三仙各 10g　砂仁 10g　玫瑰花 10g　内金 10g　瓦楞子 10g　乌贼骨 10g　干姜 8g　川黄连 10g　藿香 10g　佩兰 10g　半夏 10g

7剂。

7月22日复诊　服药后胃脘嘈杂减轻,舌灼热,眼干涩,口干不喜饮,食欲好,有饥饿感,呃逆,排小便后腹胀痛,无尿频、尿淋滴时尿道灼热,耳鸣如蝉,大便软。舌质淡红,黄厚边有齿痕,脉弦。嘈杂减轻,气机渐畅,舌淡苔厚为脾虚有湿。失眠耳鸣皆精不上承表现。主方不变,加炒枣仁、生龙牡以安神。去半夏。

处方　苍白术各 10g　厚朴 10g　陈皮 10g　木香 10g　焦三仙各 10g　砂仁 10g　玫瑰花 10g　内金 10g　瓦楞子 10g　乌贼骨 10g　干姜 8g　川黄连 10g　藿香 10g　佩兰 10g　炒枣仁 25g　生龙牡各 30g

7剂。

8月2日复诊 服药后食欲好,食后已无腹胀,胃脘嘈杂减轻,呃逆减轻,口干,舌灼热,时有肠中漉漉,排气多,时有尿热,仍有耳鸣,晚间腿肿,大便调,失眠较重,舌质淡红,苔白厚腻,脉弦。胃不和则卧不安,主方不变,佐以安神定志。

处方 苍白术各10g 陈皮10g 木香10g 厚朴10g 枳实10g 焦三仙10g 内金10g 砂仁10g 佩兰10g 藿香10g 炒枣仁15g 远志10g 制首乌10g 生龙牡30g 石斛15g

7剂。嘱患者注意饮食情志变化,一个月后追访其胃部不适症状未再复发。

按 胃脘痛病证多虚实兼见,寒热错杂,证候变化复杂,但不离脾胃气机失调这一根本病机,故临症治疗当以调制脾胃,畅达气机为首要。平胃散是燥湿健脾、理气和胃的代表方剂。治疗脾胃病不论寒热虚实皆可在平胃散基础上适当增损,灵活变通。本案胃气不和,气机不畅,湿聚中焦,纳呆眠差。故用平胃散燥湿健脾、理气和胃,加玫瑰花、木香疏肝醒脾,加焦三仙、内金、砂仁健脾开胃;藿香、佩兰去湿;干姜配黄连,辛开苦降,通调气机。其他随证加减用药。

【病案举例】

患者男性,32岁。曾在西医诊断为胃炎,症见胃脘疼痛,胀闷不舒,食后为甚,嗳气恶心,食少纳呆,两胁亦感胀闷,并每遇情志不收而诸症加重,脉沉弦。此即病在肝胃,属气滞不畅,失于调达,故拟用舒肝调胃理气和中之法。

处方 木香10g 元胡10g 川楝子10g 香皮10g 枳壳10g 白芍10g 青陈皮各10g 石斛10g 砂仁10g 焦三仙各10g 半夏10g

3剂,水煎服。

药后诸症减轻,饮食仍少,故以继服五剂,而诸病得除。

(二) 木香治疗肝气郁结之腹泻腹痛

木香善于宣通胃肠气机,里急后重自除,是泄痢腹痛、里急后重必用之品。临床上,晁恩祥教授常配伍香附、砂仁治疗。对于肝郁气滞者,常配柴胡、青陈皮、芍药、香橼等药物疏肝理气。

【病案举例】

患者为中年女性,腹泻,泻前腹部阵阵绞痛,便痛减,常以情志不适郁怒烦急而加重,连泻3~5次,伴食少纳呆、乏力。故先拟健脾止泻之剂,方用四君子汤加薏米、扁豆、山药,泻减但痛未见止,故考虑此患不仅脾虚且有肝脏气滞之象,是属肝脏伐脾,故改拟理脾疏肝之剂,应用痛泻要方加味。

处方 防风10g 白术10g 白芍10g 青陈皮各10g 木香10g 炒生山楂各10g 柴胡10g 焦槟榔10g

服药数剂后,泻止痛减,食纳转佳。

(三) 木香治疗气滞血瘀,湿毒内结之肠痈

化脓性阑尾炎常由湿热蕴毒内结,腐化成脓,气机不畅,瘀毒内停所致,按肠痈论

治,以理气解毒,化瘀祛湿为法,疗效颇显。

【病案举例】

患者杨某,女,70岁。2006年3月10日初诊。患者40天前出现右下腹疼痛,发热,诊断为化脓性阑尾炎,保守抗炎治疗3周,抗菌治疗1周后疼痛即消失。现右下腹隐痛,纳食可,大便正常。察其:舌质淡红,舌苔中后白腻,诊脉弦细。诊其为:气滞血瘀,湿毒内结之肠痈(化脓性阑尾炎)。肠痈之病毒多由湿热蕴毒内结,热腐化成脓,气机不畅,瘀毒内停,故腹痛、腹胀,以理气解毒化瘀祛湿为法。

处方　苍白术10g　厚朴10g　木香10g　枳实10g　玫瑰花10g　元胡10g　陈皮10g　焦三仙各10g　金荞麦15g　鱼腥草25g　川楝子10g　败酱草10g

水煎服,日1剂。

复诊　服药21剂,腹痛消失,苔腻渐化,湿邪渐退。B超示:包块缩小,治疗有效。再以活血理气,散结解毒为法,加入软坚散结之品,以除余邪。继续服用14剂,症状基本消失,无不适。随访一个月,病未复发。

按　肠痈之病有顺逆,药后热退痛减,大便畅,是为顺症。以手触之无块痛减为顺,反之为逆。老年人肠痈因年老体力不支等因素,多采用保守疗法。肠痈急性期以热、毒、瘀为主,清热化瘀解毒排脓为法,包块形成则转为慢性,以解毒散结化瘀为法。

玫瑰花疏肝胆,理气机

玫瑰花味甘、微苦,性温。归肝、脾经。主治肝气郁结所致胸膈满闷,脘胁胀痛,乳房作胀,月经不调。《本草再新》:"舒肝胆之郁气,健脾降火。治腹中冷痛,胃脘积寒,兼能破血。"晁恩祥教授在临床上经常选用玫瑰花治疗肝胃不和之胃痞证,气滞血瘀之月经不调证。

(一) 玫瑰花配合白术治疗肝胃不和之胃痞证

胃痞证的主要临床表现是胃脘膨胀不适,食后加重,严重可连及两胁胀痛,呃逆,食欲不好,大便不畅。多与情致有关,可伴有善太息,胸闷,情绪低落等症。晁恩祥教授认为:胃痞的病位在胃,胃为六腑之一,六腑应"满而不实","以通为用",究其不通不用的原因有二,一是肝气郁结,疏泄不利;二是胃腑本身功能不够强壮,易受他脏的影响,造成胃气不降,中焦壅滞的局面。因此治疗胃痞证主要从调理气机入手,一方面舒解肝气郁结,一方面健脾胃,推动胃气下行,以缓解中焦壅滞之态。

玫瑰花为植物的花蕾,性温而质轻,其开散之力入于肝脾,是舒肝解郁的良药,同时可以避免重镇之虞。

【病案举例】

吴某某,女性,40岁,2005年3月19日就诊。

胃脘胀满5日。

患者5日前因生气后出现胃脘胀满,不思饮食,胃脘部有震水声,咽喉哽咽感,胸胁胀痛,委屈欲哭,呃逆,善太息,大便不畅,舌淡红,苔薄白,脉细弦。

辨证 肝郁气滞,胃失和降。

立法 疏肝理气,和胃推降。

处方 玫瑰花10g 香附10g 当归10g 茯苓10g 焦槟榔10g 木香10g 陈皮10g 青皮10g 川楝子10g 砂仁10g 白术10g 厚朴10g 吴茱萸5g 枳实10g 黄连10g

5剂,水煎服,2次/日。

药后患者诸症缓解。

(二) 玫瑰花配合当归、川芎治疗气滞血瘀之痛经证

痛经证是妇科常见病、多发病,气滞血瘀型是痛经证最多见的证型。晁恩祥教授治疗痛经即考虑女性的生理特征,也考虑女性的心理特征。女性的生理特征是以肝为先天之本,肝即主血液的贮藏与调节,又主气机的条达与疏泄。女性的心理特征是比较情绪化,敏感而脆弱,易受伤害。因此治疗痛经证要从肝入手,从调理气血入手。调理用药以清纯、轻灵为妙。

【病案举例】

某某,女性,31岁,已婚,干部。1980年5月21日就诊。

痛经10余年。

患者自月经初潮后即经行延期,月经量少不畅,且有瘀血块,小腹下坠而痛,腹满胀疼,乳房亦感胀痛,两胁不适,性急烦,每行经之时痛不可忍,而影响工作,舌淡红,苔薄白,脉弦。

辨证 肝气郁结,气滞血瘀。

治法 疏肝理气,活血化瘀。

处方 玫瑰花10g 柴胡10g 香附10g 苏叶10g 益母草25g 乌药10g 陈皮10g 白芍10g 川楝子10g 木香10g 川芎10g 泽兰叶10g

3剂,水煎服,2次/日。

经行转畅,疼痛得减,继服之则诸症基本缓解,后又给益母草膏及逍遥丸口服调理,并于下次月经时又服上药三剂后,而诸症未起。

莱菔子降气化痰,消食除胀

莱菔子味辛、甘,性平,归脾、胃、肺、大肠经,具有消食导滞、降气化痰之功,临床多用于咳喘痰多、食积腹胀等症。晁恩祥教授多用以治疗肺系病痰多、食滞腹胀之患。

(一) 莱菔子配伍苏子、白芥子化痰止咳

莱菔子配伍苏子、白芥子是古代名方三子养亲汤,临床多用于痰湿壅盛之证。晁恩祥教授认为凡是临床上见到白痰量多,质地清稀者皆可加用三子养亲汤以祛痰湿。

【病案举例】

患者崔某,女,56岁。主因反复咳嗽、咯痰、喘息10年加重2天,在门诊求治。患者有吸烟史40年。6年来,每年冬季咳嗽、咯痰、喘息加重,无下肢浮肿。当时见咳嗽、咯白痰,喘息,可以平卧,纳差,乏力,便干,舌质淡,舌体胖大,苔白腻,脉滑。辨证脾虚痰阻。治宜健脾化痰,止咳平喘。

处方　莱菔子30g　白芥子10g　苏子10g　橘红10g　法夏10g　云苓10g　苍术10g　白术10g

7剂,水煎服。

7剂后,患者痰量明显减少,咳喘停止。继以平胃散加减收工。

(二) 莱菔子配伍山楂、神曲治疗食积腹胀

莱菔子常配伍山楂、神曲、陈皮等用以治疗食积气滞,脘腹胀满,嗳气吞酸之症。晁恩祥教授多有加减,对大便秘结者加大黄、芒硝泻下通便;腹痛里急后重者加木香以理气通滞。

【病案举例】

患者雷某,女,65岁,因多食面食后出现腹胀嗳气、呕酸,大便三日未行就诊。现症见:腹胀不欲饮食,反酸,大便不通,舌质暗,苔白厚腻,脉弦。证属食滞胃脘。治宜消滞通便。

处方　莱菔子30g　山楂10g　神曲10g　厚朴10g　枳实10g　黄芩10g　木香10g　焦槟榔10g　生大黄3g

3剂,水煎服。

1剂后,大便畅通,腹胀消失,反酸未作,食欲减复,二剂后症状全失,饮食如故,一如常人,而停用后药。

第九章 止 血 药

侧柏叶止咳化痰,凉血止血

侧柏叶其味苦涩,性微寒,归肺肝脾经。本品苦能燥湿,涩能收敛,微寒清热,功专凉血收敛止血。另外,还有生发乌发,燥湿止带的功效。晁恩祥教授在临床中主要用治血热妄行的各种咯血、呕血、衄血、尿血、便血、崩漏等症。

(一) 侧柏叶止咳化痰治疗咳嗽胸闷

【病案举例】

患者侯某,女,42岁。2006年12月3日初诊。患者咳嗽一周,咯黄痰,量不多,痰中带血,色鲜红,憋气,咽轻肿,左背肩部闷,无涕,无寒热,口服羚羊清肺丸有效。晚咳重,食欲可,大便正常,右胁肋部闷胀。既往有哮喘病史40年,近10余年无发作。舌质紫暗,苔白厚腻,脉弦细。治以疏风宣肺,止咳化痰,理气祛湿。

处方 紫菀15g 杏仁10g 苏子叶各10g 炙枇杷叶10g 地龙10g 蝉蜕8g 牛蒡子10g 侧柏叶30g 五味子10g 葛根25g 荷叶10g 香附10g 金荞麦15g 甘草10g 佩兰10g

7剂,水煎服。

药后症状明显缓解,继以上方7剂调服。

(二) 侧柏叶凉血收敛止血治疗咯血等出血症

晁恩祥教授临证治疗中常用侧柏叶配伍槐花、荷叶等治疗各种出血症。

【病案举例】

患者华某,女,52岁。2008年3月6日初诊。患者左侧腋下、肋、背部发憋,3天前咯血3口,色暗红,痰中带血,有痰,不咳嗽,咽不痒,左臂及关节痛,活动后舒服,活动不受限,口干喜饮,头痛(双太阳穴),食欲可,大便不爽、黏,舌质暗苔白,脉弦细。治以凉血止血,化痰祛湿,行瘀理气。

处方 干荷叶10g 侧柏叶10g 赤芍10g 紫菀15g 金荞麦15g 桑白皮10g 薏仁米30g 佩兰10g 丹参10g 川芎10g 香附10g 地龙10g 白芍10g 白芷10g 棕榈炭10g

7剂,水煎服。

药后诸症明显减轻,未再咯血。

白茅根清肺热宁嗽定喘，利小便引热下行

白茅根性寒，味甘，归肺、胃、小肠经，功效清热，利尿，凉血，止血。晁恩祥教授常用于热病烦渴，肺热咳嗽，血热妄行，吐衄尿血等症。此外，本品尚有利尿作用，用于水肿、热淋、黄疸等症。

（一）肺热咳嗽

白茅根，甘能除伏热，利小便，《医学衷中参西录》称白茅根能入肺清热以宁嗽定喘。晁恩祥教授在治疗咳嗽有肺热者，最喜用白茅根，使热下行，从小便而出。白茅根甘寒清透，无苦寒闭肺之弊，尤适用于风咳有热者。

【病案举例】

患者李某，男，15岁，感冒后咳嗽6周，干咳，无痰，咽痒明显，咳声响亮、连续，对异味刺激敏感，口干，不渴，舌质红，苔薄白，脉浮数。晁恩祥教授弟子予疏风宣肺、缓急止咳治疗。

处方　炙麻黄5g　杏仁10g　紫菀15g　前胡10g　苏叶10g　蝉蜕10g　地龙10g　五味子10g　白芍10g　麦冬10g

5剂后，效果不明显，转晁恩祥教授就诊。晁恩祥教授于上方去麦冬，加五味子25g，3剂后咳止。

（二）外感证

晁恩祥教授治疗外感发热，无论风热，或风寒有化热之象，常喜加白茅根。平时吸烟者，肺有伏火，且有阴伤，热退后，口唇起疱疹，此时处方，常加养阴清热药，如生地黄、桑白皮、白茅根、黄芩等，清透而不寒凉。思虑过多者，有心火，生地、白茅根、生甘草当用。

【病案举例】

某男子，36岁，高热3天，身痛，不咳，不渴，咽不痛，咽不红，舌质红，舌苔薄白，脉浮。晁恩祥教授认为，感受风寒，舌红，有化热趋势，口不渴，咽不痛，舌苔白，尚未化热。

处方　羌活10g　独活10g　荆芥10g　防风10g　细辛3g　川芎10g　苏叶10g　白茅根30g　连翘10g

1剂热退。

（三）白茅根配冬瓜皮、大腹皮、车前子用于水肿

晁恩祥教授认为白茅根甘能生津，利尿通淋而不伤津，喜与冬瓜皮、大腹皮、车前子等配伍应用。

【病案举例】

杨某,男,56岁,腹胀一个月,B超示肝内胆管结石,腹水,舌质红,脉弦。曾行胆囊切除术、坏死性胰腺炎手术,丙型肝炎史,为丙肝后肝硬化、腹水。面色黧黑,腹胀明显。方用苍术、白术、厚朴、木香、青皮、陈皮、元胡、玫瑰花、虎杖、炒枳实、车前子、泽泻、茅根、冬瓜皮、大腹皮、金钱草、大黄。本例湿热互结,水停于内。

二诊　腹胀减轻,水肿减轻,大便次数多,水样便,午后低热,尿少,间断应用速尿,舌红,苔干燥,中部略厚,脉沉细。去大黄、枳实,加茵陈、栀子、茯苓、虎杖、车前子、泽泻、茅根、大腹皮加量。再诊时腹胀继续减轻,小便多,大便不爽,肚皮稍硬,舌质淡红,苔中后黄厚,予苍术、白术、厚朴、枳实、木香、青皮、陈皮、元胡、虎杖、车前子、泽泻、青蒿、银柴胡、冬瓜皮、栀子、茵陈、黄芩。湿象已减,加大气分药,减利湿之品,加清热之药,湿祛热象显现。湿热互结,先以利湿。再诊时已无腹胀,腹围变小,食欲可,低热,舌质淡,苔白厚稍腻,予茵陈、栀子、青蒿、银柴胡、金钱草、虎杖、知母、炒黄芩、车前子、泽泻、小茴香、冬瓜皮、厚朴、板蓝根、白茅根。

荷叶清暑湿,止出血

荷叶性苦涩,归肝脾胃心经,具有清暑利湿,升阳发散,祛瘀止血之功,临床多用于出血、湿盛之证,晁恩祥教授临床多用于咯血、便血、湿疹、腹泻等证的治疗。

(一) 荷叶配伍血余炭、侧柏叶治疗咯血

咯血为肺系病常见病症之一,临床上晁恩祥教授喜用荷叶配伍血余炭、侧柏叶止血。晁恩祥教授认为莲之为物,秉天地之气最全,上秉天气为荷叶所为,其梗中空为上下交通之枢纽,藕秉坤、水二性,健脾益肾而不燥。其叶象天,在脏类肺,具有敛降之功,对于咯血之治甚为合拍。

【病案举例】

患者焦某,女,35岁。因年幼罹患麻疹而并发肺炎,诊治不彻底,遗留喘咳之根。近5年来反复咯血,形体消瘦,月事已闭。前天因恼怒而咯血复做,咯血鲜红,无血块,纳差反酸,大便干燥,舌质红少苔,脉弦细。证属阴虚气逆,肝气刑肺乘胃。治宜养阴清热,疏肝降逆,和胃止血。

处方　沙参30g　麦冬30g　栀子15g　青黛6g　知母10g　胆星6g　赭石30g　荷叶10g　侧柏叶10g　仙鹤草10g　血余炭10g　黄连10g　吴茱萸5g　生大黄5g

3剂,水煎服。

仅服两剂,咯血停止,大便质软而畅,反酸消失。后以左归丸调理。随访2年,咯血未作,月事以时下。

(二) 配伍地榆、黄连炭治疗便血

患者赵某,女性,37岁。慢性结肠炎病史7年余,曾予中药治疗,病情无复发,2008

年12月因饮食不节出现稀水样便,按既往曾服用中药方服用2月,症状未见加重,但每天大便2次,晨起正常,下午解少量水样便,无其他不适。2月18日到北京中医医院就诊,予中药治疗。2月19日出现便血,每日晨起大便正常,但午后、晚上便血,量少,无腹痛。自述水样便次数增加,3~4次/日,无黏液样便。服5剂药后停药。来诊时症见:水样便,4次/日,午后及晚上少量便血,无黏液样便,无腹痛,腹部微胀,纳可,眠可,小便调,舌淡红苔薄白,脉弦。证属脾虚气滞,血热灼伤肠络。治宜健脾理气,凉血止血。

处方 党参10g 马齿苋10g 败酱草25g 棕榈炭10g 大黄3g 焦山楂15g 生山楂15g 赤芍10g 干荷叶10g 川连炭10g 厚朴10g 枳实10g 木香10g 甘草10g

第十章　活血祛瘀药

虎杖清热利湿解毒

虎杖味苦、酸,性微寒。归肝胆经。具有活血散瘀、清热利湿解毒,祛风通络之功。临床多用于妇女经闭,痛经,癥瘕积聚,跌仆损伤,湿热黄疸,疮疡肿毒等。晁恩祥教授多用虎杖治疗黄疸、肺热咳喘之疾。

(一) 虎杖配茵陈治疗急性黄疸性肝炎

急性黄疸性肝炎在中医辨证多为阳黄,病机重点为湿热内蕴,晁恩祥教授认为虎杖具有清利湿热之功,与茵陈相须为用,恰对阳黄之病机。

【病案举例】

周某,男,37岁。主因饮食不洁而出现发热、身黄、目黄、小便黄染3天就诊。患者当时症见低热,身黄如橘,恶心,厌油腻,乏力,腹胀,大便黏滞色黄,舌质红苔黄腻,脉弦。辨病黄疸(阳黄)。辨证湿热内阻证,湿重于热。治宜清热利湿。

处方　茵陈30g　虎杖20g　厚朴10g　佩兰10g　滑石30g　薏米30g　车前草10g　泽兰10g　竹茹10g

5剂,水煎服。嘱其加强营养,饮食宜清淡。

服3剂药后,腹胀消失,身黄、目黄消失,小便转清,低热已止。

(二) 虎杖配鱼腥草治疗放射性肺炎

晁恩祥教授认为放射线为外来热毒之物,对肺部放疗可以造成热毒蕴肺而出现放射性肺炎,运用虎杖配合鱼腥草可以减轻放疗引起的局部炎症,起到未病先防、既病防重的效果。

【病案举例】

患者焦某,男性,70岁,主因咯血4天入院,经检查明确为肺部占位,支气管镜提示右肺癌,病理性质为鳞癌。因为体质差、纵隔有多个淋巴结转移而无法化疗。进行放疗,放疗5天后患者出现咳嗽,少痰,咯血减少,纳差,二便正常,舌质暗红,舌苔黄厚腻,脉弦。证属肺瘀热蕴。治宜清肺解毒,化瘀止咳。

处方　炙麻黄10g　杏仁10g　虎杖25g　桃仁10g　红花10g　青黛6g　鱼腥草

25g　杷叶 10g　百部 10g　紫菀 10g　侧柏叶 10g　荷叶炭 10g　焦三仙 30g

3 剂,水煎服。

3 剂后咳嗽基本消失,咯血停止。后以培土生金法固护后天之本,加少量虎杖、鱼腥草而坚持至放疗消失。三个月后复查胸部 CT,结果显示肿块明显缩小,未见明显纤维化病灶形成。

第十一章　化痰止咳平喘药

半夏燥湿化痰,降逆止呕,消痞散结

半夏辛温行散,入脾、胃、肺三经。功能燥脾湿而化痰浊,降逆气而和脾胃,为燥湿化痰,降逆止呕,消痞散结之良药。《药性论》言:"消痰,开胃健脾,止呕吐,去胸中痰满,下肺气,止咳结。"《医学起源》亦称:"治寒痰及形寒饮冷伤肺而咳,大和胃气,除胃寒,进饮食。治太阴痰厥,非此能不除。"晁恩祥教授临床上常用半夏治疗咳嗽痰饮,痞满呕吐等症。

(一) 配干姜、细辛,温肺散寒化饮

晁恩祥教授认为,现代多种呼吸系统疾病,如急慢性支气管炎、支气管哮喘、肺气肿、肺心病等,其发作多由外寒内饮相合而致,平素内有痰饮之人,外感风寒之邪,水饮内停为其内因,而外感寒邪则为其外因,外寒内饮相合上迫于肺,使肺气不利,导致咳嗽上气的发生。咳嗽上气日久不已,伤及肺气,由肺病及脾及肾,甚而及心,而致水饮内停或饮停更甚。《伤寒杂病论》的小青龙汤证,就是这种病机的临床表现。细辛辛香走窜,既治寒饮射肺,又入肾经以驱寒化饮;干姜温肺化饮,温运脾阳,杜绝生痰之源,以治其本;而半夏与干姜、细辛相配,内能温肺化饮降逆,外能辛散风寒。尤其适用于急性咳喘。

(二) 配陈皮燥湿化痰

晁恩祥教授在临证时常以半夏与陈皮(或橘红)配伍,行降气化痰之法,取二陈汤燥湿化痰,降逆和胃之义。

【病案举例】

门某,女,68岁,2006年4月25日初诊。3个月前因感冒引起咳喘,夜间不能平卧,咯白色泡沫样痰。北京某医院胸片:未见明显异常。予抗炎治疗,病情稍缓解。刻下仍咳嗽、喘憋,夜不能平卧,咯泡沫样痰,量较多,有时咽部有烧灼感(喉镜检查未见异常),纳食可,大便正常,舌淡红,苔薄白腻,脉弦小数。证属肺气失宣,痰浊阻肺。治宜宣肺化痰,降气平喘。

处方　炙麻黄6g　杏仁10g　苏子叶各10g　橘红10g　半夏10g　紫菀15g　五味子10g　炙杷叶10g　地龙10g　蝉蜕8g　牛蒡子10g　百部10g　金荞麦15g　鱼

腥草 25g　冬花 15g

7 剂。

二诊　药后咳嗽、喘憋减轻，痰量减少，继以上方加减治疗病情缓解。

(三) 配旋覆花降逆止呕

晁恩祥教授针对气机不畅，胃气上逆之嗳气、呃呃等证，常以疏理气机，降逆止呕之法治之，多以半夏与旋覆花配伍，尤以痰阻气机所致者为宜。

【病案举例】

(1) 郝某，女，54 岁。2005 年 7 月 12 日初诊。半年前生气后出现嗳气，脘腹胀满，全身憋胀，窜气感，腹部超声检验未见异常。就诊时嗳气频作，食欲可，小便频涩，大便不爽，舌暗红有瘀斑，苔白腻，脉弦。证属肝气横逆，气机不畅，肝胃不和。予疏肝理气，降逆和胃之法。

处方　枳壳 10g　玫瑰花 10g　旋覆花 10g　代赭石 30g　半夏 10g　苍白术各 10g　党参 10g　厚朴 10g　陈皮 10g　木香 10g　竹茹 10g　白茅根 25g

7 月 19 日复诊　脘腹胀满、嗳气等症均明显减轻，大便调，仍小便频。上法既见效机，继以疏肝理气，降逆和胃之法调理，上方加减治疗月余而愈。

(2) 刘某，男，42 岁，2005 年 7 月 19 日因间断咳嗽半年来诊，患者今年初因感冒引起咳嗽，咯少量血丝痰，被诊为"肺炎"，予抗炎治疗后减轻。仍间断咳嗽，咯少量白痰伴褐色，4 天前咳嗽时咯出鲜红色血痰 1 口，咽痛，无胸憋，时呃逆嗳气，纳眠可，二便调。舌淡红，苔白，根部厚腻，脉弦。证属风热犯肺，宣降失常，气机不畅。治宜清宣肺热，降气利咽。

处方　紫菀 15g　杏仁 10g　苏子叶各 10g　黄芩 10g　鱼腥草 25g　姜半夏 10g　旋覆花 10g (包煎)　竹茹 10g　青蒿 10g　金荞麦 15g　牛蒡子 10g　木蝴蝶 5g　锦灯笼 10g　荷叶 10g　北豆根 5g

7 剂。

二诊　咳嗽明显减轻，咯少量白黏痰，仍咽痛不爽，呃逆嗳气明显减轻，但语多时仍有呃逆，喜热食，纳眠可，二便调。舌边尖红，苔白，脉弦。前方去苏子叶、竹茹、青蒿、锦灯笼、荷叶、北豆根，加玄参 15g、知母 10g、石斛 15g、板蓝根 15g、白茅根 30g、北沙参 15g。服药 7 剂，咳嗽、咽痛、嗳气呃逆等症基本消失。

旋覆花降逆气，化痰浊

旋覆花味苦、辛、咸，微温。归肺、胃、大肠经。消痰行水，降气止呕。诸花皆升，唯旋覆花独降，是降气的代表药。《药性切用》："下气定喘，软坚化痰，为梳理风气水湿专药。"《日华子》："明目，治头风，通血脉。"《药性论》："……开胃，止呕逆不下食。"晁恩祥教授在临床上经常选用旋覆花治疗咳喘上气证、痰浊眩晕证、胃脘反酸证。

(一) 旋覆花治疗咳喘上气证

咳喘上气之证虽然病因不同,病机不同,但是最终的机理均是肺气不降、肺气上逆,在病因治疗的同时也要对症治疗,降逆平喘。旋覆花可以配合宣肺之品(紫菀、桔梗)治疗实喘,一宣一降,下气定喘;也可以配合补益肺肾之品(山萸肉、麦冬)治疗虚喘,下气归原,调补肺肾。

【病案举例】

王某某,男性,47岁,2006年4月24日就诊。

咳嗽10余日,喘2日。

患者10余日前因感冒后出现咳嗽,咯黄痰,口服抗生素及止咳化痰药后症状无好转,近2日出现喘,胸闷,夜间咳嗽加重,难以平卧,体温正常,食欲不好,大便干。舌淡红,苔白厚,脉滑。既往吸烟史30年,每日30支。

辨证 痰热壅肺,肺失宣降。

立法 清热化痰,肃肺平喘。

处方 炙麻黄6g 紫菀15g 前胡10g 苏叶10g 鱼腥草30g 苏子10g 白果10g 瓜蒌25g 旋覆花10g 芦根30g 浙贝10g 黄芩10g 金荞麦15g 白茅根30g 桔梗10g

5剂,水煎服,2次/日

患者口服5剂药后喘平,咳嗽、咯痰均痊愈。

(二) 旋覆花治疗痰浊眩晕证

痰浊眩晕证的主要症状是头晕目眩,头目昏蒙,或如坐舟船,呕恶胸闷,口淡不渴,舌淡红,苔白腻,脉滑。痰浊上扰清窍是其基本的病机,病源于中焦,病位在一身至上。晁恩祥教授认为此类疾病只化痰浊是不够的,它的特点是病位在头,要降逆,引痰浊下行,才能治疗眩晕。旋覆花即可消痰行水,又可下气降逆,应是首选之药。

【病案举例】

刘某,女性,28岁,2006年7月10日就诊。

头晕目眩1天。

患者因工作紧张连续加班1个月后,突发头晕目眩,不敢睁眼,头昏沉不适,自觉身体不稳,如坐舟船,恶心呕吐黄绿色液体,胸闷耳鸣,口不渴,肠鸣,大便溏。舌淡红,苔白厚腻,脉滑。

辨证 脾虚湿盛,风痰上扰。

立法 健脾化湿,祛痰降逆。

处方 旋覆花10g 白术10g 苍术10g 茯苓15g 代赭石15g 藿香10g 佩兰10g 僵蚕10g 白芥子10g 苏子10g 半夏10g 草果10g

5剂,水煎服,2次/日。

服药5剂后患者症状全消。

（三）旋覆花治疗胃脘反酸证

胃脘反酸是多数胃病的一个共同症状，可同时伴有呃逆嗳气，胃脘胀满，胃脘及食道灼热感或胸骨后痛，后背痛。晁恩祥教授认为：反酸证的主要问题出在"反"字上，"酸"本无错，只不过是出现在不应该出现的位置上，才引发了临床症状，"酸"只要回到原来的位置，就不是邪气，反而是水谷精微的物质，是应该受到保护的。治酸不要伤害酸，使酸归于原位、发挥正常作用，是治疗的根本目的。胃气以降为顺，治疗反酸证一定要降胃气，胃气和降了才能制酸，否则胃气不降是永远不能制酸的。

旋覆花入胃经，降气止呕，擅长利气下行。

【病案举例】

邵某某，男性，53岁，2008年12月4日就诊。

反酸间断发作20余年，加重2周。

患者20余年前出现上消化道出血，经住院治疗后出血止，但是此后反复出现反酸，伴胃脘嘈杂感，呃逆，多与受凉、紧张、失眠有关，多次胃镜检查：胃-食道反流，慢性胃炎。反复服抑酸药治疗，停药后即复发，并出现白细胞下降，考虑是抑酸药的副反应，欲求中药治疗。现：反酸，胃脘嘈杂不适，喜温喜按，食后胃胀，呃逆，食欲好，大便溏，舌淡红，苔白，脉沉。

辨证　中焦虚寒，胃气上逆。

立法　温中散寒，和胃降逆。

处方　旋覆花10g　党参10g　干姜8g　白术10g　代赭石15g　吴萸5g　附子8g　山药10g　乌贼骨10g　半夏10g　砂仁10g　茯苓15g　瓦楞子10g　陈皮10g　黄芪10g　莱菔子10g

14剂，水煎服，2次/日。

药后患者症状消失，2009年春、秋季各服上方2周，2009年一年反酸无发作。

桔梗开宣肺气，祛痰利咽

桔梗味苦、辛，性平，归肺经，具有开宣肺气、祛痰利咽功效。

外感肺疾皆不宣，风寒风热桔梗煎。

肺为娇脏，不耐寒热，寒热犯肺，虽然证候表现有别，但肺失宣降之机则一。治疗就是要祛邪于外、复宣降于里。桔梗开宣肺气，从'宣'切入，不管邪之寒热，既然病机都存在肺气不宣，那么桔梗就是不可或缺之品。在配伍上与杏仁一宣一降，常作为对药出现。

【病案举例】

孙某某，女，42岁，受凉后出现咳嗽，咯白色清痰，咽痒，舌淡红，苔薄白，脉缓。辨证为风寒咳嗽，以华盖散加桔梗5剂而愈。华盖散是治疗外感风寒咳嗽之效方，唯一不足之处是方中并无桔梗,如加桔梗,与方中杏仁构成对药,一宣一降,更切病机。

瓜蒌清热化痰,宽胸散结,润肠通便

瓜蒌味甘、微苦,性寒,归肺、胃、大肠经。功能清热化痰,利气宽胸,散结消痈,润燥通便。

(一) 配黄芩、金荞麦清热化痰

晁恩祥教授治疗肺热喘咳时喜用黄芩、金荞麦,常以瓜蒌配之。《本草纲目》云瓜蒌"润肺燥,降火,治咳嗽,涤痰结,利咽喉。"由于其有涤痰散结的功能,故对呼吸系统的炎症,尤其是痰热壅肺证效果极佳。

【病案举例】

吴某,女,36岁。因咯痰10月余,低热1月来诊,患者10月余前出现晨起咯痰,痰黄质浓,时带血丝,未系统检查及治疗。1个月前出现低热,咯痰加重,血丝增多,用抗生素治疗3天,症状有所减轻。但仍咯黄黏痰,带血丝,无咳喘,时咽痛,背痛,纳眠可,大便时干时稀,日2~3次,时腹痛。舌淡红,苔白腻,脉弦。晁恩祥教授考虑为支气管扩张,辨证为痰浊化热阻肺,损伤肺络。治宜清热化痰,凉血止血。

处方　黄芩10g　金荞麦15g　瓜蒌15g　鱼腥草25g　紫菀15g　杏仁10g　橘红10g　桑白皮10g　青蒿10g　赤芍10g　陈皮10g　白及15g　白茅根30g　甘草6g

二诊　服药7剂后低热退,咯痰减少,再以上方加减10余剂,症情缓解。

(二) 配薤白化痰宽胸散结

晁恩祥教授对痰浊壅滞,胸闷不舒之证喜用瓜蒌与薤白配伍,考薤白味辛苦性温,善通胸中之阳,散阴寒痰浊凝滞。瓜蒌则性寒,二者虽寒温不同性,但宽胸散结功能颇相一致,二药合用,散结功能相得益彰而无过寒过温之弊。对老年体弱患者尤为适宜。

【病案举例】

赵某,女,25岁,2005年8月16日因受凉而出现咽痒咳嗽,咳嗽较剧,咯白黏痰,胸闷腹胀。经用风咳1号方治疗1周后,咳嗽咽痒明显减轻,仍觉胸闷,胸中灼热,腹胀喜暖,小腹冷感,纳食可,二便调,舌淡红,苔白腻,脉沉细。晁恩祥教授认为此属痰湿阻滞,气机不畅,胸阳不展。当化痰理气,宽胸通阳。

处方　全瓜蒌15g　薤白10g　半夏10g　玫瑰花10g　枳壳10g　木香10g　厚朴10g　黄芩15g　干姜8g　小茴香10g　乌药10g　香附10g　苏叶10g　陈皮10g
14剂。

药后患者胸闷不舒明显缓解,诸症明显减轻。

（三）配火麻仁润肠通便

瓜蒌仁质润多脂，功能润燥通便。晁恩祥教授在治疗肺热喘咳时，遇有大便不通者，每以全瓜蒌与火麻仁、杏仁配合运用。其证候特点是痰热兼有大便不通。单纯的大便不通，则多用火麻仁配元明粉、大黄等。

【病案举例】

杨某，女，61岁。便秘5年，排便无力，伴有咯痰，多于晨起咯黄痰带血丝，曾服中药治疗，无明显改善。2003年10月某医院胸CT示：双下肺支扩改变。刻下症见晨起咯黄痰，时有血丝，无咳喘，纳食睡眠可，大便干，每日一行。舌淡红，苔黄少津，脉弦细。辨证为痰热内蕴，气机不畅，当以清肺化痰，降气通便法治之。

处方 鱼腥草25g 全瓜蒌15g 火麻仁30g 黄芩10g 金荞麦15g 栀子10g 知母10g 麦冬15g 沙参15g 紫菀15g 赤芍10g 生石膏15g 白茅根25g 苏子10g

二诊 服药7剂后，大便通畅，仍咯黄痰夹咖啡色痰，舌淡红苔白腻，脉弦细。上方去生石膏、栀子，加浙贝母10g。

三诊 服药7剂，咯痰量减少，血丝时有时无，无咳嗽，大便基本正常，继以上方化裁调理病情缓解。

贝母化痰热

贝母有川贝、浙贝之分。川贝味苦甘，性微寒；浙贝味苦，性寒，功可化痰止咳，清热散结。川贝性凉而甘，兼润肺之功；浙贝母长于清热散结。《别录》记载其可"疗腹中结实，心下满，洗洗恶风寒，目眩项直，咳嗽上气，止烦热渴，出汗。"晁恩祥教授临床常应用贝母用于治疗咳嗽有热之症。

（一）贝母配知母用于阴虚肺燥

晁恩祥教授临床应用知母即取其润燥化痰，又取其滋阴清热之功，故临床以二药相配多用于治疗痰热蕴肺，身热不解之症。贝母清热化痰，知母滋阴润肺，二药合用则滋阴清肺，润燥化痰。临床并酌情加入生石膏、栀子等加强清热作用，或加入麦冬、玄参等加强滋阴作用。

【病案举例】

刘某，女，33岁，就诊日期2008年12月12日。

患者主因"咳嗽1个月"就诊。1个月前曾咽部痛，咳嗽，服阿奇霉素、祛痰灵等均无效，12月4日咽痛加重，继之发热4天，体温39.2℃，口服阿奇霉素后，热退。现咳嗽，咽痒，痰多色黄，易咯出，无胸痛，口干，口渴，纳可，二便调，眠佳，舌淡红苔薄白，脉弦。晁恩祥教授辨为风邪犯肺，痰热内蕴，立以疏风宣肺，清咽化痰之法。

处方　杏仁10g　紫菀15g　黄芩10g　鱼腥草25g　地龙10g　蝉蜕8g　浙贝母10g　炙杷叶10g　牛子10g　知母10g　桑白皮10g　北豆根6g　金荞麦15g　生甘草10g

7剂,水煎服。

患者自服上方两周,诸症减。

(二) 贝母配杏仁用于咳嗽上气

晁恩祥教授以二药伍用常用于咳嗽上气,咯痰不利之症。贝母润肺化痰,清热止咳;杏仁降气祛痰,宣肺平喘,润肠通便。二者合用,一润一降,相得益彰,化痰止咳效佳。

【病案举例】

金某,女,71岁,就诊日期2008年11月17日。

患者主因"咽痛7天,咳嗽4天"就诊。患者1周前感寒后出现咽痛,口腔溃疡,无发热。4天前出现咳嗽,逐渐出现咯痰,痰量逐渐增多,色由白转黄,质黏,现咯咖啡色,咳时胸痛。两天前气喘,自服沐舒坦后今日不喘,服用麦迪霉素、强力枇杷露后症状有所缓解。现症:咳嗽,咯痰色黄略带咖啡色,平卧舒服,无气短,无喘憋,纳一般,大便调,小便正常,眠可,舌淡红边尖红,苔白少津,脉沉弦。晁恩祥教授辨为肺阴不足,肺失宣肃,治以养阴清肺,止咳化痰之法。

处方　麦冬15g　北沙参15g　黄芩10g　知母10g　苏叶10g　五味子10g　地龙10g　蝉蜕8g　玄参15g　白茅根25g　金荞麦15g　牛子10g　杏仁10g　银花15g　生甘草10g

7剂,水煎服。

患者自服上方两周,诸症减。

杏仁止咳平喘,润肠通便

杏仁味苦、辛,性温,有小毒。入肺、大肠经。功专苦泻润降,兼能辛宣疏散。善于宣肺除痰,润燥下气。晁恩祥教授在临床常用杏仁于咳喘之证,随证配伍,每收良效。

(一) 配麻黄、苏叶、前胡宣肺散寒,止咳平喘

晁恩祥教授擅长治疗各种原因引起的咳喘证,特别是对咳嗽变异性哮喘有独到之处,他认为风邪为患是造成此种咳喘的主要原因,因而名之为"风咳",对于此种咳嗽,晁恩祥教授常以杏仁配麻黄、前胡等组成治疗本病的专方。其组成为:炙麻黄、杏仁、苏子、苏叶、地龙、蝉蜕、牛蒡子等。考《伤寒论》的麻黄汤中杏仁作为佐药,以其温润缓解麻黄之辛燥,并能宣肺止咳。晁恩祥教授亦取仲景组方之意,同时合用前胡等,杏仁与前胡既能宣肺止咳,又能下气消痰,二者能宣能降,与他药配伍,调畅气机,可以恢

复肺气宣降之功。

【病案举例】

买某,女,46岁。咳嗽变异性哮喘病史,每因感冒而引发咳嗽,3天前受凉后咳嗽加重。刻下症见咳嗽剧烈,咽干痒发紧,咯少量白痰,痰黏难咯,鼻后滴流,恶风,汗多,身倦,纳呆,便稀日1行,舌淡红,苔薄白,脉弦。证属风邪袭肺,肺卫失宣。治宜疏风宣肺,止咳利咽。

处方　炙麻黄8g　苏子叶各10g　前胡10g　杏仁10g　紫菀15g　炙杷叶10g　地龙10g　蝉蜕8g　辛夷10g　苍耳子10g　防风10g　焦三仙各10g　葛根25g

二诊　服药7剂后,咳嗽咽痒明显减轻,恶风出汗等症已解,继以上方加减治疗1周,咳嗽咽痒消失。

(二) 配石膏清泻肺热,止咳平喘

晁恩祥教授在治疗咳喘疾病中发现,许多病人在急性期都伴有热象,表现在咳吐黄痰,口干,便秘,舌红,苔黄厚,脉滑数等,认为肺热是造成以上症状的原因。因此在治疗中常用杏仁配石膏,取其辛寒宣泄,清泻肺热,止咳平喘。

(三) 配火麻仁润肠通便

《药性论》说杏仁可"治腹痹不通",对于便秘的患者,晁恩祥教授常以杏仁配火麻仁润肠通便,因为晁恩祥教授诊疗的患者以肺系疾病为多,肺气不宣常是"腹痹不通"的一个重要原因,所以这种情况下杏仁就更为适合。

【病案举例】

郎某,男,70岁。慢性咳嗽病史10年,每年秋冬季节发病。此次感冒发热,热退后出现咳嗽,咽痒,咯少量白痰,咽干不利,口中黏腻不爽,胃脘时痛,吞酸,恶心,大便干燥,小便不畅,夜尿3~4次。舌苔微黄腻,脉弦。证属风邪犯肺,气机不畅。治宜疏风宣肺,降气止咳。

处方　杏仁10g　苏子叶各10g　火麻仁30g　郁李仁12g　前胡10g　紫菀15g　地龙10g　蝉蜕8g　五味子10g　麦冬10g　牛蒡子10g　藿香10g　白茅根25g
7剂。

药后咳嗽减轻,大便调,小便仍频。舌淡红,苔白,脉弦。上方去藿香、郁李仁,加桔梗10g、葛根25g,再服7剂后,诸症基本缓解。

苏子降逆气,止痰喘

苏子味辛性温,归肺、大肠经,功效:降气化痰,止咳平喘,润肠通便。《别录》:"主下气,除寒温中。"

(一) 苏子与紫菀配伍,润肺化痰治疗咳嗽变异性哮喘

苏子清利上下气平喘,化痰止咳。《日华子本草》:"止嗽,润心肺,消痰气。"紫菀气温不热,质润不燥,润滑油肺下气,化痰止咳。苏子以降气为要,紫菀以润肺为主。晁恩祥教授喜用二药伍用,一润一降,润降合法,化痰止咳,下气平喘。

【病案举例】

洪某,男性,48岁。2008年12月就诊。咳嗽变异性哮喘病史3年,此次发病因一周前受凉后出现咳嗽,白痰,咳声重浊,剧烈,咽痛痒,口干,夜晚咳嗽不能入睡,无发热,进食欠佳,二便调,舌质淡红,舌苔薄白,脉象弦。

辨证 风邪犯肺,肺失宣肃。

治宜 疏风宣肺,止咳利咽。

方药 紫菀15g 杏仁10g 苏子叶10g 炙麻黄10g 白果10g 蝉蜕8g 金荞麦15g 冬花10g 前胡10g 白芍10g 白茅根25g 牛子10g 锦灯笼10g 生甘草10g

7剂,水煎服。

服上药7剂症状基本消失,随访半年未再发作。

(二) 苏子配葶苈子,降气泻肺治疗慢性阻塞性肺疾病急性发作

苏子降气消痰,止咳平喘;葶苈子泻肺平喘,下气利饮。《药性论》:"疗肺壅上气咳嗽,止喘促,除胸中痰饮。"晁恩祥教授应用二药共奏泻饮降逆之功,则喘停而肿消。

【病案举例】

田某,男性,84岁,2008年7月就诊,慢性阻塞性肺疾病史10余年,近10年来反复咳喘,并日渐加重,就诊时咳嗽频繁,轻微活动则气喘,胸闷,气短,气不足一吸,汗出,睡眠差,夜晚睡眠过程中需坐起2~3次,喘满不得卧,咳嗽,咳痰色白,量多,喉中痰鸣明显,呼吸急促,大便干,小便短少,双下肢水肿,舌质淡红,舌苔白,脉弦。

辨证 饮邪犯肺,肺气失宣,气道失畅。

立法 泻肺平喘,降气消痰。

处方 紫菀15g 杏仁10g 苏子10g 葶苈子10g 苏叶10g 五味子10g 浙贝10g 生甘草10g 炙杷叶10g 地龙10g 蝉衣8g 牛蒡子10g 前胡10g 白果10g 金荞麦15g 淫羊藿10g

7剂,水煎服。

服上方7剂咳嗽明显减轻,痰量减少,呼吸均匀,可爬2层楼梯,夜晚睡眠可平卧入睡,腿肿有所消退,继服上方10剂调养。1年未急性加重。

(三) 苏子配莱菔子,降气消食治疗咳嗽变异性哮喘合并食积证

苏子下气开郁之力优于莱菔子,偏利胸膈;莱菔子消痰破积之力优于苏子,偏消腹

胀。两药相合,消降兼施,有降气平喘消食之效。晁恩祥教授喜用二药治疗痰气互阻,胸腹胀闷,痰喘食积,舌苔厚腻满布者。

【病案举例】

患者付某,女性,32岁,2009年8月25日就诊。咳嗽变异性哮喘三年,反复咳嗽咽痒,无痰,胸闷憋气,言语多则咳,对异味、烟味敏感,此次发病,因进食涮羊肉后起皮疹,胸闷憋气,活动后加重,时有气短,腹胀,腹中漉漉有声,闻异味则咳嗽,无痰。大便不爽,不思饮食,睡眠欠佳,舌质淡红,舌苔白腻,脉弦。

辨证 风邪犯肺,食滞中焦。

立法 疏风宣肺,消食化滞。

处方 炙麻黄8g 杏仁10g 紫菀15g 苏子10g 苏叶10g 地龙10g 蝉衣8g 五味子10g 白果10g 厚朴10g 浙贝10g 莱菔子10g 苍术10g 木香10g 陈皮10g 鸡内金10g 生甘草10g

7剂,水煎服。

服药后,症状完全缓解,无明显不适主诉。

紫菀开散肺气,下气通便

紫菀苦、甘,微温,归肺经,润肺下气,消痰止咳。主治痰多喘咳,新久咳嗽,劳嗽咳血。晁恩祥教授治疗咳嗽,无论新久,均用紫菀,认为本品辛而不燥,润而不寒,补而不滞,故无论内伤、外感所致的咳嗽,均可随证加减选用。治疗便秘,也常加紫菀,常可起到宣肺通便的作用。

(一) 紫菀配杏仁、五味子治疗咳喘

晁恩祥教授认为紫菀一药,苦辛而温,辛而不燥,温而柔润,偏于开散肺气郁滞。杏仁辛温,功能发散风寒,复因苦润,故下气平喘之力甚笃。杏仁主于肺经之血,紫菀主于肺经之气,二者为伍,加强宣肺通降之功。五味子敛肺止咳。紫菀配五味子,为紫菀丸,适用于咳嗽日久之症。故治疗慢阻肺咳嗽,最喜三药联合。晁恩祥教授治疗风咳,在疏风宣肺基础之上,也常三药联合应用。

【病案举例】

(1) 风咳:见山茱萸篇。

(2) 喘证:患者宋某,男,55岁,2004年12月14日就诊。咳嗽、喘憋7~8年,加重半年。今年月始反复咳嗽、喘憋,咯大量黄白痰,反复住院治疗,诊为慢性阻塞型肺气肿。静脉应用抗生素则喘憋加重,加用甲强龙80—60—40mg半月,停20天再发。吸入特布他林、舒利迭开始有效,后无明显效果。现咳嗽重,夜间剧烈,咯大量黄白黏痰,喘憋以活动后加剧,生活受限。无发热,时汗出,时心悸,纳少,眠差,二便调。舌质淡红,苔白少津,脉弦滑。辨证痰浊阻肺、肺肾气

虚。予调理肺肾,化痰平喘。

处方 炙麻黄6g 杏仁10g 紫菀15g 苏子叶各10g 前胡10g 炙杷叶10g 地龙10g 蝉蜕8g 牛蒡子10g 五味子10g 鱼腥草25g 黄芩12g 连翘12g 山萸肉12g 太子参15g

12月21日二诊 患者未来,家属代述。

患者服药后咳嗽减轻,夜间咳嗽减少,已能间断入睡,咯痰量减少,黄痰较前减少,动喘明显,憋气明显,仍不能下地,起居受限,盗汗,纳可,二便调。仍拟疏风宣肺,化痰降气。

处方 炙麻黄5g 杏仁10g 紫菀15g 苏子叶各10g 前胡10g 炙杷叶10g 地龙10g 蝉蜕8g 牛蒡子10g 鱼腥草25g 黄芩12g 山萸肉12g 辛夷10g 细辛3g 浮小麦30g

12月28日三诊 患者服药后喘憋明显减轻,已能轻度活动。今日来诊已能自理,未坐轮椅。咳嗽减轻,胸胁胀痛,痰量减少,黄痰明显减少。现咯白稀痰,遇凉风则流涕、咯痰、咳嗽,仍动喘,但较前有改善,盗汗减轻,纳食改善,眠可,二便调。舌质淡红,苔薄白,脉弦数。仍拟宣肺止咳,纳气平喘。

处方 炙麻黄5g 杏仁10g 紫菀15g 苏子叶各10g 前胡10g 炙杷叶10g 地龙10g 蝉蜕8g 五味子10g 鱼腥草25g 黄芩12g 莱菔子10g 辛夷10g 瓜蒌15g 橘红10g

带药回家。

(二) 紫菀配杏仁,治疗大便秘结

大便秘结是因为脏腑不通。肺与大肠相表里,肺失肃降影响大肠,致使腑气不通而大便秘结。故咳喘病人,常伴大便秘结,通便后,咳喘减轻。晁恩祥教授治疗咳喘,杏仁、紫菀为必用,不专治便秘,而腑气得通。一药两用,构思颇巧。治疗便秘时,也常加二药,借降肺以通腑,增强通便之力。

具体病案见下篇麻子仁丸治疗便秘案。

枇杷叶降气消痰,和胃降逆

枇杷叶味苦,性凉,归肺胃二经,为清降消痰和胃止呕之品。《本草纲目》有:"枇杷叶,治肺胃之病,大都取其下气之功耳。气下则火降痰顺,而逆者不逆,呕者不呕,渴者不渴,咳者不咳矣。"晁恩祥教授选炙枇杷叶作为治疗咳喘的常用药物,即考虑到风邪为患,气机失调,痰气上逆而为咳、胃气上逆则作呕;取其性善降泄,既能泄降肺热以化痰止咳,又能清降胃热以止呕秽、除烦渴之功。常在疏风宣肺配伍之,用于治疗风咳、咳嗽喘逆、肺热咳喘、咯血、衄血及胃热呕哕、烦渴等证。

（一）炙枇杷叶降气化痰治疗咳嗽变异型哮喘

晁恩祥教授经多年临床探索和验证，指出咳嗽变异型哮喘和变态反应性咳嗽多属于风咳范畴，表现为风邪犯肺，肺气失宣，上逆而为咳，肺气因风而不降，故咳而阵作，治当疏风降气以止咳。治以疏风宣肺，止咳利咽。风盛挛急，佐以敛气缓急，风盛有燥时，可滋阴润燥而息风。

【病案举例】

患者徐某某，女，51岁，因"咳嗽2年"于2004年12月14日就诊。曾在当地查过敏源：对多种因素过敏，服用中西药物治疗无效，夏季轻，咳嗽无痰，夜间咳重，对烟味敏感，2004年7月查支原体抗体（+），给予阿奇霉素治疗效果不佳，每发阵咳持续1~2小时，纳可，眠差，二便调。胸片、ECG基本正常。西苑医院查肺功能正常，激发试验阳性。舌质淡红，边有齿痕，舌苔薄腻，脉弦。西医诊断：①咳嗽变异型哮喘。②变态反应性咳嗽。中医诊断：风咳。中医辨证：风邪犯肺，肺气失宣，上逆而为咳，肺气因风而不降，故咳而阵作，治当疏风降气以止咳。治以疏风宣肺，止咳利咽。风为阳邪，久易化热，加清透之药。

处方　紫菀15g　杏仁10g　前胡10g　炙枇杷叶10g　五味子10g　地龙10g　牛蒡子10g　白僵蚕10g　乌梅10g　苏子叶各10g　蝉蜕8g　鱼腥草25g　黄芩10g

7剂，水煎服。

二诊　服药后咳嗽减轻一半，现咳嗽程度减轻，时间缩短，以刺激性咳嗽为主，遇大风、异味咳嗽，咽干痒，无痰，无喘，纳可，眠可，二便调。舌淡红边有齿痕，舌苔薄白腻，脉弦。辨证：风邪犯肺，化燥伤津。风盛则燥，当知滋阴可以润燥而息风。主方不变，佐以润燥降逆。

处方　紫菀15g　炙麻黄8g　杏仁10g　前胡10g　炙枇杷叶10g　五味子10g　地龙10g　牛蒡子10g　辛夷10g　北沙参15g　苏子叶各10g　蝉蜕8g　乌梅10g　麦冬10g　白芍10g　7剂，水煎服。

患者服药后未再咳，数日前因感冒再发，服药后缓解，未再咳嗽。

【病案举例】

申某某，男，3岁。2007年3月30日初诊。患者咳嗽2月，咯痰，痰量不多，不烧，咽不痛，无涕。2007年3月4日在北京儿童医院查胸片示：两肺纹理增多、模糊，右下肺为著，未见明显片影。诊断：支周炎。静点阿奇霉素5天，口服罗红霉素5天，效果不明显，咽不痒，早晚阵咳，口干喜饮，夜间汗多，大便干，食欲可，烦躁，易发脾气。舌淡红，苔薄白，脉弦细，指纹正常。证属风邪犯肺，肺失宣降。治以疏风宣肺，止咳润肠。

处方　炙麻黄6g　杏仁10g　紫菀15g　炙杷叶10g　苏叶10g　五味子10g　地龙10g　蝉蜕8g　火麻仁15g　百部10g　麦冬15g　沙参15g　黄芩8g

4剂，水煎服。每剂服用1天半。

1剂药后咳嗽即大减,2日大便通,4剂服完诸症消失痊愈。

(二) 枇杷叶降肺胃之逆治疗咳喘、呕逆之证

患者李某,女,59岁,2005年8月2日初诊。主因剧烈咳嗽、呕恶伴消瘦2月求诊。患者诉自2002年冬季出现喷嚏流涕,晨、晚加重,当地医院考虑为"过敏性鼻炎"。至2003年春节出现夜间阵咳,咳少量白沫痰,2003年7月某医院诊为"咳嗽变异型哮喘",给予普米克都保、澳克斯都保、雷诺考特治疗有效,但仍间断发作。2005年6月因发热1天,胸片示有2ml胸水,当地医院诊为"结核性胸膜炎",予抗炎治疗1天后发热即退,继予抗痨治疗至今。8月1日在北京某医院查:天冬氨酸氨基转移酶968 U/L,丙氨酸氨基转移酶1183 U/L,胆红素30.1μmol/L,胆汁酸20.5μmol/L,直接胆红素12.9μmol/L。胸CT示:左肺陈旧结核,右侧肋膈角胸膜肥厚粘连。血嗜酸性粒细胞0.309。肺功能示:轻度混合性通气功能障碍,扩张试验(-)。现咳嗽阵作,咯大量泡沫痰,黄白相间,气短乏力,精神差,身体消瘦(体重30kg),脘腹胀满,时恶心,不欲食,眠可,二便调,舌淡红,苔白腻,脉弦滑。诊断:咳嗽变异型哮喘;药源性肝损伤。中医辨证:肝胃失和,肺气失宣。当肺、肝、胃同治,调和肝胃与宣肺止咳并举。

处方 苍术、白术各10g 陈皮10g 厚朴10g 焦三仙各10g 鸡内金10g 党参10g 苏子、苏叶各10g 炙枇杷叶10g 地龙10g 蝉蜕8g 五味子10g 百部10g 前胡10g 鱼腥草25g 金荞麦25g 栀子10g 苦参10g 3剂,水煎服,每日1剂。

8月5日二诊 药后食欲好转,脘腹胀满消失,仍畏食生冷,大便正常,咳嗽,咯白色泡沫痰,量较多,午后重,舌淡红,边有齿痕,苔白,脉弦。治疗继以宣肺化痰止咳、健脾和胃之法。

处方 紫菀15g 款冬花15g 百部10g 陈皮10g 茯苓15g 焦三仙各10g 鸡内金10g 苏子、苏叶各10g 炙枇杷叶10g 地龙10g 蝉蜕8g 五味子10g 金荞麦15g 苦参10g 14剂 水煎服,每日1剂。

8月19日三诊 药后咳嗽减,咯白痰,量中等,精神明显好转,食欲好,大便正常。舌淡红,苔黄腻,脉弦小数。8月12日查:ALT:222U/L,AST:69.968U/L。因患者仍痰量较多,且舌、脉有痰热之象。治疗当疏风宣肺,清热化痰,上方加入清热化痰之品。

守方加减服药21剂,咳嗽消失,仅偶有少量白痰,精神佳,纳食好,二便调。肝功完全恢复正常。

本案患者来诊时病情较重,咳甚且呕逆频作,自诉食水难进,形体瘦削,体重仅30kg 为肺系疾病误诊、误治后,导致药物性肝炎。中医辨证为肝胃失和。治疗当肝胃同治,疏风宣肺,和胃降逆,调气理肝,收效明显。炙枇杷叶入肺胃二经,在方中充分发挥了其特点。

葶苈子泻肺平喘,行水消肿

葶苈子味辛、苦,性大寒,具有泻肺平喘、行水消肿的功效。

葶苈逐痰效力捷,大寒伤脾方中虞。

对于痰涎壅盛,咳喘痰多者,一般祛痰药或药力不足,或缓不应急,而葶苈子虽祛痰捷猛,但大寒伤脾,临床并不常用。仲景所制葶苈子大枣泻肺汤配伍大枣,并且将此配伍名方,旨在告诉医者,用葶苈子必当顾护脾胃。葶苈子大寒,脾为阴土,阴常有余,阳常不足,其之大寒主要伤及脾阳,如果用温脾阳之品反制,如附子、干姜等,则影响方药的主治方向,白术性微温,用以佐制更为恰当。

【病案举例】

张某某,女,50岁,喘憋痰多,口口不断,不能平卧,大便干,舌质红苔白腻,脉滑数。中医辨证为"痰热壅肺",先后与清金化痰汤、清气化痰丸加减,疗效平平。后在清气化痰丸基础上加葶苈子10克,白术10克佐制,7剂后症状明显减轻。

第十二章　平肝息风药

地龙散风解痉,缓急平喘

地龙咸寒,功能清热、镇痉、利尿、解毒,主治热病惊狂、小儿惊风、咳喘、头痛目赤、咽喉肿痛、小便不通、风湿关节疼痛、半身不遂等症。外用涂丹毒、漆疮等症。晁恩祥教授常用地龙配蝉蜕,广泛用于咳嗽变异型哮喘、哮喘、慢阻肺等病,不论寒热,均可应用。

(一) 地龙配蝉蜕,用于风咳

晁恩祥教授认为,咳嗽变异型哮喘、变态反应性咳嗽当属中医"风咳"范畴,治疗应以疏风宣肺、缓急止咳为主,蝉蜕、地龙散风解痉,可缓解风咳之气道挛急。

【病案举例】

患者徐某,女,51岁,2004年12月14日初诊。

咳嗽2年。曾在当地查过敏源:对多种因素过敏,服用中西药物治疗无效,夏季轻,咳嗽无痰,夜间咳重,对烟味敏感,2004年7月查支原体抗体(+),给予泰力特治疗效果不佳,每咳1~2小时,纳可,眠差,二便调。胸片、ECG基本正常。西苑医院查肺功能正常,激发试验阴性。舌质淡红,边有齿痕,舌苔薄腻,脉弦。风邪犯肺,肺气失宣,上逆而为咳,肺气因风而不降,故咳而阵作,治当疏风降气以止咳。治以疏风宣肺,止咳利咽。

处方　紫菀15g　杏仁10g　前胡10g　炙杷叶10g　五味子10g　地龙10g　牛蒡子10g　僵蚕10g　乌梅10g　苏子叶各10g　蝉蜕8g　鱼腥草25g　黄芩10g

2005年12月28日二诊　服药后咳嗽减轻一半,现咳嗽程度减轻,时间缩短,以刺激性咳嗽为主,遇大风、异味咳嗽,咽干痒,无痰,无喘,纳可,眠可,二便调。舌淡红边有齿痕,舌苔薄白腻,脉弦。风盛则燥,当知滋阴可以润燥而息风。主方不变,佐以润燥降逆。

处方　紫菀15g　炙麻黄8g　杏仁10g　前胡10g　炙杷叶10g　五味子10g　地龙10g　牛蒡子10g　辛夷10g　北沙参15g　苏子叶各10g　蝉蜕8g　乌梅10g　麦冬10g　白芍10g

2006年1月25日三诊　患者服药后未再咳,数日前因感冒再发,服药后缓解,未再咳嗽不止,现自觉对油烟、异味敏感,余正常。舌质淡红、舌苔薄白,脉弦。体质未变,受邪一致,证候相关,故以同法治疗。继续疏风利咽,宣肺止咳。

处方　紫菀15g　杏仁10g　前胡10g　炙杷叶10g　五味子10g　地龙10g　牛蒡子10g　诃子10g　乌梅10g　苏子叶各10g　蝉蜕8g　鱼腥草25g　黄芩10g　杭白芍10g　炙麻黄6g

2006年5月13日四诊　再次发作咳嗽50天,未查到诱因。现咳嗽傍晚及夜间剧烈,阵咳无痰,无喘憋,咽不痒,纳呆,眠差,二便调。舌质淡红边有齿痕,舌苔薄白腻,脉沉细。阵咳剧烈,为风盛挛急之象,主方不变,佐以敛气缓急。

处方　紫菀15g　杏仁10g　炙杷叶10g　五味子10g　地龙10g　牛子10g　厚朴10g　乌梅10g　苏子叶各10g　蝉蜕8g　白茅根25g　半夏10g　山萸肉15g　辛夷10g　金荞麦25g

2006年5月31日五诊　患者未来,家属代述:患者现夜间咳嗽明显,影响睡眠,纳可,眠可,二便调。风邪不去,咳不止,风邪宣疏宜柔。去半夏、厚朴,加前胡、白芍。

处方　紫菀15g　杏仁10g　炙杷叶10g　五味子10g　地龙10g　牛蒡子10g　鱼腥草25g　乌梅10g　苏子叶各10g　蝉蜕8g　白茅根25g　白芍10g　山萸肉15g　辛夷10g　前胡10g。

2006年11月11日六诊　患者未来,家属代述:患者服药后病情继续减轻,现断续咳嗽,已不连续阵咳,咳嗽时间不定,咽痒已无,干咳无痰,效不更方,上方继服。

(二) 地龙配蝉蜕,治疗风哮

晁恩祥教授认为支气管哮喘属中医哮病范畴。认为其病因是风邪为患。病机是风邪袭肺,肺失宣降,气道挛急而引发哮喘,故首先提出"风哮"之称。治疗当以疏风宣肺、缓急解痉为要。常用地龙、蝉蜕散风解痉,合用麻黄、白果、苏子、白芍、五味子等药。

病案见黄龙平喘汤治风哮证。

(三) 地龙配蝉蜕用于喘证

晁恩祥教授认为,慢阻肺相当于中医喘证范畴,慢阻肺为气道慢性炎症,有气道反应性增高,相当于风邪,治疗应不忘疏风,故常用地龙、蝉蜕等药。

【病案举例】

患者周某,男,61岁,因"发作性咳嗽、喘息3年,加重2月"于2004年3月12日就诊。患者从三年前开始常于冬季发作咳嗽、咳痰,伴胸闷、憋气,严重时气喘,喉中有声,天暖后可缓解。本次发作两个月,咳嗽明显,夜间影响睡眠,呼吸不畅,胸憋,晨起咯白色泡沫痰,量多。曾在当地医院抗菌、平喘治疗,无明显效果。胸片提示慢性支气管炎、肺气肿。舌质淡红,舌质薄黄、略腻,脉弦滑。证属风邪犯肺,痰浊内阻,治以疏风宣肺、化痰平喘。

处方　炙麻黄8g　杏仁10g　苏子10g　苏叶10g　前胡10g　地龙10g　蝉蜕10g　半夏10g　橘红10g　百部10g　五味子10g　鱼腥草25g　金荞麦15g　葶苈子

10g　莱菔子 10g,7 剂。

二诊　患者服药后胸憋明显减轻,咳嗽咯痰均明显减轻。胸闷及呼吸不畅基本消失。夜间可安睡。大便偏稀,黏冻状,肚子没有不舒服。舌苔薄黄、中心偏后稍腻,脉沉细。上方继服 7 剂。

三诊　症状继续减轻,但没有第一次就诊后减轻明显,气憋基本消失,活动无气喘,痰液减少,但夜间仍咳,痰出后减轻,咳痰色白,黏稠。舌质淡红,苔稍腻,脉弦稍滑。上方去鱼腥草、半夏,加瓜蒌 15g、桑白皮 10g。

全蝎解痉止咳,息风止痒

全蝎性味辛,平,有毒,归肝经,息风镇痉,攻毒散结,通络止痛。用于小儿惊风,抽搐痉挛,中风口㖞、半身不遂、破伤风,风湿顽痹,偏正头痛,疮疡,瘰疬。晁恩祥教授用全蝎,除传统病症外,还用于风咳日久、咽痒明显者;还用于风疹日久、反复发作者。

(一) 全蝎配僵蚕治疗风咳

晁恩祥教授治疗风咳注重疏风宣肺,方中常规应用蝉蜕、地龙等虫类药。对咳嗽日久难愈、或咳嗽气急咽痒明显者,常加入全蝎、白僵蚕。

【病案举例】

患者梁某,女,19 岁,因"咳嗽反复发作半年"于 2005 年 2 月 22 日就诊。患者半年来每日咽痒则咳嗽,咳急则上气急促,服用咳必清药能稍缓,咯少量痰,色白,沫状,夜卧咳重,对异味敏感,阵咳不喘,以咽痒咳嗽为特征。查肺功能正常,气道激发试验阳性。舌质暗紫色,苔白,脉弦。西医诊断:咳嗽变异型哮喘。

辨证　风咳(风邪犯肺,肺失宣降,气道挛急)

处方　炙麻黄 6g　杏仁 10g　紫菀 15g　苏子叶 10g　前胡 10g　炙杷叶 10g　地龙 10g　蝉蜕 8g　五味子 10g　牛蒡子 10g　鱼腥草 25g　黄芩 10g　茅根 30g　全蝎 3g　白僵蚕 10g　乌梅 10g

7 剂。

二诊　患者未来,家属代述。服药后咳嗽明显减轻,咯痰少,咽痒减轻,自觉已愈,停药 7 天,现咳嗽复发,症状同前,纳可,眠可,二便调。

辨证　风邪犯肺。

处方　炙麻黄 6g　杏仁 10g　紫菀 15g　苏子叶 10g　前胡 10g　炙杷叶 10g　地龙 10g　蝉蜕 8g　五味子 10g　牛蒡子 10g　鱼腥草 25g　黄芩 10g　茅根 30g　百部 10g　乌梅 10g

(二) 全蝎配生地,用于皮疹

对于变态反应性皮疹、瘙痒,晁恩祥教授认为属风,治风应散(风)、养(血)、通

(络),常用全蝎配生地、浮萍等药。

【病案举例】

患者女,12岁,每年初夏季节腰部、腹部、腿上、手足上都要长红色丘疹,先是不规则的红斑,瘙痒明显,搔抓后脱屑、起水疱,本次已起半月,心烦,大便稍干,舌质红,苔薄黄,脉细数。治以养血清心、散风通络。

处方　当归10g　生地15g　防风10g　黄连3g　蝉蜕8g　浮萍10g　全蝎3g　荆芥6g　青蒿10g　生甘草10g

调理而愈。

第十三章 开 窍 药

石菖蒲开诸窍,化湿浊,利气机

石菖蒲味辛、苦,性微温,归心、肝、脾经。具有化痰开窍,化湿行气,祛风利痹,消肿止痛之功。临床多用于神昏、健忘、风湿痹痛、脘腹胀痛等。晁恩祥教授多用石菖蒲治疗慢性阻塞性肺疾病终末期呼吸功能衰竭而引起的神志改变,常配伍葶苈子、山萸肉等。

晁恩祥教授认为慢性阻塞性肺疾病之终末期多表现为Ⅱ型呼吸功能衰竭,临床表现多为双下肢浮肿、紫绀、咳嗽、喘息汗出、神志恍惚、谵语、大便干燥等,为本虚标实之证,本虚为肺肾气虚,标实为痰浊、瘀血、气滞、水饮。临床上多采用标本兼治之法。可以选用山萸肉收敛肺肾心之气,葶苈子豁痰,石菖蒲开窍醒神,大黄降肺胃之逆气、活血通腑而共奏豁痰祛瘀开窍醒神之作用。

【病案举例】

患者崔某,女性,71岁。反复咳喘30余年,近7天双下肢浮肿加重、咯痰困难,睡眠颠倒,喘息汗出,纳差入急诊抢救室。查血气分析,PH:7.19,PCO_2:89.7 mmHg,PO_2:57.5mmHg,SO_2:78.8%。血常规,WBC:$15.2×10^9$/L,中性分类78.1%。胸片提示肺气肿,肺动脉高压,双下肺感染。电解质在正常范围。患者家属拒绝呼吸机辅助呼吸,而收住院。患者当时喘息汗出,口唇紫绀,耳轮青紫,双下肢浮肿,痰声漉漉,小便量少,大便两日未解。脉滑数,舌质、舌苔无法观察。给予抗生素抗感染,静脉应用呼吸兴奋剂、利尿减轻心脏前负荷,静脉应用醒脑静20ml。诊断:肺胀喘昏。证属痰瘀闭窍。治宜清宫涤痰,醒脑开窍,佐以纳敛心肺之气。

处方　胆星10g　竹茹10g　郁金10g　法夏10g　葶苈子30g　石菖蒲10g　远志10g　厚朴10g　大黄6g　山萸肉30g

3剂,鼻饲。

经过3天抢救,患者苏醒,可以咯出白色黏痰,呼吸困难有所缓解,口唇紫绀减轻,乏力纳差,舌质暗,苔白腻,脉滑数。法随证变,更法为健脾化痰,活血化瘀。继用中药10副后病情缓解,乏力减轻,吸氧后紫绀可以缓解,活动后喘息,改用扶正固本胶囊长期服用,5年没有因为肺心病而住院。

第十四章 补 虚 药

太子参养气阴，生津液

太子参味甘、微苦，性平，归脾肺经，具有补气健脾，生津润肺之效。《本草再新》载其"治气虚肺燥，补脾土，消水肿，化痰止渴。"晁恩祥教授临床擅用太子参，盖其药性平和，补而不峻，适用于各种慢性病患属气阴不足者。

(一) 配麦冬、五味子用于气阴两伤

晁恩祥教授临床擅用太子参配麦冬、五味子治疗多种气阴不足证，如失眠、心悸、汗出、低热等，效果颇佳。太子参既可补肺健脾，又能清热滋阴，为清补元气之品。尤适于气阴不足之症，气虚则补，虚热则清，脾肺得健，生化有源。五味子敛心肺耗散之气，麦冬滋阴生津而清心肺，三药配合，补气生津，助多脏之功能恢复，虽药少而力宏。

【病案举例】

谭某，男，20岁。就诊日期2008年12月5日。

患者确诊霍奇金淋巴瘤3个月。在307医院行三次化疗，拟行第四次化疗。12月2日行胸部CT考虑为间质性肺炎。现症：自觉吸气困难，无胸闷，无气短，无咳嗽，无痰，时有低热(37.2~37.4℃)昨日体温38.0℃，今晨体温正常。左颈部淋巴结肿大，纳可，眠可，大便稀，2次/日，不成形，小便调，时有盗汗，舌暗苔白，脉弦数。现服用头孢哌酮，自觉服用后体温升高。晁恩祥教授辨为气阴两虚，气机不畅，立以养阴益气，纳气平喘之法。

处方　麦冬15g　太子参15g　五味子10g　玉竹10g　地龙10g　炙杷叶10g　地龙10g　蝉蜕8g　紫菀15g　杏仁10g　桔梗10g　山萸15g　白果10g　丹参10g　黄芩10g

7剂，水煎服。

患者自服上方两周，诸症减。

(二) 配伍黄精用于气虚不足

晁恩祥教授临床喜用太子参，取其缓缓发力，不似人参之劲补，亦黄芪之力宏。而临床见有气虚之症，太子参之力不达之时，多以太子参配伍黄精或黄芪，不以大剂强补之,仍取其效,缓而补之,以奏益气健脾之效。

【病案举例】

卜某,女,48岁。就诊日期2008年12月12日。

患者类风湿、肺纤维化病史,来诊时患者咳嗽时作,咯痰色淡黄量中等,动喘,乏力甚,易汗,头昏沉,畏寒,腰膝冷,小便频,矢气多,大便不成形,1次/日,纳可,眠可,舌暗苔白,脉沉弦。晁恩祥教授辨为肺肾不足,肺气失宣,立以调理肺肾止咳平喘之法。

处方 紫菀15g 杏仁10g 五味子10g 麦冬15g 五味子10g 山萸15g 太子参15g 枸杞10g 淫羊藿10g 白果10g 地龙10g 黄精10g 甘草10g

7剂,水煎服。

二诊 服上方2周,咳嗽已愈,动喘略有减轻,痰基本消失,乏力缓解,仍易汗,畏寒,大便不成形,舌暗苔白,脉沉弦,上方去黄芩、鱼腥草、炙麻黄,加炒白术10g、炒山药15g继服。

黄芪益气升阳,固表利水

黄芪味甘性温。归肺、脾经。具有补气升阳,益胃固表,利水消肿,托疮生肌的功效。黄芪号称补药之长。《珍珠囊》:"黄芪甘温纯阳,其用有五:补诸虚不足,一也;益元气,二也;壮脾胃,三也;去肌热,四也;排脓止痛,活血生血,内托阴疽,为疮家圣药,五也。"临床常用于治疗脾胃气虚及中气下陷诸证,治疗肺气虚及表虚自汗气虚外感诸症,治疗气虚水湿停运的浮肿及小便不利,治疗气血不足、疮疡内陷的脓成不溃或溃久不敛。

(一)黄芪配紫菀、五味子治疗肺气虚所致咳喘证

黄芪能补肺气、益卫气,以固表止汗;紫菀可以化痰止咳;五味子酸甘收敛,舒缓气道,止咳平喘;三者合用可以治疗治肺气虚弱所致的咳喘气短。

【病案举例】

患者李某,男性,57岁。2009年4月7日就诊。确诊慢性阻塞性肺疾病5年,平素时有咳嗽、咯痰。就诊时症见咳嗽,咯白色泡沫痰,喘憋气短,动则加重,大便偏干,小便调。舌质淡黯,苔略白腻,脉细弦。证属肺气不足,痰湿蕴肺。治以补肺益气,宣肺化痰。

处方 生黄芪30g 紫菀15g 五味子10g 橘红10g 枇杷叶10g 川贝10g 瓜蒌30g 杏仁10g 前胡10g 苏叶10g 苏子10g 甘草10g

服用7剂后,患者咳嗽、咯痰、喘憋、气短症状好转,继服中药14剂,其临床症状明显好转。

（二）黄芪配红花治疗气虚血瘀之喘憋、气短证

黄芪甘温，可以益气升阳，补气以行滞，而红花可以活血化瘀，二者合用治疗气虚血瘀引起的如喘憋、气短等证。晁恩祥教授常用黄芪、红花等配伍治疗肺纤维化、肺心病等病。

【病案举例】

患者马某，男性，55岁。2009年4月7日就诊。确诊肺纤维2年，平素喘憋、气短明显。就诊时症见干咳、喘憋、气短、动则加重，大便偏干，小便调。舌质淡黯，苔薄白，脉沉细。证属气虚血瘀。治以补气活血化瘀。

处方　生黄芪30g　红花15g　冬虫夏草6g　当归10g　桃仁10g　川贝10g　焦三仙各30g　甘草10g

服用14剂后，患者干咳、喘憋、气短症状好转，患者服中药半年，自觉生活质量明显好转。

白术补气健脾，燥湿止汗

白术味苦、甘，性微温，入脾、肺经，具有补气健脾、燥湿止汗功效。健脾之品虽为多，众药之魁白术先。

脾喜燥恶湿，燥湿即能健脾；脾为阴土，阳常有余，阴常不足，故凡健脾之品，无不其性偏温。而甘能益气，可见白术性味归经，都与脾土生理特性丝丝入扣。晁恩祥教授认为白术是健脾益气第一药，偏于气虚者，配伍党参以增强益气之功；侧重脾湿者，配伍苍术、茯苓等；脾阳不足者，加附子、干姜。凡此种种，皆以白术为核心，根据病机偏颇加减变化。

【病案举例】

赵某某，女，60岁，大便溏泄1月余，畏寒喜暖，四肢不温，舌质胖大有齿痕，苔薄白，脉沉细。曾服成药附子理中丸，效果不显，中医辨证为"脾阳不足"，仍以附子理中丸加减，只是重用白术30克，再加补骨脂10克。服7剂而愈。

黄精补脾肾，填精髓

黄精味甘，性平。归脾、肺、肾经。养阴润肺，补脾益气，滋肾填精。《道藏神仙芝草经》："宽中益气，五脏调良，肌肉充盛，骨体坚强，其力倍，……"《日华子》："补五劳七伤，助筋骨，止饥，耐寒暑，益脾胃，润心肺。"晁恩祥教授在临床上经常选用黄精治疗老年性慢性阻塞性肺疾病虚咳、虚喘证。

慢性阻塞性肺疾病的晚期患者在原有咳嗽、喘息的基础上，更加突出的临床表现

是活动后气喘,日常生活因气短而不能自理,乏力,消瘦,不耐寒,易感冒,大便难。一派消耗性、虚弱性的表现。晁恩祥教授认为:慢性阻塞性肺疾病晚期患者的症状是长年积累的结果,病位已由肺累及到脾、肾,从单纯的气虚发展到阴精不足,从功能障碍已发展为物质的损伤,大肉的削减是物质性损伤的有利证据。治疗要兼顾肺脾肾三脏,要兼顾气、阴两方面。黄精即可益气,又可以养阴,滋肾填精,入脾、肺、肾经,是用药的首选。

【病案举例】

程某某,男性,72岁,2008年12月11日就诊。

间断咳嗽20余年,活动后喘息8年。

患者20余年前受凉后发热,咳嗽,咯痰,经治疗后体温恢复正常,但是咳嗽持续1~2个月,每年发作1~2次。近8年逐渐出现活动后气短,休息后可自行恢复,严重时气短难以生活自理。常年咳嗽、咯白痰,早晚加重,大量泡沫黏液痰,逐渐消瘦,乏力,易感冒,背部怕凉,喜暖,食欲可,大便干。舌暗红,苔白,脉浮大略数。

辨证 肺肾两虚,痰浊阻肺。

立法 补益肺肾,化痰肃肺。

处方 黄精10g 麦冬15g 五味子10g 山萸肉10g 前胡10g 紫菀15g 半夏10g 橘红10g

14剂,水煎服,2次/日。

服药后患者自觉乏力减轻,痰减少。继续服药6周,活动后喘息减轻,2009年患者无严重发作,感冒减少,病情稳定。嘱:每年入冬之前服药2月。

补骨脂补肾助阳,纳气平喘

补骨脂味辛苦,性温,功可补肾助阳,纳气平喘,温脾止泻,主治肾阳不足,下元虚冷,腰膝冷痛,阳痿精,尿频,遗尿,肾不纳气,虚喘不止,脾肾两虚,大便久泻,白癜风,斑秃,银屑病。晁恩祥教授补骨脂配淫羊藿、山茱萸用于慢阻肺缓解期。

晁恩祥教授认为慢阻肺秋冬容易发病,春夏季易于缓解,因此紧紧抓住夏季的稳定期扶正固本,可减少急性发作,延缓疾病进展。于20世纪70年代即已开展了慢性支气管炎的防治研究工作,研制了扶正固本、冬病夏治的"冬病夏治片",该方由黄芪、黄精、补骨脂、陈皮、沙棘、百部、赤芍等药物组成,具有益气助阳、健脾补肾、止咳化痰、活血化瘀功效。每年夏季暑伏开始服药,连续服用40天为1个疗程。曾进行近、远期临床疗效观察:1018例慢性支气管炎经1个疗程治疗的近期有效率为82.9%。155例慢性支气管炎患者坚持3年夏季伏天服用冬病夏治片,其远期总有效率为90.32%。研究显示:治疗后患者咳、痰、喘诸症状得以明显改善。经统计有87.4%的患者感冒次数明显减少,体力增强。

病案可见下篇肺痿方附案。

淫羊藿补肾助肺，透散寒邪

淫羊藿味辛、甘，性温，归肝、肾经，功能补肾阳，强筋骨，祛风湿。用于阳痿遗精，筋骨痿软，风湿痹痛，麻木拘挛。晁恩祥教授在治疗肺系疾病中也用淫羊藿。晁恩祥教授认为，咳喘日久，肺病及肾，治疗应肺肾同治，宜用调补，淫羊藿甘温能补，味辛能散，补肾助肺，且能透散寒邪，最宜肺病。调补肺肾选药，要温润不燥，以和金水之性。晁恩祥教授最喜用淫羊藿、巴戟天、枸杞、菟丝子、女贞子、山茱萸等药。淫羊藿常与巴戟天配伍成对。用于，哮喘反复发作，或慢阻肺、肺间质纤维化之有肝肾不足、活动气喘者。

（一）喘证（慢性阻塞性肺疾病）

【病案举例】

患者王某，男，76岁。2004年3月19日初诊。

咳嗽1月，活动后气短10余日。患者有慢阻肺60年，吸烟史累计30年，1982年309医院诊断：肺气肿、肺心病。1月前受凉后患者出现咳嗽，咯黄痰，痰量多，发烧（T：38.6°C），无喘憋，无气急。肌肉注射青霉素半个月，体温逐渐降低（T：37.4°C），黄痰量减少，逐渐转变为白痰，但是出现活动后气短、喘息，休息后可以缓解。逐渐活动的耐受力减低，稍动即喘，难以耐受日常生活（如：刷牙、洗脸、上厕所等）。3月8日301医院胸部CT：两肺弥漫网格状阴影，纵隔淋巴结肿大，双肺间质纤维化，间质性炎症。肺功能检查：限制性通气功能障碍，弥散功能下降。血气分析，PCO_2：35mmHg，PO_2：50mmHg；血常规，WBC：$1.6×10^{10}$/L。住院治疗：口服泼尼松30mg/日，3天后体温恢复正常，咳嗽减轻。现患者：咳嗽，咯白色黏痰，不易咯出，活动后气短、喘息，伴有唇甲色紫暗，日常生活活动即有明显的症状，休息后可自动缓解，咽痒，夜间口干，易疲乏，恶风，易出汗，食欲好，大便干。察其：舌略红，苔薄黄，脉沉弦。诊其为：肺肾气虚，痰浊阻滞，肺失宣降之喘证。

辨证　肺肾两虚，痰阻气滞，肺气失宣。

治法　调补肺肾，化痰降气，宣肺平喘。

处方　炙杷叶10g　紫菀15g　杏仁10g　苏子叶各10g　前胡10g　蝉蜕8g　五味子10g　山萸肉10g　枸杞10g　女贞子15g　菟丝子10g　百部10g　黄芩10g　鱼腥草25g　麦冬15g　地龙10g

14剂，水煎服，日1剂分服。

服药14剂后咳嗽明显减轻，晨起咯多量白黏痰，活动后喘息，时胸闷憋气，可平卧。服药21剂后不咳嗽，晨咯少量白黏痰，不易咯出，活动后喘息减轻。泼尼松减量20mg/日。效不更方。咳嗽、咯痰减轻，去前胡、百部、黄芩、鱼腥草、麦冬，加淫羊藿加强调补肺肾之力。

处方　紫菀15g　杏仁10g　苏子叶各10g　半夏10g　葛根25g　地龙10g　蝉蜕8g　淫羊藿10g　莱菔子10g　山萸10g　五味子10g　菟丝子15g　枸杞10g　橘红10g

5月14日三诊　病情稳定,可散步慢行,舌淡红,苔白,脉弦。调整治法:益气活血,调补肺肾。

处方　太子参15g　五味子10g　麦冬15g　黄精10g　丹参10g　川芎8g　紫菀15g　杏仁10g　苏子叶各10g　地龙10g　前胡10g　橘红10g　淫羊藿10g　菟丝子10g　山萸10g

继续服药2个月后,可游泳200米,爬3层楼时有气短的感觉,晨咯少量白痰,泼尼松减量15mg/日。

2004年11月9日复诊　病情平稳,不咳,咯少量灰色痰,可散步1小时无喘息,纳可,二便调,双下肢浮肿。前方加茯苓25g、车前子15g、冬瓜皮30g。服药2个月,水肿消失,喘息无加重。

(二) 喘证(间质性肺病)

【病案举例】

患者王某,男,61岁,2006年3月17日初诊。活动后气喘3个月,不咳嗽,无慢性咳嗽病史。不咳,无痰,可走平路,上二层楼后喘。2006年2月天津某院胸CT:双肺间质病变。支气管镜:慢性支气管炎。肺功能:VC 76%,FEV1 73%。超声心动:左室舒张功能减低,左室高侧壁阶段性运动异常,主动脉硬化,升主动脉增宽。现活动后喘,不咳,无痰,不肿,时心慌,食欲可,大便正常。舌质尖红,舌苔白,脉弦。查:体温:36.9℃,血压125/70mmHg,心率85次/分,呼吸20次/分。其他:双肺呼吸音粗,可闻爆裂样音。2006年2月胸CT:天津某院诊断双肺间质病变。天津另一医院诊断肺间质纤维化。支气管镜:"慢性支气管炎",肺功能:VC 76%,FEV1 73%,超声心动:左室舒张功能减低,左室高侧壁阶段性运动异常,主动脉硬化,升主动脉增宽。血气分析:PH 7.379,PCO$_2$ 42.4mmHg,PO$_2$ 84.4mmHg。辨证为肺肾气虚,痰浊阻肺。法用调理肺肾,化痰止咳纳气。

处方　杏仁10g　紫菀15g　苏子叶各10g　蝉蜕8g　地龙10g　炙杷叶10g　丹参10g　山茱萸10g　巴戟天10g　淫羊藿10g　金荞麦15g　黄芩10g　太子参15g　前胡10g　五味子10g　枸杞10g

3月24日二诊　服药后活动后喘减轻,行走速度、路程无变化,咳嗽咯少量白痰,咽痒,食欲可,口不渴,大便时溏,舌质尖红,舌苔黄,脉弦略数。大法不变,便溏当为患者脾阳素虚,故去枸杞之滋腻,黄芩之苦寒,加干姜温补脾阳,川连厚肠止泻。仍上方去黄芩、枸杞,加干姜8g,川连8g。

4月7日三诊　上二层楼后喘,晨咳嗽咯痰,白痰,易咯出,时胸闷、气短,食欲好,大便软,时咽痒,舌质尖红,舌苔薄白,脉弦。病情平稳,以补为主,调补肺肾。

处方　杏仁10g　紫菀15g　苏子叶各10g　蝉蜕8g　地龙10g　炙杷叶10g　牛

蒡子 10g　山茱萸 15g　巴戟天 10g　淫羊藿 10g　橘红 10g　百部 10g　太子参 15g　前胡 10g　五味子 10g

5月12日四诊　活动后喘减轻,上二层楼可耐受,轻咳嗽,咯白痰<10口/日,时胸闷,持续1分钟可自行缓解,食欲好,口干喜饮,大便软,1次/日。舌质淡红,舌苔白,脉弦略数。上方去橘红、前胡,加炙甘草 10g,远志 10g,宁心安神。追访患者,患者已无临床症状,7月6日在天津二附院复查胸部 CT 平扫未见明显异常。肺功能大致正常。

(三) 哮喘

见下篇黄龙平喘汤治疗风哮证。

白芍缓急止痛,解痉平喘

白芍味苦、酸,性微寒。归肝脾经。《本草正》:"味微苦、微甘、略酸,性颇寒。气薄于味,敛降多而升散少,阴也。"王好古:"为手足太阴行经药,入肝脾血分。""理中气,治脾虚中满,心下痞,胁下痛,善噫,肺急胀逆喘咳。"(引自《纲目》)张洁古:"泻肝,安脾肺,收胃气,止泻利,固腠理,和血脉,收阴气,敛逆气。"(引自《纲目》)味酸可以收敛、可以缓急、可以止痛。晁恩祥教授在临床上经常选用白芍治疗胃脘隐痛、支气管哮喘。

(一) 白芍治疗慢性胃炎

慢性胃炎往往表现为:胃脘的隐痛,壅满不适,久治不愈。《证治汇补·胃脘痛》对胃痛的治疗"大率气食居多,不可骤用补剂,盖补之则气不通而痛愈甚。若服攻击之品,愈后复发,屡攻屡发,渐致脉来浮大而空者,又当培补。"晁恩祥教授用白芍治疗慢性胃炎主要是利用白芍的味苦,可以理中气,泄肝安脾;白芍味酸可以收胃气,敛逆气,治脾虚中满,缓急止痛。一味药具备泄、收双重功能,实在符合慢性胃炎的病机。在处方中配合白术、陈皮突出健脾理气的功能;配合甘草突出酸味缓急的作用。

【病案举例】

周某某,男性,37岁,2002年5月9日就诊。

胃脘部隐痛2年余,加重2周。

患者2年前饮酒后剧烈呕吐,胃脘部疼痛,经治疗后呕吐止,疼痛减轻,但是胃脘部隐痛持续存在,时轻时重,胃胀满,疼痛与饮食无关,无明显寒热嗜好,无反酸,食欲不好,大便正常。曾温中散寒治疗,效果不好。舌淡红,苔白,脉弦。

辨证　中焦气滞,胃失和顺。

立法　理气和中,调胃降逆。

处方　白芍 10g　甘草 10g　白术 10g　陈皮 10g　玫瑰花 10g　元胡 10g　砂仁 10g　半夏 10g　焦三仙 30g　茯苓 10g　旋覆花 10g　内金 10g

5剂,水煎服,2次/日

患者服药后,胃脘隐痛明显减轻,继续服5剂后,症状消失。嘱:节制饮食,避免暴饮暴食损伤胃。

(二) 白芍治疗支气管哮喘

支气管哮喘多以肺气的急迫上逆为主要表现,病情突发突止。晁恩祥教授治疗支气管哮喘注重缓急、敛降肺气,协同达到平喘的目的,临床效果突出。晁恩祥教授认为:白芍缓急的作用人们一般用于治疗疼痛,因此常常缓急与止痛并存,逐渐形成了一个词。实际上哮喘所出现气道挛急的情况与疼痛所出现的急迫情况是相似的,它们的机理也有相同之处,白芍缓急也可以平喘。王好古已经认识到白芍可以治疗"肺急胀逆喘咳"。另一方面白芍收敛肺气,敛逆气,防止哮喘耗散肺气。

【病案举例】

石某,女性,32岁,2009年9月20日就诊。

发作性喘憋2年,加重1天。

患者于2年前无明显诱因突然出现憋气,胸闷,轻咳嗽,夜间憋醒。两肺散在哮鸣音,诊断:支气管哮喘。经激素及支气管解痉药治疗缓解。此后相同症状发作3次,吸入万托林有效。1天前受凉后喘憋发作,胸闷,阵咳嗽急迫,咯少量白痰,难咯出,夜间难以平卧,咽痒,鼻子痒,打喷嚏,流清涕,无发热,食欲不好,大便干。舌淡红,苔薄白,脉弦。

辨证　风邪犯肺,气道挛急。

立法　疏风宣肺,缓急解痉。

处方　白芍10g　炙麻黄6g　紫菀15g　炙杷叶10g　前胡10g　五味子10g　蝉蜕8g　紫苏叶10g　地龙10g　牛蒡子10g　白果10g　石菖蒲10g　杏仁10g　太子参15g　瓜蒌30g　芦根30g

5剂,水煎服,2次/日。

患者服药后喘憋明显缓解,咳嗽减轻,继服5剂后痊愈。

麦门冬养阴润燥,清心除烦

麦门冬味甘,性微寒,入肺、胃经,具有养阴润燥,清心除烦的功效。

紧切病机重麦冬,肃肺和胃杏夏配。肺脏以肃降为顺,胃腑以降为和。肺阴亏虚,失于肃降;胃阴不足,失于和降。皆可用麦门冬而且重用,肺阴亏虚者配伍杏仁;胃阴不足配伍半夏。在用量上要数倍于后者,法遵仲景麦门冬汤之义。

【病案举例】

李某某,女,26岁,阵发干咳半月余,咳甚则呕,舌干红无苔,脉细数。中医辨证为肺阴亏虚,肃降失常。治以滋阴润肺,降逆止咳。方用麦门冬汤加杏仁,其中麦冬70克,半夏、杏仁各10克。服药6剂症状消失。

第十五章 收 涩 药

山茱萸补肝肾，敛肺气

山茱萸味酸、涩，微温，归肝、肾经，功能补益肝肾，涩精固脱。用于眩晕耳鸣，腰膝酸痛，阳痿遗精，遗尿尿频，崩漏带下，大汗虚脱，内热消渴。晁恩祥教授常在治疗肺系疾病时，使用山茱萸。

（一）山茱萸配合疏风宣肺之品治疗风咳（咳嗽变异型哮喘）

晁恩祥教授用疏风宣肺、缓急止咳之法治疗风咳（咳嗽变异型哮喘）时，常常散风与敛肺并用；有肝肾不足表现者、或气急明显者、或咳嗽缓解需善后者，常加入山茱萸。

【病案举例】

患者陈某，女，48岁，因"咳嗽半年"于2006年3月14日就诊。咳嗽半年，初因咽痒不止出现咳嗽。咳嗽无痰，阵咳，自服含片及消炎药治疗稍好，停药又发，未系统治疗，胸片未见异常。现阵发咳嗽，临睡前咳嗽多，自觉咽痒，或发呛时咳嗽。对冷空气敏感，无喘，近日胸部发憋，纳可，眠可，二便调。舌质淡红，边有齿痕，体肿大，舌苔薄白腻，脉弦。西医诊断：咳嗽变异型哮喘。辨证：风咳（风邪犯肺，气道挛急）。

处方　杏仁10g　百部10g　紫菀15g　苏子叶各10g　牛子10g　辛夷10g　地龙10g　蝉蜕8g　五味子10g　乌梅10g　桔梗10g　薄荷10g

7剂。

点拨　阵咳咽痒为风邪致咳特点，咽痒不止而咳，无痰，阵咳挛急，当疏风降逆为治。

二诊　患者服药后诉仍有阵咳，临睡前阵咳明显，咽痒阵咳，间断胸憋，怕凉，眠可，纳可，二便调，舌质淡红边有齿痕，舌苔薄白，脉弦。3月14日肺功能示：小气道通气障碍，激发试验气道反应性增高。

处方　炙麻黄8g　杏仁10g　白芍10g　紫菀15g　苏子叶各10g　炙杷叶10g　前胡10g　地龙10g　蝉蜕8g　五味子10g　牛蒡子10g　白茅根25g　乌梅10g　黄芩10g　金荞麦15g

7剂。

三诊　服药后咳嗽明显好转，咽痒减轻，现偶有咽痒，轻咳，气短，纳眠可，二便调，口干苦。舌质淡红，舌苔白少津，脉弦细。

处方　炙麻黄 8g　杏仁 10g　山萸肉 10g　紫菀 15g　苏子叶各 10g　炙杷叶 10g　前胡 10g　地龙 10g　蝉蜕 8g　五味子 10g　牛蒡子 10g　白茅根 25g　乌梅 10g　黄芩 10g　金荞麦 15g

效不更方,阵咳好转去白芍之酸敛有滞气之弊,加山茱萸柔肝而利九窍。

四诊　服药 2 剂后咽痒及咳嗽基本消失,第 3 天感胸憋气短,自己停药 1 天,现咳嗽轻,每日咳 2 次,咽痒即咳少量白痰,口中涩,纳食可,大便不畅,日 1 行,舌质淡红,舌苔薄白,脉弦。

处方　炙麻黄 8g　杏仁 10g　山茱萸 10g　紫菀 15g　苏子叶各 10g　炙杷叶 10g　前胡 10g　地龙 10g　蝉蜕 8g　五味子 10g　牛蒡子 10g　白茅根 25g　诃子 10g　黄芩 10g　金荞麦 15g

(二) 山茱萸用于哮喘之肺肾气虚证

晁恩祥教授认为支气管哮喘反复发作,有肝肾不足,当加调补肝肾药物,常用山茱萸、枸杞、仙灵脾等药。

【病案举例】

患者,女,58 岁,2004 年 2 月 20 日初诊:支气管哮喘反复发作 40 年,近 10 年发作逐渐频繁。每年 4~10 月发作,逐年发作时间提前,吸入必可酮 1 年,仍不断发作,无前驱症状。本月发作 4~5 次,每次发作持续 1 小时左右,憋气,胸闷,常伴有窒息感,不咳嗽,咯少量白痰,无力吸入万托林等平喘药,口服海珠喘息定、华山参滴丸可缓解,缓解后呼吸如常,但心慌、胃脘堵闷、食欲不好、口干不喜饮,大便不干。舌质淡红,苔白略厚,脉弦。此为风邪犯肺,气滞痰阻,气管挛急的风哮证。治法:疏风宣肺,理气化痰,解痉息风。

处方　炙麻黄 10g　蝉蜕 8g　地龙 10g　僵蚕 10g　紫菀 15g　杏仁 10g　前胡 10g　炙杷叶 10g　瓜蒌 10g　薤白 10g　山茱萸 15g　菖蒲 10g　苏子叶各 10g　五味子 10g

14 剂。

3 月 2 日复诊　服药后症状减轻,曾有 4 次胸闷欲喘,但未发作哮喘,无咳嗽,无痰,食欲欠佳,眠可。舌质淡暗,苔白,脉沉缓。拟宣肺定喘,宽胸理气,解痉息风之法。

处方　炙麻黄 10g　紫菀 15g　杏仁 10g　前胡 10g　炙杷叶 10g　全瓜蒌 15g　薤白 10g　菖蒲 10g　焦三仙各 10g　苏子叶各 10g　蝉蜕 8g　地龙 10g　僵蚕 10g　五味子 10g

7 剂。

3 月 9 日复诊　服药后未发作哮喘,曾有 1 次自觉胸闷,胸闷过后咳嗽,无痰,未服药,1 小时后缓解,活动后气短,纳可,眠可,二便调。舌质暗红,苔滑,脉弦。

辨证　风邪犯肺,肺肾两虚。

治法　疏风宣肺,调补肺肾。

处方　紫菀 15g　杏仁 10g　前胡 10g　炙麻黄 10g　全瓜蒌 30g　薤白 10g　炙

杷叶10g　山萸肉10g　菖蒲10g　枸杞子10g　苏子叶各10g　五味子10g　蝉蜕8g　地龙10g

服药1个月。

4月9日复诊　服药后未喘,无咳,无痰,胸憋已解,气短减轻,纳可,眠可,二便调,舌质淡红,苔薄,脉沉。守前法,前方加枸杞子10g,服药3周。追访患者,半年来患者未再发作喘憋,生活如常人,现仍每月间断服中药7剂,每次半剂巩固疗效。

(三) 山茱萸配黄芪治疗眩晕之肝肾两亏证

晁恩祥教授认为,肝肾亏损,化源不足,气血不能上行,髓海失养,可致眩晕,治疗常选山茱萸、黄芪、柴胡等药。

【病案举例】

隋某,男性,46岁。症见头晕目眩数月,伴有耳鸣心悸,失眠多梦,腰膝无力,倦怠不能工作,食少纳呆,查血压86/50mmHg　少苔,脉沉细无力。视其症乃属肝肾两亏,下元不足之象。故给以滋补肝肾,佐以益气升阳之法。

处方　黄芪30g　党参10g　升麻10g　柴胡5g　枸杞10g　仙茅10g　旱莲草10g　女贞子10g　黑芝麻10g　山茱萸10g　杭芍10g　生地15g　熟地15g

水煎服。

服药6剂后,眩晕大减,精神好转,又服3剂后,给以杞菊地黄丸、补中益气丸早晚分服一丸调理,血压升至正常(110/70mmHg),饮食体重增加,头晕耳鸣未作,恢复工作半年未见复发。

乌梅敛肺止咳,生津利咽

乌梅味酸,性平。归肝、脾、肺、大肠经。《纲目》:"敛肺涩肠,治久嗽,泻利……"

《医林纂要·药性》:"和脾,泻肝火,解热毒。"乌梅性酸可以收敛肺气,敛降虚火,化津液。晁恩祥教授在临床上经常选用乌梅治疗久咳证、音哑证。

(一) 乌梅治疗久咳症

久咳之证有虚、实的不同,不能以虚概括所有的久咳证。晁恩祥教授治疗久咳证时无论虚证还是实证都使用乌梅,配伍灵活,变化多端。乌梅配合麦冬、山芋肉治疗虚咳,补虚止咳;乌梅配合蝉蜕治疗"风咳",疏风敛肺止咳。晁恩祥教授认为:乌梅之酸性可以生津润燥息风,治疗"风咳"之咽痒,久咳。

【病案举例】

于某某,女性,65岁,2003年3月19日就诊。

咳嗽3月余。

患者3月余前感冒后出现咳嗽,感冒症状消失后咳嗽不减,且愈来愈重,剧烈阵发咳嗽,夜间难以平卧,时出现痉挛性咳嗽,有窒息感。吸入冷空气、异味,说话等情况易诱发咳嗽,咽喉痒,无憋气。曾到多家医院诊治,服各种抗生素、止咳药等无效。支气管乙烯甲胆碱激发试验:阳性。诊断:咳嗽变异性哮喘。舌淡红,苔薄白,脉弦。

辨证　风邪犯肺,气道挛急。

立法　疏风宣肺,缓急止咳。

处方　炙麻黄6g　前胡10g　炙杷叶10g　蝉蜕8g　五味子10g　乌梅10g　百部10g　紫菀15g　款冬花10g　苏叶10g　苏子10g　芦根30g　牛蒡子10g　川贝10g

5剂,水煎服,2次/日。

患者服药后2天,症状明显减轻,5剂服完后已基本不咳嗽。半年后病人再一次感冒后咳嗽,服原方5剂后痊愈,追访3年未发。

(二) 乌梅治疗音哑证

治疗咽喉干痛证临床大多用清热解毒之品。晁恩祥教授擅用乌梅治疗咽喉干痛,效果突出。乌梅可以"下气,除热烦满"(《本经》),酸味可以生津,以利咽喉。

【病案举例】

叶某,女性,16岁,2004年10月8日就诊。

咽痛3天,音哑1天。

患者3天前咽痛,轻咳嗽,无痰,鼻息热,易流眼泪。经口服感冒清热冲剂,症状减轻,但是出现嗓子沙哑,逐渐发声困难。食欲好,口干喜饮,大便干。舌尖红,苔薄白,脉滑。

辨证　风热犯肺,咽窍闭郁。

立法　疏风宣肺,通窍利咽。

处方　苏叶10g　苏子10g　紫菀15g　前胡10g　蝉蜕8g　桑叶10g　菊花10g　乌梅10g　牛蒡子10g　白茅根30g　菖蒲10g

3剂,水煎服,2次/日。

患者服药3剂后声音洪亮,诸症消失。

五味子收逆气而安肺

五味子性温,味酸、甘,归肺、心、肾经,功能收敛固涩,益气生津,补肾宁心。用于久嗽虚喘,梦遗滑精,遗尿尿频,久泻不止,自汗,盗汗,津伤口渴,短气脉虚,内热消渴,心悸失眠。晁恩祥教授常用五味子治疗咳嗽、气喘,不论寒热虚实、外感内伤,恒用之。晁恩祥教授言,五味子是治疗咳喘要药,治疗咳嗽气急,五味子可收逆气而安肺,肺欲收,急食酸以收之,与芍药、乌梅等配伍。对久嗽气喘,五味子收肺气,甘可补气不足,可使气升,酸以收逆气,可使气敛,双向调节,并无敛邪之弊。热可配黄芩、寒可配干姜。

(一) 风咳(咳嗽变异型哮喘)

【病案举例】

患者刘某,女,55岁,因"咳嗽1月余"于2006年5月9日就诊。患者自幼有咳嗽病史20多年,30岁后基本未发。1月前因浮尘引发咳嗽,咯白痰,近日有少量黄痰,有喘憋,对烟等异味敏感,时有咽及气道发痒,胸片未见异常。予开瑞坦、安灭菌、消咳喘治疗无效,纳食可,大便正常。肺功能:小气道通气障碍,气道激发试验阳性。舌质红,苔黄腻,脉弦。西医诊断:咳嗽变异型哮喘。

辨证 风咳(风邪犯肺,肺失宣降)。

处方 炙麻黄6g 杏仁10g 紫菀15g 前胡10g 炙枇杷叶10g 地龙10g 蝉蜕8g 五味子10g 黄芩10g 白茅根10g 百部10g 牛蒡子10g 金荞麦15g 苏子叶各10g

7剂。

二诊 服药后咳嗽明显减轻,仍对冷空气敏感,咯白痰,有时黄痰,时咽痒,纳食可,大便正常,胸憋。舌质淡红,舌苔薄白,脉沉细。

辨证 风邪犯肺化热,肺失宣降。

处方 炙麻黄6g 紫菀15g 金荞麦15g 全瓜蒌10g 地龙10g 蝉蜕8g 五味子10g 黄芩10g 白茅根25g 甘草5g 牛蒡子10g 金荞麦15g 苏子叶各10g 赤芍10g

(二) 风哮(支气管哮喘)

【病案举例】

患者倪某,男,41岁,因"间断发作咳嗽4年,加重伴气喘半年"于2005年6月21日就诊。初因感冒引发咳嗽,咳嗽无痰,4个月后方止,服药无效。每半年发作1次,近半年咳嗽加重,每日均有发作,曾住院治疗,予抗炎平喘治疗,地塞米松治疗有效。2003年查肺功能舒张试验(+),予博利康尼、保乐辉、顺尔宁治疗,激素效佳。现每日下午6时及夜间发作喘憋,服海珠喘息定能缓解,咳嗽轻,无痰,咽痒明显,眠少,小便调,大便干。舌质淡红,苔薄白,脉沉细。西医诊断:支气管哮喘。

辨证 风哮(风邪犯肺,肺气失宣)。

处方 炙麻黄8g 紫菀15g 杏仁10g 前胡10g 苏子叶各10g 火麻仁10g 地龙10g 蝉蜕8g 山萸肉10g 大黄3g 五味子10g 牛蒡子10g 乌梅10g 白芍10g

7剂。

二诊 药后减轻,夜间3~4点时有咳喘,无痰,下午3~4点憋闷,服海珠喘息定半小时缓解,纳可,便可。舌质淡红,舌苔薄稍有黄感,脉沉细。

处方 炙麻黄8g 炙枇杷叶10g 紫菀15g 杏仁10g 前胡10g 苏子叶各10g 地龙10g 蝉蜕8g 山萸肉15g 白茅根25g 五味子10g 牛蒡子10g 乌梅10g 全瓜蒌15g 淫羊藿10g

7剂。

三诊 服药后每日有2次发作,每次服用海珠喘息定2次(服汤药前3次),昨日无明显诱因喘憋稍有加重,时时欲发,自觉哮喘欲大发作,憋时干咳,少量痰,纳可,眠少,二便调。舌质淡红,舌苔薄白,脉弦。治法从前。

处方 炙麻黄8g 炙枇杷叶10g 紫菀15g 杏仁10g 前胡10g 苏子叶各10g 地龙10g 蝉蜕8g 五味子10g 牛蒡子10g 乌梅10g 瓜蒌15g 黄芩10g 薤白10g 鱼腥草25g 山萸肉15g

7剂。

四诊 患者每日中午2时、傍晚7点、夜间2点有发作,7月9日停用海珠喘息定后咳嗽发作剧烈,伴喘憋,喷用万托林不能缓解,改用美普清后减轻,现早晚各服1次,夜间已不发作,服用中药后自觉反应不明显,咽发堵,咯少量白痰,阵咳,轻憋,纳可,眠可,二便调。舌质淡红,舌苔薄白,脉弦。继用前法。

处方 炙麻黄8g 紫菀15g 杏仁10g 前胡10g 苏子叶各10g 牛蒡子10g 地龙10g 蝉蜕8g 山萸肉10g 炒白芍10g 五味子10g 鱼腥草10g 石菖蒲10g 生龙牡各30g 炙枇杷叶10g 黄芩10g

7剂。

五诊 喘憋明显减轻,现每日傍晚7时服用美喘清(丙卡特罗)预防发作,已能维持每日无发作,偶有轻憋,嗽一声缓解,咽轻堵,昨晚出现咽部疼痛,双耳轻堵感,纳可,眠可,二便调。舌质淡红,舌苔薄白,脉弦细。诸痛疮疡皆属于心,宜去火,降火即可以降气,仍上方去生龙牡,加僵蚕10g,锦灯笼10g。

六诊 患者因外感7月20日住院治疗,期间使用氢化可的松9天后哮喘缓解,现不喘,不憋,偶咳嗽,无痰,食欲可,大便正常。舌质淡红,舌苔白,脉弦。

处方 紫菀15g 杏仁10g 前胡10g 炙枇杷叶10g 枸杞子10g 地龙10g 蝉蜕8g 山萸肉15g 佛手10g 五味子10g 淫羊藿10g 乌梅10g 白芍10g 肉苁蓉10g 石菖蒲10g

七诊 患者无咳嗽,无喘,无不适症状,查肺功能示:小气道通气障碍。时有耳堵感,纳可,眠可,二便调。现每日使用普米克都保及布地奈德鼻喷雾剂。舌质淡红,舌苔薄白,脉弦。

处方 紫菀15g 杏仁10g 前胡10g 苏子叶各10g 栀子10g 地龙10g 蝉蜕8g 山萸肉15g 枸杞10g 五味子10g 生龙牡各30g 乌梅10g 白芍10g 杭菊花10g 黄芩10g

(三) 咳喘(慢性阻塞性肺疾患)

患者梁某,男,56岁。2005年4月8日就诊。咳嗽气喘10年,每年冬季发作。本次2004年11月感冒后发作,抗炎治疗后效果不佳,住院治疗,诊为慢性阻塞性肺疾患伴感染。咳嗽,咽痒即咳,夜间重,气喘。咯吐大量黄色泡沫痰。舌质淡红色,舌苔白厚腻,脉弦滑。肺气失宣,气机不畅,上逆为咳喘;肺不利津,津聚为痰。治疗当疏风降气,宣肺止咳。

处方 紫菀15g 杏仁10g 苏子叶各10g 前胡10g 炙杷叶10g 地龙10g 蝉蜕8g 五味子10g 牛蒡子10g 山茱萸15g 橘红10g 乌梅10g 菖蒲10g

二诊 服药后咳嗽次数减少,白天咳嗽减少,临睡前平卧及晨起时咳嗽较多,但程度稍减轻,夜卧已安。咯痰量减少,白色泡沫痰易咯出,轻喘,喘鸣音减少,活动后喘息减轻,纳可,二便调。舌质淡红,舌苔白,脉弦滑。

处方 紫菀15g 杏仁10g 苏子叶各10g 前胡10g 炙杷叶10g 地龙10g 蝉蜕8g 五味子10g 牛蒡子10g 山茱萸15g 橘红10g 乌梅10g 半夏10g 枸杞10g 白茅根25g 佩兰10g

下篇　用方心得

第一章 自 拟 方

苏黄止咳方

功能 疏风宣肺,缓急止咳。

主治 风咳。

组成 炙麻黄 5~10g　杏仁 10g　紫菀 15g　苏子 10g　苏叶 10g　炙杷叶 10g　前胡 10g　地龙 10g　蝉蜕 8g　牛蒡子 10g　五味子 10g

本方为晁恩祥教授治疗风咳(相当于现代医学所指咳嗽变异型哮喘、感冒后咳嗽等病)专方,病机为风邪犯肺、肺失宣降。阵咳、咽痒、气急为主要症状,其咳以干咳为主,少痰或无痰。晁恩祥教授认为本病表现相似,主症单一,病因病机相同,可一方统治,随症加减。设立了治疗本病的专方。

加减 咳嗽气急明显者,加乌梅、白芍以助五味子之力;重者,加米壳,米壳收敛太过,不宜久服,中病即止。

"风为百病之长",常兼寒、兼燥、兼湿。

兼寒者,酌情加荆芥、防风、桂枝、白芷等;

兼热者,酌情加双花、连翘、黄芩、桑白皮、鱼腥草、瓜蒌等;

兼燥者,加沙参、麦冬、川贝等;

兼湿者,加藿香、佩兰。

咽喉肿痛者,加北豆根、僵蚕、玄参、青果、锦灯笼等。

鼻塞喷嚏者,加苍耳子、辛夷花。

病久咳剧,风盛挛急,或络脉瘀阻者,常加蜈蚣、僵蚕、全蝎等虫类要搜风通络。

肺肾虚亏者,应注意调补肺肾,视情况加太子参、黄精、山萸肉、枸杞子、仙灵脾等。

组方分析 肺为娇脏,不耐寒热,邪气客肺,则影响肺气宣降而致咳嗽不已。咳嗽变异型哮喘的患者常因风邪犯肺,造成肺气宣降失常,肺失肃降则上逆为咳;肺气失宣,则肺气不利郁闭为咳。肺气所以肃降,必须以肺气宣通为前提,也就是说降气的同时又需要宣肺。故常用麻黄、苏叶辛散之品疏风散邪,透邪外达。

麻黄为本方之主药,麻黄在《伤寒论》中为散风除寒之大药,疏风宣肺,散寒平喘,效力最宏,夏月亦不避之,有热者,可加生石膏以制之,一温一清,仿麻杏石甘汤之意。苏子、苏叶并用,一主散风,一主降气,且苏子味辛,降中有散,同源二品,相辅相成;杏仁、紫菀降气止咳,杷叶、前胡宣肺止咳,宣降结合,通调气机;麻黄辛散,以驱邪外出,所谓"肺欲辛急食辛以散之",五味子酸敛,所谓"肺欲急,急食酸以收之",一散一收,相反相成,调节气机;地龙、蝉蜕为虫类药,解痉散风之力雄,且地龙能缓急平喘,蝉蜕能解表。纵观本方以散发为主,兼顾收敛,一散一收,一宣一降,通调气机。

【病案举例】

(1)患者毕某,女,34岁,2005年7月8日初诊。

感冒后反复咳嗽半年。

半年前曾感冒,感冒愈但咳嗽不止,咳吐白色泡沫痰,咳嗽严重时则有呕吐,头痛。曾在当地医院就诊,查胸片未见异常,诊为"气管炎和咽炎"等,予抗炎止咳及西替利嗪治疗无效。中药曾治疗有效。感冒后咳嗽又复发。现仍然咳嗽,呈阵发性,早晚明显,少量白色泡沫痰,咽痒,对冷、热空气和异味均敏感。咳嗽影响睡眠,饮食和二便尚可。舌质淡,苔薄白,脉弦。体温36.5℃,血压110/80mmHg,心率70次/分,呼吸18次/分,其他:咽部无充血,双侧扁桃体无肿大。双肺呼吸音清,未闻及干湿性啰音。X胸片:未见异常。肺功能正常。激发试验:气道反应性增高。此为风邪犯肺,肺气失宣,治以疏风宣肺,止咳利咽。

处方 炙麻黄8g 紫菀15g 杏仁10g 苏子叶各10g 前胡10g 炙枇杷叶10g 地龙10g 蝉蜕8g 牛蒡子10g 五味子10g 化橘红10g 川芎10g 菊花10g 鱼腥草25g 炒黄芩10g

7剂。

8月5日二诊 7剂药后,咳嗽明显改善,能安睡,对冷热空气敏感度下降,之后在当地再取上药服用,但无疗效(自觉所取药物质量差),咳嗽渐加重,白痰多,易咯出,咽痒、咽干,无憋气,无流涕,无喷嚏,食欲可,大便溏,1~2次/日。舌质淡红,舌苔白、花剥,脉细。咳嗽反复因感冒诱发,抗炎无效,抗过敏效果不显,咳嗽剧烈,咽痒明显,存在气道敏感,对冷热空气均敏感,咳甚呕吐,久病,"风邪"特点明显,继以疏风宣肺为治。

处方 麻黄10g 杏仁10g 苏子叶各10g 地龙10g 蝉蜕10g 前胡10g 五味子10g 牛蒡子10g 炙杷叶10g 紫菀10g 莱菔子10g 白芥子10g 黄芩10g 半夏10g 金荞麦15g

15剂。

12月6日三诊 服上药后咳嗽大减,其后间断服上方月余,平素已无咳。近两天天气寒冷,咳嗽稍加,每天阵咳2~3次,对冷空气敏感,咯少量白黏痰,咽部痒干。舌质淡红,苔薄白,脉弦。从风论治,渐见其效。继续疏风宣肺,止咳利咽。

处方 炙麻黄8g 杏仁10g 紫菀15g 苏子叶各10g 炙枇杷叶10g 五味子10g 前胡10g 牛蒡子10g 地龙10g 蝉蜕8g 白芍10g 桔梗10g 玉蝴蝶5g 青果10g

30剂。随诊半年,现已无反复感冒及咳嗽,对冷热空气不敏感,痊愈。

按 本例患者病起感冒,咳嗽持续半年不止,但不能诊为感冒后咳嗽(感冒后咳嗽病史3~8周),具有阵发性、反复发作特点,伴咽痒,早晚咳重,对冷、热空气和异味均敏感,抗炎止咳治疗无效,胸片、肺功能正常,气道反应性增高,符合咳嗽变异型哮喘特点。符合风邪风邪致病特征,故晁恩祥教授从风论治取效。方中麻黄疏风解表为主药,苏子、苏叶并用,一主散风,一主降气,且苏子味辛,降中有散;杏仁、紫菀降气止咳,杷叶、前胡宣肺止咳,宣降结合,通调气机,枇杷叶且能降胃气,以对咳甚呕逆;麻黄辛散,以驱邪外出,五味子酸敛,以防正邪交争太过;地龙、蝉蜕为虫类药,能搜风,且地龙能缓急平喘,蝉蜕能解表。患者咳剧时头痛,风扰清空,故初诊时加菊花、川芎以散上扰之风。二诊时白痰较多,故加莱菔子、白芥子、半夏以降气化痰,三药均味辛,辛能散也,半夏且能和胃降逆。三诊时诸症大减,他症不突出,咽干痒明显,咽喉为肺之门户,故加桔梗、玉蝴蝶、青果以利咽止咳。本案临床辨证风咳特征明显,守法从风论治,随症加减,而收全功。

(2)患者魏某,女,46岁,2005年4月22日初诊。

反复咳嗽5个月,痰多色白而黏。

初诊 初因感冒引起,予抗炎治疗有效,治愈10多天后再次发作,无明显诱因,3个月后当地医院按哮喘治疗,用激素治疗后未缓解,从3月始服泼尼松、普米克治疗,4月21日朝阳医院行气道激发试验示:强阳性。诊为"咳嗽型哮喘",现咳嗽,夜间剧烈,影响睡眠,咯出大量白黏痰,易咯出,不憋,咽痒明显,纳可,二便调。舌质淡红 舌苔白中部厚腻,脉象:弦。考虑风邪犯肺,肺气失宣,风盛气道挛急则咳,咳重时剧烈、连续,咽喉为肺之门户,咽痒即为风之象。予疏风宣肺,止咳利咽。

处方 炙麻黄8g 紫菀15g 杏仁10g 前胡10g 苏子叶各10g 炙杷叶10g 地龙10g 蝉蜕8g 藿香10g 五味子10g 牛蒡子10g 佩兰10g 茅根25g 乌梅10g 旋覆花10g

5月10日二诊 服药后3剂咳嗽明显减轻,7剂药后基本已不咳,后在当地取药治疗后效果不佳,病情稍有反复,现咳嗽时发作,夜间咳作1~2次,咯出痰后方止,咽不痒,无喘憋,纳可,眠可,二便调。舌质淡红,舌苔薄白,脉弦。

处方 炙麻黄8g 紫菀15g 杏仁10g 前胡10g 苏子叶各10g 炙杷叶10g 地龙10g 蝉蜕8g 五味子10g 牛蒡子10g 茅根25g 乌梅10g 旋覆花10g 山萸肉12g 百部10g

5月24日三诊 服药后 咳嗽改善明显,仍以白天及夜间咳嗽2~3次,咯吐白色黏痰,易咯出,咽部干涩不利,不痒,无喘,纳可,眠可,二便调。舌质淡红,舌苔薄白,脉弦。药后症减,咽部干涩,咳久伤阴也,酌加养阴利咽之品

处方 炙麻黄8g 紫菀15g 杏仁10g 前胡10g 苏子叶各10g 炙杷叶10g 地龙10g 蝉蜕8g 五味子10g 牛蒡子10g 莱菔子10g 白芍10g 百部10g 玄参15g 桔梗10g

6月10日四诊 服药后咳嗽基本消失,近二天劳累后咳嗽复发,咯白痰,量不多,咽不痒,咽不干,食可,大便干。舌淡红,苔薄白,脉弦。劳累动气,易致气逆风动,肺失宣降而咳。大法不变,酌加疏风宣肺之品。

处方 炙麻黄8g 紫菀15g 杏仁10g 前胡10g 苏子叶各10g 炙杷叶10g

地龙10g　蝉蜕8g　五味子10g　牛蒡子10g　乌梅10g　白僵蚕10g　白芍10g　黄芩10g　鱼腥草25g

6月24日五诊　药后咳嗽缓解，咽略干涩，食欲好，大便正常。舌淡红，苔薄白，脉弦。酌加利咽敛气之品。

处方　炙麻黄8g　紫菀15g　杏仁10g　前胡10g　苏子叶各10g　炙杷叶10g　地龙10g　蝉蜕8g　五味子10g　牛蒡子10g　乌梅10g　白芍10g　玉蝴蝶3g　诃子10g

7月8日六诊　自觉热天使用空调后咳嗽又起，较以前轻，夜间咳嗽数声，咽部发紧，发干涩，少痰，透明痰，易咯出，余正常，仍有咽部异物感，眠差。舌质淡红，苔薄白，脉弦。夏日感寒，寒郁于表，与风合，肺失宣发，咳嗽又起。疏风宣肺，止咳利咽。

处方　炙麻黄8g　紫菀15g　杏仁10g　前胡10g　苏子叶各10g　炙杷叶10g　地龙10g　蝉蜕8g　五味子10g　牛蒡子10g　玉蝴蝶3g　玄参15g　锦灯笼18g　白茅根25g　百部10g　炒枣仁15g

追访患者，服上药14剂后咳止咽爽，未再发作。

按　本案咳嗽、痰多，有痰浊蕴肺之象，但考虑咳嗽剧烈、咽痒明显、气道激发试验强阳性，咳嗽变异型哮喘诊断明确，仍属风邪犯肺，肺失宣降而咳，风邪夹湿，仍宗疏风法治疗，兼以化湿，用藿香、佩兰化湿兼能散风解表，为专注于痰，很快缓解。风性善变，反复发作，但病机未变，均以疏风为法而愈。

（3）患者王某，女，50岁，2004年10月5日初诊。

咳嗽、胸憋一年，加重2周。

初诊　现咳嗽阵作，以夜间0:30~2:30发作为主。咳嗽时咯大量白色泡沫痰，伴胸憋，不能平卧。2003年3月，曾在协和医院查过敏原，对多种物质过敏，2004年5月10日查嗜酸性细胞计数升高。舌质淡红，苔白腻，脉弦。肺气失宣，痰浊阻肺。予疏肺宣肺，降气化痰。

处方　炙麻黄8g　杏仁10g　紫菀15g　款冬花15g　前胡10g　苏叶10g　苏子10g　枇杷叶10g　地龙10g　蝉蜕8g　半夏10g　橘红10g　莱菔子10g　瓜蒌25g　五味子10g

11月19日二诊　服药1剂后，当晚即能安卧休息，咳嗽明显减轻，咯痰易出，后因挂号困难，在外院就诊，予金银花、连翘、黄芩、桑白皮、胆南星、生石膏、生地、玄参、麦冬等药，胸憋在法，咳嗽加重，现咳嗽阵作，夜间不能平卧，胸闷，不喘，痰量较前减少，不易咯出，咽不痒，胸口有堵闷感，纳可，眠差，大便干，小便调，舌质红，舌苔黄腻，脉弦细。仍于上方加玫瑰花10g。

12月10日三诊　三诊时，咳嗽基本消失，显咯少量黄痰，易咯出，无胸闷，对污浊空气敏感度下降，口干苦，纳可，眠可，二便调，舌质淡红，苔白，脉弦。仍拟宣肺止咳，利咽降气。

处方　炙麻黄6g　杏仁10g　紫菀15g　苏叶10g　苏子10g　前胡10g　枇杷叶10g　地龙10g　蝉蜕8g　莱菔子10g　香附10g　五味子10g　瓜蒌15g　薤白10g

玫瑰花 10g　葛根 15g

7剂。

12月24日四诊　两周后来诊,言服药后,未再咳嗽,偶有咯痰,口干苦减轻。一周前无明显诱因鼻炎复发,但症状比以前轻。现时有鼻塞,流涕,或喷嚏,无咳嗽,鼻咽发痒,纳可,眠可,大便干,小便调。舌质边红,舌苔白,脉弦细。查肺功能正常,气道激发试验阳性。上方去香附、薤白,加沙参15克、山萸肉12克。7剂。

7月15日五诊　1月前晨起流清涕,打喷嚏。口服开瑞坦1周后,症状缓解。现鼻塞,咽晚上干痒,不咳,不喘,运动20分钟(打乒乓球)不咳不喘,食欲好,大便正常。舌质淡红,舌苔薄白,脉细。拟调理肺肾。

处方　紫菀15g　杏仁10g　前胡10g　苏叶10g　苏子10g　辛夷10g　牛蒡子10g　地龙10g　蝉蜕8g　五味子10g　山萸肉15g　枸杞子10g　菟丝子10g　肉苁蓉10g　乌梅10g

8月9日六诊　感冒1周,喷嚏,流涕,咽痒,低热2天,37.6℃,已退热。咽痒,咳嗽,咯少量白痰,今晨转为黄痰。本次未发喘憋,现流黄涕,咽干,鼻塞,纳可,眠差,小便调,大便干。舌质淡红,舌苔白,脉沉细。拟疏风宣肺,止咳利咽。

处方　荆芥10g　防风10g　辛夷10g　苍耳子10g　薄荷5g　牛蒡子10g　地龙10g　蝉蜕8g　五味子10g　火麻仁30g　白茅根25g　葛根15g　杏仁10g　紫菀15g　黄芩10g

2006年3月22日七诊　晨起流涕、喷嚏3周,未服药治疗,已稍减轻。现无咳嗽,无痰,因对花粉过敏,特来医院预防治疗,纳可,二便调,舌质淡红,舌苔薄白,脉沉细小数。疏风宣肺,调补肺肾。

处方　炙麻黄6g　杏仁10g　紫菀15g　苏叶10g　苏子10g　枇杷叶10g　五味子10g　地龙10g　蝉蜕8g　鱼腥草25g　牛蒡子10g　辛夷10g　乌梅10g　山萸肉10g　枸杞10g

按　本例患者,咳嗽一年,加重两周,阵咳,泡沫痰,为风邪犯肺之象,过敏体质为内风,疏风宣肺治疗,当夜咳即减轻,平卧入睡,后就医他人,因咳嗽、痰黏、苔黄,予金银花、连翘、黄芩、生石膏等凉药,咳嗽加重,三诊时,尽管舌苔黄腻,仍宗疏风宣肺治疗而取效。晁教授认为,风常兼寒,肺最易被风寒所伤,咳嗽,属风邪犯肺之症者,应注重辛温解表宣肺,有热时,晁教授也用清肺,但比重不大,多用鱼腥草、金荞麦,清中兼透,最喜用白茅根,使热下行,从小便而出。咳缓后,加入调补肺肾,后反复外感,但均未引起剧烈咳嗽,或不咳嗽。本例患者的诊疗过程、用药加减,对疏风宣肺与调补肺肾比例选择等,比较完整地体现了晁恩祥教授治疗本病的用药思路,可留心。

咳嗽变异型哮喘是哮喘的一种特殊类型,以咳嗽为主要表现,晁恩祥教授认为本病表现,与通常所指的"咳嗽"、"喘症"不完全一样,其咳以干咳为主,少痰或无痰,具有阵发性、痉挛性的特点,常突然发作,骤然而止,体现了"风邪之为病,善行而数变"、"风盛则挛急"的特点。结合《诸病源候论》中对"风咳"的描述,提出"风咳"诊断,以"风咳"作为咳嗽变异性哮喘的中医病因诊断。晁教授认为本病病因为风邪为患,"风邪犯肺,肺气失宣,气道挛急"为其主要病机,确立了疏风宣肺、缓急解痉、止咳利咽的主要治法,创制专方(炙麻黄、杏仁、紫菀、苏子、苏叶、炙杷叶、前胡、地龙、蝉蜕、牛蒡子、五味子)治疗本病,临床效果显著。根据传统中医学理论,从风立论;借鉴现代医学认识,从哮治咳,发展了中医对咳嗽的治法,对中医学的继承与发展,提供了非常有意义的思路。

泻浊纳气方

功能 泻浊纳气,醒神开窍

主治 慢性呼吸功能衰竭,肺性脑病。

组成 葶苈子 大黄 石菖蒲 山萸肉

方义 本方是针对慢性呼吸功能衰竭而设,晁恩祥教授在继承前人治疗肺系病经验的基础上,结合现代医学对本病的认识,根据此类患者的情况,对病因病急进行了探讨。根据中医"肺主气,司呼吸"、"肾主纳气、久病及肾"的理论,明确提出了"肺衰"的概念,其主要病机为本虚标实,本虚为肺肾气衰,标实为痰浊、瘀血内阻。在肺病终末期,患者多出现呼吸困难、汗出等症状,与《内经》"喘息汗出,此为肺绝"相一致;患者多有四肢末梢、口唇紫绀,舌质暗、舌下静脉迂曲等体征,均为瘀血内阻的表现;患者急性加重多为感染所诱发,咯痰量多;体循环瘀血可表现为下肢浮肿;肠道传导功能下降,而多出现大便不畅或大便干结之情况。因此晁恩祥教授认为本病的基本病机为肺肾气衰,痰瘀内阻。方中葶苈子,味辛苦,性大寒,入肺与膀胱经。能下气行水,善治肺壅喘急,痰饮咳嗽,水肿胀满等症。大黄,性寒味苦,归胃、大肠、肝经。有泄热解毒、荡涤积滞、行血破瘀、推陈致新之功能。《本草正义》言其"迅速善走,直达下焦,深入血分,无坚不破,荡涤积垢,有犁庭扫穴之功",大黄、葶苈子合用可以起到通腑泻下,清热化瘀之用。山萸肉,微温,味酸,入肝、肾二经。有补益肝肾、敛精固虚之功。张锡纯在《医学衷中参西录》中言其大能收敛元气,振奋精神,固涩滑脱。收敛之中兼有调畅之性。石菖蒲辛苦、性温,归心、肝、胃经,具有化痰开窍、聪明耳目、化湿和胃、散寒除痹的功能,山萸肉与石菖蒲配伍可以起到纳气开窍的作用。诸药相和,具有泻浊纳气,醒神开窍之作用,使痰瘀可消,肾气得纳,气逆得平,喘汗自止,血脉畅利。

【病案举例】

患者刘某,女,80岁。主因咳喘反复发作35年,神志不清2小时收住急诊抢救室。血气分析提示 PH:7.19,P_aCO_2:89.7mmHg,P_aO_2:57.5mmHg,血常规:WBC:15.2×10^9/L,中性分类78.1%,胸片提示肺气肿,肺动脉高压,双下肺感染。电解质在正常范围。患者家属拒绝呼吸机辅助呼吸,而收住院。患者神志不清,喘息汗出,口唇紫绀,耳轮青紫,双下肢浮肿,痰声漉漉。小便量少,大便2日为解。脉数,舌苔舌质无法观察。给予抗生素抗感染,静脉应用呼吸兴奋剂、利尿减轻心脏负荷,静脉应用醒脑静注射液20毫升。

诊断 肺胀喘昏。
辨证 痰瘀闭窍。
治法 清宫涤痰,醒脑开窍。
方药 1.中成药:静脉应用醒脑静20毫升,每日一次。2.鼻饲中药:胆星10g,竹茹10g,郁金10g,法夏10g,茯苓10g,菖蒲10g,远志10g,葶苈子10g,厚朴10g,3剂。

经过3天抢救,患者苏醒,可以咯出白色黏痰,呼吸困难有所缓解,口唇紫绀减轻,乏力纳差,舌质暗苔白腻,脉滑数,法随证变。更法为健脾化痰活血化瘀。

处方 太子参10g 麦冬30g 五味子10g 苍术10g 白术10g 橘红10g 鱼腥草25g 金荞麦25g 丹参30g 川芎10g 赤芍10g 鸡内金10g 焦三仙各10g

患者服用上方10剂后,乏力减轻,吸氧后紫绀缓解,活动后喘息,改用扶正固本胶囊而5年没有住院治疗。

调补肺肾方

功能 调补肺肾。
主治 慢性阻塞性肺疾病缓解期。
组成 西洋参 冬虫夏草 山萸肉 枸杞子 女贞子 淫羊藿 丹参 茯苓 白果。

调补肺肾方是晁恩祥教授针对慢性阻塞性肺疾病缓解期肺肾两虚的病机特点研制而成。其中冬虫夏草入肺肾二经,上补肺之虚,下益肾之亏,且可止咳化痰,用于肺肾两虚的喘证尤为合拍,动物实验显示其水浸剂对离体豚鼠支气管有明显的舒张作用;西洋参性凉而补,《本草再新》谓之可治:"气虚呵喘",张锡纯认为:"凡欲用人参而不受人参之温补者,皆可以此代之"。虚喘形成非朝夕而就,去之亦非一日之功,与人参相比西洋参效力相当而无其弊,更易于久服;枸杞子、女贞子补肾益精,通过"精化为气"(《素问·阴阳应象大论》),而纳气平喘;淫羊藿益肾壮阳,现代药理研究证实其有镇咳、化痰和平喘的作用;五味子入肺肾二经,上敛肺气以定喘,下滋肾精以纳气平喘,现代药理发现其有镇咳、祛痰作用;山萸肉补肾益精,且具收敛作用,其和五味子皆是补中有收,用于肾不纳气之虚喘症尤为恰当;白果敛肺气,定喘嗽,《本草便读》谓之:"上敛肺金除咳逆,下行湿浊化痰涎";丹参活血,茯苓化痰,皆为治标而设。稳定期虽然主要病机是肺肾两虚,但组方上也不能一味地补虚固本,而宜补中寓调,标本兼顾,具体体现在丹参、茯苓二味药运用上。肺朝百脉,助心行血,若肺气虚馁,无以帅血以运,必有血瘀,故以丹参活血治标;肺气虚弱,不能将脾所转输的津液和水谷精微,布散到全身,外达于皮毛,反而聚成痰湿,故以茯苓化痰祛浊。本方丹参、茯苓和六味地黄丸用泽泻、丹皮、茯苓有异曲同工之妙,皆在补中有泻,寓泻于补。另外,肾虚不纳又可分为肾气(阳)虚、肾阴虚两种情况。肾阴和肾阳是肾中精气生理效应的两个方面,不论肾阴虚还是肾阳虚,实质上均是肾中精气不足的表现形式。为使肾中亏损的精气得以恢复,本方根据张景岳所云:"善补阳者,必于阴中求阳,则阳得阴助而生化无穷;善补阴者,必于阳中求阴,则阴得阳升而泉源不竭",以女贞子、枸杞子滋补肾阴,配以淫羊藿,旨在阳中求阴;淫羊藿温补肾阳,与女贞子、枸杞子相伍,意在阴中求阳。通过阴阳相互资助,以壮肾中精气,从而达到纳气平喘之目。

【病案举例】

张某,女,52岁。2006年3月21日初诊。患者咳、痰、喘反复加重30余年,既往曾多次住院,2月12日复因病情加重入院,本次来诊刚刚出院两天,出院诊断为慢性阻塞性肺病。刻下症:活动后气喘明显,咳嗽,咯少量白痰,神倦乏力,腰膝酸软,大小便调,舌质淡红,苔薄白,脉沉细。查体:营养较差,桶状胸,肋间隙增宽,叩诊过清音,两肺呼吸音减弱,双中下肺可闻及少许湿性啰音。心率89次/分,心律齐,未闻及病理杂音。双下肢不肿。西医诊断:慢性阻塞性肺病稳定期。中医辨证为:肺肾两虚,治以调补肺肾方:西洋参、冬虫夏草、山萸肉、枸杞子、女贞子、淫羊藿、丹参、茯苓等,每服10剂复诊一次,根据病情变化稍作加减。一月后动喘明显缓解,后改以调补肺肾胶囊续服5个月。并嘱其今年暑伏再诊,接受"冬病夏治"。伏天病人如约而至,又服用冬病夏至片40天。两年来病情稳定,一直门诊治疗,未再入院。

肺 痿 方

功用 调补肺肾,益气活血,止咳平喘。

主治 肺纤维化属肺肾不足兼有气虚血瘀,以气短、气急、动喘及咳嗽或咳唾涎沫见症者。

组成 人参6g 三七8g 山芋肉10g 枸杞子10g 五味子6g 紫菀10g 麦冬10g 白果8g 炙甘草6g

制备 经滤过、浓缩、回收、干燥、研粉等工艺制成颗粒冲剂。

【病案举例】

(1)患者,男,76岁。

初诊(2004年3月19日) 主诉:咳嗽1个月,活动后气短10余日。患者有慢性支气管炎病史60年,吸烟史累计1年。1982年在某医院诊断:肺气肿、肺心病。1个月前患者受凉后出现咳嗽,咯黄痰,痰量多,体温38.6℃,无喘憋、气急。肌肉注射青霉素半月后体温降至37.4℃,黄痰量减少,逐渐转为白痰,出现活动后气短、喘息,休息后可以缓解。逐渐活动的耐受性减低,稍动即喘,难以耐受日常生活(如刷牙、洗脸、上厕所等)。3月8日胸部CT:两肺弥漫网格状阴影,纵隔淋巴结肿大,双肺间质纤维化,间质性肺炎。肺功能检查:限制性通气功能障碍,弥散功能下降。血气分析:PCO_2 35mmHg,PO_2 50mmHg。血常规:WBC116×10^9/L。住院治疗:口服泼尼松30mg/日,3天后体温恢复正常,咳嗽减轻。刻下:咳嗽,咯白黏痰,不易咳出,活动后气短、喘息,伴有唇甲紫暗,日常活动即有明显症状,休息后可自动缓解,咽痒,夜间口干,易疲乏,恶风,易出汗,食欲佳,大便干,舌略红,苔薄黄,脉沉弦。诊断为肺痿,肺肾气虚,痰浊阻滞,肺失宣降证。此为宿有痰浊阻肺,气失宣降,正气暗耗之痼疾,新有外感六淫之邪的侵袭,邪气客肺,肺失清肃,故见咳嗽,咯白色痰等实证;损伤正气,肺难主呼吸,肾难纳气,故活动后气短、喘息,易疲乏,易出汗等虚证。

治法 调补肺肾,化痰降气,宣肺平喘。

处方 炙枇杷叶 10g 紫菀 15g 杏仁 10g 紫苏叶 10g 前胡 10g 蝉蜕 8g 五味子 10g 山茱萸 10g 枸杞 10g 女贞子 15g 菟丝子 10g 百部 10g 黄芩 10g 鱼腥草 25g 麦冬 15g 地龙 10g

水煎服,日 1 剂。

二诊(4 月 16 日) 服药 14 剂后咳嗽明显减轻,晨起咯多量白黏痰,活动后喘息,时胸闷憋气,可平卧。服药 21 剂后无咳嗽,晨咯少量白黏痰,不易咯出。活动后喘息减轻。泼尼松减量至 20mg/日。上方去前胡、百部、黄芩、鱼腥草、麦冬,加淫羊藿以增强调补肺肾之力。

处方 紫菀 15g 杏仁 10g 紫苏子叶各 10g 半夏 10g 葛根 25g 地龙 10g 蝉蜕 8g 淫羊藿 10g 莱菔子 10g 山茱萸 10g 五味子 10g 菟丝子 15g 枸杞 10g 橘红 10g

三诊(5 月 14 日) 病情稳定,可散步慢行,舌淡红,苔白,脉弦。调整治法 益气活血,调补肺肾。

处方 太子参 15g 五味子 10g 麦冬 15g 黄精 10g 丹参 10g 川芎 8g 紫菀 15g 杏仁 10g 紫苏子叶各 10g 地龙 10g 前胡 10g 橘红 10g 淫羊藿 10g 菟丝子 10g 山茱萸 10g

继续服药 2 个月后,可游泳 200m,爬 3 层楼时有气短的感觉,晨咯少量白痰,泼尼松减量至 15mg/日。

四诊(2004 年 11 月 9 日) 病情平稳,无咳嗽,咯少量灰色痰,可散步 1 小时,无喘息,纳可,二便调,双下肢浮肿。前方加茯苓 25g,车前子 15g,冬瓜皮 30g。服药 2 个月后,水肿消失,喘息无加重。

(2) 代某,男性,62 岁。初诊(2009 年 2 月 5 日):患者于 2006 年 7 月无明显原因间断出现咳嗽,咯痰,色白,量少,无胸闷、憋气,无活动耐力下降,2006 年 7 月 30 日外院查胸部 CT 示"肺间质病"(家属诉,未见报告)。给予易维适 0.4g,2 次/日;2007 年 2 月于协和医院门诊查肺功能:TCL 4.61,弥散量 44.2%,FEV1 83%,FVC 77.7%(限制性通气障碍,弥散功能障碍),胸部 CT:右肺结核灶,部分钙化;双肺弥散性间质病变。ANA:(+);PPD:硬结 1.8cm×1.5cm,红晕 4cm×5cm,血常规、凝血、血沉均未见异常,给予百令胶囊及易维适治疗,建议支气管镜检查,患者因高血压及阵发性室上性心动过速未作。后咳嗽、咯痰反复发作,伴活动后气短(上 2 层楼)。2008 年 8 月,上述症状再次加重,于协和医院住院治疗,行肺功能、胸部 CT 检查诊断为"弥漫性肺间质性病变",给予抗感染、平喘治疗,症状好转出院。2 天前因受凉出现咳嗽,咯痰加重,喘息,发热,体温 38.3℃,大汗出,恶寒怕冷,于社区医院给予阿奇霉素抗感染,喘定平喘治疗,症状有所好转,现为进一步治疗来诊。刻下症:咳嗽,咯痰,痰少,质黏色白,不易咯出,喘息,无发热,无汗,口干喜温饮,活动时即喘息明显,咽痒,无胸闷胸痛心悸,双下肢轻微水肿,纳寐可,二便调。舌质暗红舌下瘀斑,苔薄黄,脉弦。

患者既往 1972 年前胸透检查示"肺结核",给予雷米封(异烟肼)治疗(具体不详)。2004 年 12 月诊断为"血行播散性肺结核"给予输液 2 月(具体不详),口服雷米封,乙胺丁醇治疗 1 年半。现规律服用异烟肼 0.3g,3 次/日,利福平 0.45g,1 次/日。高血压病 10 余年,血压最高 150mmHg,规律服用降压零号 1 片,血压控制在 130/80mmHg。阵发性室上性心动过速 20 年,每月发作 1~2 次,口服心律平(普罗帕酮)缓解。否认乙肝病史,否认输血病史。否认药物食物过敏史。近半年体重下降 7kg 左右。2008 年 8 月诊断为类固醇性糖尿病。血糖餐后 10~20mmol/L,予诺和灵 R,血糖控制不详。吸烟史 20 年,每日 20 支,已戒 10 年;饮酒 30 年,每日半斤。

查体 双肺呼吸音略粗,双下肺可闻及爆裂音,右下肺可闻及少许湿啰音及哮鸣音。杵状指,双下肢轻微水肿。

中医诊断 肺痿(肺肾阴虚,瘀血阻滞)。

西医诊断 弥漫性肺间质病变,类固醇性糖尿病。

治法 宣肺止咳化痰。

处方 五味子 10g 黄芩 10g 甘草 10g 桑白皮 10g 浙贝 10g 枇杷叶 10g 连翘 15 银花 15g 蝉蜕 10g 地龙 10g 苏子叶各 10g 知母 10g 鱼腥草 25g 大黄 3g 金荞麦 15g 山萸肉 15g 白果 10g

二诊(2009 年 2 月 12 日) 患者服药后阵发性咳嗽减轻,仍有咯痰,质黏,较难咯出,量多,食欲可,大便可,眠差,舌质红舌下瘀斑,苔白腻,脉弦。继予宣肺化痰,止咳平纳气,方药如下:

黄芩 12g 鱼腥草 30g 火麻仁 30g 金荞麦 15g 青蒿 10g 浙贝 10g 炙枇杷叶 10g 苏子叶各 10g 蝉蜕 10g 地龙 10g 知母 10g 野菊花 12g 半枝莲 15g 五味子 10g 甘草 10g

水煎服 7 剂,日服 1 剂。

三诊(2009 年 2 月 24 日) 患者咳嗽减轻,仍咯痰,量多,体温 37.5~38℃,可考虑肺阴虚致热,给予中药养阴清热,止咳平喘治疗,方药如下:

紫菀 15g 杏仁 10g 地龙 10g 蝉蜕 8g 白果 10g 五味子 10g 青蒿 15g 银柴胡 15g 黄芩 10g 知母 10g 山萸肉 15g 太子参 15g 麦冬 15g 白茅根 25g 生石膏 30g 水煎服 6 剂,日服 1 剂。服此方 12 剂后患者热退,基本不咳嗽,咯少量白痰。

黄龙平喘汤

功能 疏风宣肺,缓急解痉,降气平喘。

主治 风哮。

组成　主要药物有麻黄 10g　蝉蜕 10g　地龙 10g　白果 10g　苏子 10g　白芍 10g　石菖蒲 10g　五味子 10g 等。

用法　水煎,日 1 剂分 2 次服。

方中麻黄辛温,疏风散寒,宣肺平喘,宣中有降。《神农本草经》中说麻黄"止咳逆上气,除寒热。"《本草备要》中说麻黄"治痰哮气喘。"地龙咸寒泄降,息风解痉定喘。麻黄与地龙相伍,一温一寒,一宣一降,相得益彰,皆为治疗哮喘的要药。苏子,辛温入肺,善于下气消痰,《药品化义》谓其"味辛气香主散,降而且散,故专利郁痰。咳逆则气升,喘急则肺胀,依此下气定喘。"蝉蜕性味甘寒,体轻性浮,能入肺经,宣肺定痉,与麻黄、地龙相伍,以增强解痉之力。白果甘苦涩,有敛肺气、定喘嗽之功。石菖蒲"辛苦而闻,芳香而散"(《本草从新》),具有开窍、豁痰、理气、活血的功效,《神农本草经》记载用它治"咳逆上气"。《内经》云:"肺欲急,急食酸以收之。"故配伍酸温的五味子及苦酸微温的白芍。《神农本草经》记载五味子:"主益气,咳逆上气"。酸收的五味子、白芍与辛散的麻黄、苏子相配伍,不但不产生敛邪之弊,而且即可制约麻黄等的辛散之性,又可甘酸配伍,解除痉挛,同时通过一酸一敛的相反相成,促进肺气的宣通。诸药合用,辛温宣肺,疏风解痉,通窍降气平喘,使风散挛消,肺气得以宣降,哮喘自平。

晁恩祥教授根据多年的临床症状学观察及反复验证,从风立论,创立应用"疏风宣肺、缓急解痉、降气平喘"法治疗风哮,疏风解痉法渊源于古代医家以疏风之法治疗哮喘病,如清代蒋宝素在《问斋医案》指出"哮喘发,发时以散风为主";沈金鳌有"哮之一症……,治需表散。"祛风解痉法是针对哮喘病人急性发作时表现得"风邪犯肺,气道挛急"的病机而设,属于治标、治肺之法。并根据此法制定了具有祛风解痉、宣肺化痰平喘作用的黄龙平喘汤。

现代药理研究结果证明,具有疏风作用的许多药物,都有调解免疫作用,改善机体的体质,还有抗过敏、消炎、降低其易感性的效果。解痉亦有缓解气道挛急的作用,同时具有平喘、祛痰、止咳的效果。如麻黄碱、杏仁、地龙均有缓解、舒张支气管平滑肌痉挛的作用等。

黄龙平喘汤经多年临床验证,疗效显著。临床实验室检查结果表明,祛风解痉法能改善肺功能,降低易感性,降低呼吸道阻力,并能改善微循环,降低全血黏度、血浆黏度。药效学的研究机制证明,祛风解痉法具有拮抗组织胺和乙酰胆碱对平滑肌的收缩,对大鼠卵蛋白被动皮肤过敏试验有明显的抑制作用,并能明显增强呼吸道的排泄酚红作用。

(一) 风哮证(支气管哮喘)

过去在教科书中只提到了寒哮、热哮等,没有风哮这一证型。风哮证是晁恩祥教授通过多年的临床反复实践和验证总结提出的一个新证型,现已被教科书所采用。其临床表现为:发前多见有鼻痒、咽痒、眼痒、流清涕、打喷嚏、喉中不利等,发时喘鸣如水鸡声,喘促气急,胸中憋而不畅,气不得续,夜不得卧,伴微咳,痰少而黏,突发突止,夜重日轻,舌苔薄白,脉弦浮。其辨证属风邪犯肺,气道挛急。发作时多有先兆,寒热不明显,或突然发作,或多有过敏史和致敏原接触史,如花粉、异味、饮食不当等,常有季节性发作。

晁恩祥教授经验治法为疏风宣肺,解痉平喘。方药以黄龙平喘汤加减。

【病案举例】

患者靳某,男,48岁。2005年11月29日初诊。气喘胸憋1年,反复发作,加重1个月,初诊时依赖多种西药控制病情,仍每日发作伴呼吸困难。患者1年前发现喉间哮鸣音伴呼吸困难,来我院呼吸科就诊,查肺功能示:小气道通气障碍,舒张试验阳性。诊为"支气管哮喘"。给予普米克都保及奥克斯都保各2吸,早晚各1次治疗,用药后能咯出大量稀白痰或少量块痰。用药半年无大发作。但仍每日反复发作喘憋,自觉胸闷明显,呼吸不畅,不咳嗽。近1月胸憋喘鸣发作加重,气喘如牛,发作时伴咳嗽、流涕、喷嚏或咯黄痰。咽痒剧烈,口干明显,不能做剧烈运动,生活质量明显下降,完全依赖上述药物控制病情,且药量逐渐增加。大便偏干欠畅。幼时有荨麻疹病史,过敏性鼻炎史半年。咽无充血,扁桃体无肿大。查体双肺可闻及少量哮鸣音。舌体胖大质淡红,舌苔薄白腻,脉象弦细。诊为:风哮(支气管哮喘)。此为风邪犯肺,痰湿内阻,气道挛急。急则治其标,缓则治其本,风证当疏风。治宜疏风宣肺,化痰止喘,缓急利咽。

处方 炙麻黄6g 杏仁10g 紫菀15g 苏子叶各10g 炙枇杷叶10g 前胡10g 五味子10g 地龙10g 蝉蜕8g 牛蒡子10g 金荞麦15g 橘红10g 鱼腥草25g 黄芩10g 瓜蒌15g

7剂,水煎服。

复诊 服药7剂,胸憋明显减轻,咽痒减轻,口干减轻,咳嗽随之减轻。咯痰渐利,胸闷及呼吸不畅基本消失。黄痰及块痰明显减少。仅晨起有小发作感,今晨不喷药能自行缓解,已停用西替利嗪3天。患者遵上法加减调服中药3个月,其间西药逐渐减量至停药,病情明显好转,平素已无明显喘憋,2006年3月发现对家中宠物狗过敏,分开后症状全无,病愈。

按 分析本案,在热哮、寒哮、痰哮等证型之外,风哮在临床中也很多见,其临床特点当有挛急突发,常有过敏因素或有过敏性鼻炎,见有咽痒、鼻痒、气道挛急等症状,常无明显的寒、热、痰的表现,受风、异味加重(诱因)。患者服药后好转的最大特点气道通畅感(患者尚感西药不满意),因此中药疏风解痉,宣肺降气,化痰平喘,调理气机在本案中是重点。支气管哮喘患者反复发作喘憋不愈属风哮者,从风论治,确有良效。

(二) 风哮证(过敏性哮喘)

对于过敏性哮喘,晁恩祥教授认为其性状变化与风性有相似的特点,为风邪犯肺,肺气失宣,气道挛急所致,归风哮证范畴。从风论治有良效。

【病案举例】

患者,女,65岁。2004年12月14日初诊。患者未来,因女婿回国,特来代诊。述患者咳嗽、喘憋3年,常因吸入灰尘及花粉而加重。曾在美国医院诊为"过敏性哮喘",胸片CT未见异常。吸入灰尘及花粉喘加重,曾抗炎治疗无效,有突发喘息、呼吸困难,急性发作2次,抢救后缓解,现在傍晚感胸闷,咳嗽有痰,痰色白或淡黄,有时不易咯出,咳嗽不连续,疲劳时加重,与精神因素亦有关,咽痒,纳可,眠差,二便调。此为外邪犯肺,肺气上逆为咳喘,肺失布津,聚而生痰,风盛挛急,则喘鸣咽痒,以祛风为主。治法:宣肺平喘,止咳利咽。方用黄龙平喘汤加减。

处方　紫菀15g　杏仁10g　炒枣仁10g　前胡10g　苏子叶各10g　地龙10g　蝉蜕8g　五味子10g　牛子10g　炙杷叶10g　山萸10g　白芍8g　生龙牡各15g　橘红10g

7剂,水煎服。

2006年5月12日复诊　患者服用初诊15剂药后咳喘大减,因不便就诊而停药。再发作时情况较前明显减轻。今年特安排回国就诊,患者一般情况可,以咳嗽为主,于吸入异味及潮湿情况下发作,咯白痰、清水痰,20ml/日,夜间咳嗽重,伴流泪,流涕,咽痒,鼻痒,耳痒,打喷嚏,发作无季节性,口服抗过敏药及支气管解痉药有效,2005年美国及中国台湾肺功能结果:肺功能异常,无激发试验,食欲不好,大便正常,口不渴,憋气,胸闷。舌质淡红,苔薄白,脉弦、沉、细。效不更方,仍以疏风宣肺,止咳利咽为法,方用黄龙平喘汤加减。

处方　紫菀15g　杏仁10g　防风10g　苏子叶各10g　地龙10g　蝉蜕8g　五味子10g　牛子10g　炙杷叶10g　辛夷10g　苍耳子10g　乌梅10g　荆芥10g　山萸10g

15剂,水煎服。

取药回当地,服上药15剂后,来电告知,症状明显减轻。

按　本案素有过敏性鼻炎史,易招风邪为患,外邪犯肺,肺气上逆为咳嗽,肺失布津,聚而生痰,风盛挛急,则喘鸣咽痒,以祛风为主。尽管有痰,治疗时不可专注于痰,因痰在本病发病机制中是标,发病之本是外感风邪,肺失宣降,以致动嗽成痰,此风邪得散,肺复宣降,痰自除、咳自止也。咳嗽是机体驱邪外达的一种表现,治疗时绝不能一味止咳,应顺其势以助之,本病是因为风邪犯肺、肺失宣降而致咳,故疏风宣肺为主要治法,为助其不足,应贯彻始终;机体驱邪外达,相争太过,则气道挛急,此时稍加酸敛,以抑其有余,二者比例适当,无敛邪之弊。二诊时,鼻部症状明显,加入疏风通窍之药,鼻窍通则肺气宣。

(三) 风哮证(激素依赖性哮喘)

患者宁某某,女,43岁。2005年6月21日初诊:反复发作咳嗽、气喘7年,加重3年。初因感冒引起咳嗽,咳嗽2月后出现喘憋,当地诊为"支气管炎",予抗炎止咳平喘药物能缓解,每年春秋季节发作,后逐渐频繁发作,渐加重,查过敏原:对西红柿及海鱼过敏。近3年加重后,发作时在医院输液治疗,服用地塞米松10mg/日3~15天,间断服用泼尼松30mg/日,1周内减量完。期间再加重,自服河南及香河广告哮喘药3年,仍反复发作,需至医院抢救方能缓解。现每日均有发作,晚间为重,发作时端坐呼吸,不能平卧,甚至需到医院抢救,伴咳嗽,咯吐白稀泡沫痰,咽痒发憋,纳可,眠差,二便调,过敏体质,畏寒怕冷,目前每月均于发作时静点地塞米松3天(10mg)。喷用万托林每日5次,服河南某广告药2片/日,盐酸曲普利啶2片,2次/日,舒氟美0.2g,2次/日。鼻炎11年。双肺散在哮鸣音。胸片未见明显异常。舌象:舌质暗紫,舌下瘀络,舌苔白厚腻,弦小。诊为风哮,风邪犯肺,肺失宣降而咳,日久伤及肺脾肾,肺肾气虚,气机失畅则为喘,通调失职,脾虚失运,水湿停聚而生痰,阳虚无以温煦,故胃寒怕冷,且久病入络,故见面色晦暗,眼周黑晕,舌下瘀络。治以疏风宣肺,调理肺肾,缓急平喘。在黄龙平喘汤加减,酌加调理肺肾之品。

处方 紫菀15g 杏仁10g 苏子叶各10g 前胡10g 炙杷叶10g 地龙10g 蝉蜕8g 五味子10g 牛子10g 山萸肉15g 白芍10g 石菖蒲10g 桂枝8g 细辛3g

原服西药继服,待症状改善后逐渐减量。

2005年7月5日二诊 服药2周,喘憋明显减轻,自觉服药第2天开始减轻,第2周已无发作,对外界刺激敏感度明显减轻,已停用河南外购药,万托林减至每日2喷,其他药物已停。现无咳嗽,无痰,仅在闻刺激性气味时出现胸憋,轻咳,纳可,眠可,精神好。舌质暗紫,舌下瘀络,舌苔白厚腻,脉弦。仍拟调理肺肾,缓急平喘。增加补肾扶正之品。

上方去石菖蒲,加肉苁蓉10g、枸杞10g。调服14剂。

2005年7月19日三诊 服药后未再发作喘憋,仅于劳累后、受凉时出现气憋,时有咽痒,昨日逛街后有气喘、气憋,呼吸气粗,精神好,无咳嗽,未用他药,气憋时喷用万托林、普米克都保1喷,2次/日,纳可,眠可,二便调。舌边光红舌下瘀络,舌苔白,脉弦细。仍拟调理肺肾,纳气平喘。

处方 紫菀15g 杏仁10g 苏子叶各10g 前胡10g 石菖蒲10g 地龙10g 蝉蜕8g 五味子10g 牛子10g 山萸肉15g 白芍10g 淫羊藿10g 细辛3g 枸杞10g

14剂。

2006年3月21日复诊:其后调补肺肾为法间断调服中药,2005年10月基本已不喘,易感冒,感冒后稍有气憋,10月底回新疆后平素如常人,已正常工作。

按 本案为激素依赖性哮喘患者,初诊因嗜激素依赖,且加量不能控制其每日大发作,患者极度痛苦,几乎丧失生活信心。察其为风哮之状,证属风邪犯肺,肺失宣降,久则肺肾气(阳)虚,气机失畅,兼见寒凝血瘀,故谨守病机,先以疏风宣肺,调理肺肾,缓急平喘为法,守方治之,随症加减,大效。停药半年后复诊,诸症缓解,缓则治其本,察其仍以肺肾阳虚本虚为著,故予疏风宣肺,温阳益肾之法固本善其后。支气管哮喘反复发作,长期应用糖皮质激素,表现为肺肾气虚、气机失畅,以调理肺肾、缓急平喘法收效,临床缓解优于激素。

疏风止痒汤

功能 祛风止痒。

主治 皮肤瘙痒症、荨麻疹、过敏性皮炎、药疹、湿疹。

组成 荆芥10g 防风10g 菊花10g 浮萍10g 苦参10g 地肤子10g 蝉蜕10g 全虫10g

临床常见各种原因引起的皮肤瘙痒之症,晁恩祥教授根据临床所见皮肤瘙痒之症,多由素有湿邪内蕴,复感风邪,表邪郁于肌表不解,湿邪内蕴于里不化,而自拟疏风止痒汤。方中以荆芥、防风、菊花、浮萍疏风解表,苦参、地肤子、蛇床子化湿止痒,并以蝉蜕、僵蚕、全虫加强祛风之力。全方共奏疏风解表,化湿止痒之功。临床根据挟湿、挟毒、挟热、挟虚之不同,酌情加用化湿之苡米、苍术,解毒之野菊花、连翘、银花、地丁;清热之黄芩、黄连;养血之制首乌、当归、熟地等。晁恩祥教授临床以该方治疗湿疹、荨麻疹、过敏性皮炎、药疹、皮肤瘙痒症等多种皮肤病,多有效验。

【病案举例】

张某,男,38岁,就诊日期2008年12月5日。

患者每于冬季皮肤干燥、瘙痒,无皮疹,纳可,二便调,舌淡红苔白,脉沉细。晁恩祥教授辨为风邪郁表,血虚失养,立以养血润肤,疏风止痒之法。

处方 当归10g 制首乌10g 熟地15g 丹参10g 蝉蜕8g 菊花10g 沙蒺藜10g 鸡血藤15g 地肤子10g 浮萍10g 蛇床子10g 甘草10g

7剂,水煎服。

二诊 服上方7剂,瘙痒减,守方继服7剂而愈。

疏风通窍汤

疏风通窍汤根据慢性过敏性鼻炎的主要病机、主要症状而立。晁恩祥教授认为慢性过敏性鼻炎以肺卫不固,风邪为患,肺气失宣,鼻窍不通为主要病机,治疗上要固护肺卫,疏风宣肺,通窍缓急,标本兼治。

功能 固护肺卫,疏风宣肺,缓急通窍。

主治 慢性过敏性鼻炎。

组成 黄芪 白术 防风 麻黄 白芷 蝉蜕 地龙 辛夷 苍耳子 五味子

慢性过敏性鼻炎的主要临床表现是:发作性地打喷嚏,流清涕,鼻塞,可以伴有不同程度的鼻子痒、眼睛痒、耳朵痒、咽喉痒、胸闷、流眼泪等症状,多以早晨、吸入异味、接触花粉为诱因,症状突发突止,多有家族史。晁恩祥教授自拟疏风通窍汤治疗慢性过敏性鼻炎,从标本两方面入手,收到较好的效果。

【病案举例】

李某某,女性,54岁,2008年9月24日就诊。

反复发作性打喷嚏、流清涕10余年。

患者10余年前在春天感冒后突然发作打喷嚏、流清涕,每日早晨起床后持续10余分钟,伴有汗出,早饭后逐渐缓解,服用抗过敏药物治疗,天气暖和后症状消失。以后每年春季发作,持续2~3个月后自行缓解。近2年症状发作的季节性不明显,一年四季均有发作,常年吸入激素,仍有不断发作,诱因不明显。打喷嚏,流清涕,鼻塞,头痛,鼻子痒、眼睛痒、耳朵痒、咽喉痒,胸闷,不咳嗽,无喘憋,背部怕冷。食欲好,大便干。舌红,苔白,脉沉。

辨证　肺卫不固,风邪袭肺,肺气失宣,鼻窍不通。

立法　固护肺卫,疏风宣肺,缓急通窍。

处方　黄芪10g　白术10g　防风10g　炙麻黄6g　白芷10g　蝉蜕8g　地龙10g　苍耳子10g　辛夷10g　菖蒲10g　薤白10g　五味子10g　细辛3g　瓜蒌30g　桂枝10g　太子参15g

7剂,水煎服,2次/日。

服药后打喷嚏明显减轻,持续时间缩短,无胸闷,五官痒减轻。继续服药1个月巩固疗效。嘱病人每年立春后服药1个月,预防发作。

解表清里方

功能　疏风宣肺,清热化痰。

主治　表寒里热之咳嗽、发热症。

组成　炙麻黄8g　紫菀15g　杏仁10g　生石膏30g　黄芩10g　知母10g　牛蒡子10g　鱼腥草25g　荆芥10g　防风10g　羌独活各10g　甘草8g

临床外感风寒之症虽极为常见,但单纯表现为风寒表证的患者却并不常见。患者或由素有热邪内蕴,或因表邪入里化热,而在临床上多表现为表寒里热证。此时单纯解表则里邪不去,单纯清里则表邪不除。而重剂解表如麻黄汤之类则易致发汗太过而里证更深,因而宜选用解表散寒轻剂治之,同时顾及里热已成之势,肺气失宣之征明显,而立解表清里之法,疏风宣肺解表,清肺化痰,而拟解表清里方。方中不选生麻黄而选炙麻黄重在宣肺,乃以荆芥、防风疏风解表,可发汗而力不峻,顾及表邪虽在而里热已成之势,恐发汗太过伤阴化燥;紫菀、杏仁加强宣肺之功,并以生石膏、知母清热养阴,黄芩、鱼腥草清肺化痰;牛蒡子清热利咽,羌独活解表化湿以除周身酸楚不适。临床酌情加减,痰多而黄加金荞麦解毒化痰;发热加入青蒿养阴清热;鼻塞加入辛夷通鼻窍。晁恩祥教授临床应用此方治疗表寒里热证或以咳嗽为主,或以发热为主,随证加减,疗效颇佳。

【病案举例】

患者田某,男性,45岁。初诊日期2009年2月24日。主因"鼻塞、身痛、发热2天"来诊。患者2天前感寒后出现鼻塞流清涕,头身疼痛明显,发热37.5℃,自服退热药,药后汗出,汗尽后热复升。刻下症:头身疼痛明显,恶寒,发热,喷嚏,鼻塞流浊涕,轻咳,少量黄痰质黏,纳呆,大便干。舌淡红边略红,苔腻略黄,脉弦。

晁恩祥教授辨以感冒(表寒里热证),治以解表清里,止咳利咽。

处方 炙麻黄8g 杏仁10g 生石膏30g 青蒿10g 黄芩10g 知母10g 牛蒡子10g 鱼腥草25g 荆芥10g 防风10g 羌独活各10g 白茅根25g 辛夷10g 火麻仁30g 甘草8g

5剂,水煎服。

一周后陪家人来诊,述服药一剂后身热退,5剂药后,诸症已除。

第二章 常用古方

二陈汤（《太平惠民和剂局方》）

功能 燥湿化痰，理气和中。

主治 痰湿咳嗽。

组成 半夏10g 橘红10g 茯苓15g 炙甘草10g 乌梅10g 生姜3片

临床所见病症往往痰湿阴虚同见，脾虚痰热共存。晁恩祥教授临床应用二陈汤，不限于痰湿，如有热象则酌加清热化痰之黄芩、浙贝母等，有阴虚则酌加麦冬、天花粉等，盖辨别疾病之本质以痰湿为主，则勿拘于兼挟之症。

（一）咳喘

咳嗽总由肺气失于宣肃所致。痰湿内蕴，肺气失宣，气机不畅，则咳嗽、气喘而伴咯痰色白，量多易出等症。晁恩祥教授临床酌情加用炙麻黄、紫菀、杏仁、枇杷叶、地龙、石菖蒲等。

【病案举例】

杨某，男，72岁，就诊日期2008年11月4日。

患者慢支40余年，喘憋1年余，曾在我处中药治疗1年余，病情稳定。近日患者无明显诱因咳嗽，咯痰色白量多，头胀，纳呆，时反胃明显，动喘，急走即喘，二便调，舌淡红苔白，脉弦。晁恩祥教授辨以痰湿内阻，脾胃失健，气机不畅，立以健脾化痰，降气平喘和胃为主。

处方 紫菀15g 杏仁10g 苏子10g 橘红10g 炙杷叶10g 白果10g 地龙10g 蝉蜕8g 姜半夏10g 山萸肉15g 百部10g 太子参15g 五味子10g 焦三仙10g

7剂，水煎服。

11月25日复诊 服药后现咳嗽减少，痰量减少，仍动喘，快走即喘，纳呆，头胀已除，已无反胃，二便调，舌淡红苔薄白，脉弦。立以宣肺化痰止咳，纳气平喘。

处方 紫菀15g 杏仁10g 苏子10g 前胡10g 地龙10g 蝉蜕8g 白果10g 山萸肉15g 枸杞10g 五味子10g 淫羊藿10g 麦冬15g 太子参15g 甘草10g

（二）梅核气

患者临床表现为咽中有物，咯之不出，咽之不下，即中医所云之"梅核气"。晁恩祥教授多以二陈汤加减治疗,认为无论挟郁、挟湿,总由痰浊内蕴为本,气郁明显则酌加香附、玫瑰花、香橼等疏肝理气;挟湿则酌加苍术、厚朴、砂仁、藿香理气化湿。

【病案举例】

郑某,女,56岁。就诊日期:2009年9月12日。

患者主因"咽中异物感,双目发干1个月"就诊。1个月前无明显诱因出现咽中异物感,双目干涩,视物模糊,全身乏力,时汗出,无痰,不咳,纳可,大便不成形,1~2次/日,小便调。舌淡体胖大,苔白腻,脉沉弦。晁恩祥教授辨为脾湿内蕴,气阴不足,治以健脾化湿利咽,益气养阴明目。

处方 半夏10g 陈皮10g 茯苓15g 竹茹10g 桔梗10g 五味子10g 白芍10g 太子参15g 青果10g 草决明10g 密蒙花10g 牛蒡子10g 菊花10g 生甘草10g

7剂,水煎服。

患者自服上方14副,异物感明显缓解,视物模糊缓解,上方去桔梗、牛蒡子、密蒙花、草决明,继服7剂。

(三) 眩晕

临床所见眩晕之症,除肝风上扰,还与痰浊阻塞气机,清阳不升有关。晁恩祥教授临床见风痰所致之眩晕,多选用二陈汤加减,加入天麻、钩藤、菊花、葛根等,化痰平肝,多有效验。

【病案举例】

蔡某,男,50岁,就诊日期:2008年11月4日。

患者主因"发作性头晕时作4~5年,加重1年"来诊。患者无明显诱因出现发作性头晕,无眩晕,未予重视,3年前出现血压略高,予降压治疗服用氨氯地平、美托洛尔25mg,1次/日,血压维持平稳。近1年头晕加重,劳累后频繁发作,发作时头晕,身体摇动,左下肢抖动,常伴有腹胀气感,平素有痰色白晨起易咯出,曾伴目眩1次,或有眼前发黑。曾在我院神经内科查CT、MRI均正常。现仍时有头晕,目眩,行走时身体摇曳感,腹中胀气,不适感,眠差,大便次数多,排气多,头晕时欲大便则便不成形。舌淡红苔中后部厚腻,脉弦。晁恩祥教授辨为痰湿内蕴,肾虚肝旺,立以健脾化湿和胃,滋肾平肝之法。

处方 半夏10g 陈皮10g 茯苓15g 枸杞10g 山萸肉15g 桑寄生10g 菊花10g 天麻10g 钩藤10g 生龙牡30g 珍珠母30g 佩兰10g 苍术10g 厚朴10g 木香10g 甘草10g 7副水煎服。药后痊愈。

三承气汤(《伤寒论》)

功能 泻下热结。

主治 阳明腑实证。

组成

大承气汤：生大黄 6g　元明粉 3g（分冲）　厚朴 10g　枳实 10g

小承气汤：生大黄 3~5g　枳实 10g　厚朴 10g

调胃承气汤：生大黄 3~5g　元明粉 3g（分冲）　甘草 8g

用法　生大黄后下，元明粉冲服，余药煎以常法。

晁恩祥教授临床擅用三承气汤，根据病情之轻重缓急，或以大承气，或以小承气，或以调胃承气，且三方变通而用，非守方不调。且临床使用承气之证，有急症，有缓症，急症病速缓，缓症病缓起效，且治疗缓症，虽守方用药，因配伍得当，并无伤正之弊。

(一) 肺热咳喘证

临床所见肺热咳喘之病人，多伴大便秘结，此乃肺与大肠相表里之体现。晁恩祥教授临床治疗此类患者，不以单纯清肺为主，而合以泄下通腑之法，大便通，肺热除，气机畅，诸症自可缓解。

【病案举例】

患者胡某，女性，75 岁。初诊日期 2009 年 2 月 25 日。

患者主因"咳嗽、喘憋，不能平卧一周"入院，入院诊断为肺间质纤维化合并感染。会诊时症见患者不能转侧，动则喘甚，大便七日未行，咳嗽，咯痰色黄不易咯出，舌红苔白而干，脉弦滑。晁恩祥教授辨以肺气失宣，痰浊内阻，腑实内结，治以宣肺平喘，止咳化痰，泻下通便，方以止咳化痰平喘药为主，辅以调胃承气汤之意。

处方　黄芩 10g　鱼腥草 25g　紫菀 25g　枇杷叶 10g　地龙 10g　浙贝 10g　生大黄 5g　玄明粉 3g（分冲）　甘草 10g

五日后再次会诊，患者咳嗽明显减轻，喘憋缓解，已可转侧，服药后大便已通，大便每日一行。

(二) 腹胀便秘

临床见有术后不完全性肠梗阻之患者，腹胀便秘，此时一味理气不能速解，润肠通便亦不能使腑气得畅，如不急下，易生变证。故晁恩祥教授以通腑泄下之法，先使腑气通，再行调理之法，多奏佳效。

【病案举例】

许某，女性，65 岁，初诊日期：2009 年 1 月 6 日。结肠癌术后 4 年患者，主因"大便不利 10 天"来诊。10 天前受凉后出现上腹部胀满，继则大便不利，每日解极少量大便，脘腹胀满明显，排气少，1 月 4 日急诊考虑为不完全性肠梗阻，夜间腹中胀痛明显，舌红苔黄略腻，脉弦。

晁恩祥教授首诊辨为便秘（腹中燥结，气滞血瘀证），治以攻下通便，理气活血，佐以润肠。方药如下：

处方　厚朴 10g　枳实 10g　大黄 6g　元明粉 2g（分冲）　丹参 10g　川芎 10g　木香 10g　砂仁 10g　焦三仙各 10g　当归 10g　火麻仁 25g　甘草 10g

3剂,水煎服。

1月9日二诊 服上方三剂后腹部胀满有缓解,排便量稍增,呃逆多,每天进食2~3两,大便2~3次/日,夜间腹部胀痛缓解,舌红苔白略腻,脉弦。继以健脾行气,泻下润肠通便为主。方药如下:

处方 苍术10g 炒白术10g 党参10g 厚朴10g 枳实10g 木香10g 砂仁10g 焦三仙各10g 鸡内金10g 半夏10g 火麻仁25g 大黄5g 香橼10g 元胡10g 甘草10g

7剂,水煎服。

1月20日三诊 腹部胀满已明显缓解,两胁肋部已不胀,呃逆减,有时左上腹痛,排气,大便1次/日,隔日2次/日,每天进食3~4两,夜间腹部不适缓解,眠差,舌淡红苔薄黄,脉弦。上方加减,大黄改3g,加郁李仁15g、香附10g,生龙牡各30g,去半夏、香橼、党参

10剂,水煎服。

2月后患者陪其丈夫前来就诊,述上方服用5剂症状已解,遂停药。

(三) 发热

临床所见患者,发热不退,持续高热,伴有腑气不通者,多为阳明热结。此时无论发汗解表,还是解毒清热均不能除邪实热结,故当急下通里,热结除,腑气通,气机畅,则发热方可除。

【病案举例】

患者王某,男,73岁,职工。1970年12月14日初诊。患者持续高热(39℃以上),10余日不退。该患者初因外感而见头痛,恶寒发热,咳嗽。肌注阿尼利定、口服桑菊感冒片后,头痛减轻,恶寒得除,但仍发热不退,伴咳嗽加剧。接诊时发热(39℃),喘咳,有痰而黄,烦躁不安,肤热少汗,饮食不进,大便八九日未行,同时见有腹部胀满,疼痛拒按,神疲倦怠,鼻孔如烟熏,口中气味重浊,唇裂口燥,舌质红,苔焦黄少津,且起芒刺,脉沉弦细滑而数。体温39.7℃。综观其证乃因温邪所犯,且上焦热盛,中焦阳明燥结,所谓"阳明温病"是也。故治以宣肺通降法,予宣白承气汤加味。方用生石膏15克、瓜蒌6克、杏仁泥6克、生大黄6克、甘草6克。水煎服1剂。

次日复诊,言药后腹中作响,有气下趋,然未得通下,诸症未减。视其患者,年已古稀,精气已衰,况病已日久,热盛已极,导致气液两亏,故改用新加黄龙汤加减服之。拟用人参3克(另煎兑服)、玄参12克、生地12克、麦冬12克、生大黄9克(后下)、莱菔汁2匙、芒硝3克(后下)。水煎服1剂。

12月16日三诊 诉晨起初便下干粪块四、五枚,坚硬如羊粪,继则大便得通,其气极臭,腹部满胀遂除,热势骤减,喘咳见轻,欲进米粥。继则给以养阴益气开胃法治疗,调理十余日而病瘥。

(四) 神昏窍闭证

临床所见肺性脑病证属肺气壅塞,痰浊蒙窍之证,因腑气不通,清阳不升,浊阴不

降,清窍闭塞,昏蒙不识人。此时当急则治标,运用攻下通里之剂,使大肠通、肺气宣、神志转清。

【病案举例】

索某,男,56岁。入院日期为1982年9月13日。

患者咳喘10年,半月来咳喘加重,伴下肢浮肿。患者于1976年即确诊为"慢性支气管炎"、"肺气肿"、"慢性肺源性心脏病",每冬加重,曾7次住院治疗,均经治疗缓解出院。9月13日复因感冒后咳喘加剧,痰多胸憋,痰黄不易咯出,身热汗出,脘腹胀满,饮食减少,咳逆倚息不得卧,小便短少面赤,大便干燥,下肢浮肿,舌质紫暗,舌下瘀筋粗乱延长,舌苔黄腻,脉滑数。西医诊断为慢性肺心病合伴感染,呼吸功能不全、Ⅱ型心力衰竭。其证为气滞血瘀,痰热壅肺,水湿泛滥。先拟用麻杏石甘汤合定喘汤加减,并给红霉素、利尿剂等药治疗7天,病情不见好转。9月16日该患者呼吸急促,喘憋痰黏稠,不易咳,喉中痰鸣,咳逆不得平卧,汗出心悸,四肢不温,浮肿加剧,同时出现神志模糊,时有谵语,腹部满胀难受,大便4日未行,脉滑数,舌苔黄燥厚腻,病情危重。西医诊断为慢性肺源性心脏病合伴肺性脑病,观其脉证,标为痰壅窍闭、阳明腑实,其本为气滞血瘀、肺肾不足、脾湿水停。故据急则治其标之理,采用通里攻下宣肺开窍之法,佐以温经活血。方用大承气汤加味。药用生大黄10克(后下)、芒硝10克(后下)、厚朴10克、枳实10克、玄参30克、炮附子30克。水煎服一剂后,大便得下,仍干燥。继再进上剂,大便通利,连便3次,脘腹胀满得除,神志转清,喘憋稍减,尿量稍增。仍汗出痰多,气短,继以理肺健脾祛痰,佐以活血法,又调理月余,复又缓解出院。

三子养亲汤(《韩氏医通》)

功能 降气快膈,化痰消食。

主治 痰壅气滞。咳嗽喘逆,痰多胸痞,食少难消,舌苔白腻,脉滑等。

组成 炒苏子(打碎)9g 炒白芥子(打碎)6g 炒莱菔子(打碎)9g

用法 上三味,各洗净,微炒,击碎,看何证多,则以所主者为君,余次之,或等分,每剂不过9克(三钱),用生绢小袋盛之,煮作汤饮,代茶啜用,不宜煎熬太过。

方解 晁恩祥教授认为本方主治老年人中气虚弱,运化不健,水谷精微化为痰,痰壅气逆,肺失肃降,以致食少痰多,咳嗽喘逆等症。老年人气虚而喘者则忌用。方中紫苏子降气,白芥子除痰,莱菔子消食兼降气。三药合用气降则痰消。气逆不顺为主证者可用苏子为主药,余药稍减。食滞为主证者,可重用莱菔子为主药。痰积为主证者,可重用白芥子为主药。晁恩祥教授在治疗肺系疾病中,凡有风寒痰盛表现者,常合并应用本方。治疗咳嗽变异型哮喘,苏子为必用。

(一) 风咳

咳嗽变异型哮喘是哮喘的一种特殊类型,以咳嗽为主要表现,晁恩祥教授认为当属风咳。风邪犯肺、肺失宣降而致咳,故疏风宣肺为主要治法,部分病人痰较多,晁恩祥教授认为治疗时不可专注于痰,因痰在本病发病机制中是标,可合并三子养亲汤。此三味药气味皆辛,辛能入肺,辛能散寒,既能散寒,又可降气,痰自去,可自止也。

(二) 喘证

凡咳喘有痰浊阻肺者,有气实痰盛,胸闷懒食等症,晁恩祥教授均喜合用三子养亲汤。

【病案举例】

刘某,男,70岁,患者有慢性咳喘病史20年,每年冬春季易发,多因受寒而诱发,症状逐年加重,此次发病于三天前。因感冒后至咳喘加重,咳嗽痰多,痰白黄相兼,不易咳出,口干苦,气喘气短,胸部憋闷,胃纳一般,腹胀大便干,舌质暗红,苔腻稍黄,脉弦滑,治以宣肺化痰,降气止咳平喘

处方　炙麻黄10g　杏仁10g　紫菀15g　厚朴10g　橘红10g　半夏10g　茯苓15g　甘草6g　苏子10g　莱菔子10g　白芥子10g　黄芩15g　白芍10g

复诊　服药第二剂大便通畅,自觉咳喘减轻,症好转,服完5剂,咳喘基本缓解,续以健脾理气、调补肺肾巩固疗效。

晁恩祥教授认为苏子、白芥子、莱菔子,三者有辛润之功,理气消胀之力颇强。三者既能消痰利肺,又能通便,降肺胃之气,痰多腹胀便难者,最为适宜。

(三) 咳嗽

对于咳嗽属于痰湿蕴肺者,晁恩祥教授常用二陈平胃汤(陈皮、半夏、茯苓、苍术、厚朴、甘草)合三子养亲汤(白芥子、莱菔子、苏子)加减。加减:若咳逆痰多、胸闷气急加白前;寒痰重、痰黏白如沫、怕冷加干姜、细辛;久病脾虚乏力加党参、白术。

【病案举例】

患者刘某,男,咳嗽反复发作10年,本次受凉后加重,咳声重浊,痰黏腻,稠厚成块,痰多易咯出,晨起咯痰更甚,伴有胸闷、脘痞、呕恶、食少、体倦,平日大便常不成形。舌苔白腻,脉濡滑。治以健脾燥湿,化痰止咳。

处方　陈皮10g　半夏10g　茯苓15g　苍术10g　甘草10g　白芥子10g　莱菔子10g　苏子10g　干姜10g　党参10g　白术15g。

14剂后,症状明显好转,已不咳。用六君子丸善后调理。

大柴胡汤(《金匮要略》)

功能　和解少阳,内泻热结。

主治　少阳、阳明合病。往来寒热,胸胁苦满,呕不止,郁郁微烦,心下满痛或心下

痞硬,大便不解或协热下利,舌苔黄,脉弦有力。

组成 柴胡 15g　黄芩 9g　芍药 9g　半夏 9g　枳实 9g　大黄 6g　生姜 15g　大枣 5 枚

大柴胡汤和解少阳、通下里实。治疗少阳与阳明合病,大柴胡汤证的辨证要点是少阳证加阳明证,其中少阳证"但见一症便是,不必悉具",阳明证有大便干或便秘即可。

辨证识别大柴胡,少阳一症加便秘:大柴胡汤临床应用非常广泛,很多内伤杂病皆可用之,晁恩祥教授的经验是"少阳一症加便秘",即出现了"口苦,咽干,目眩,胸胁苦满"等七大症状中的一症,再合并有大便干或便秘即可,可谓执简驭繁。

【病案举例】

孙某某,男,53 岁,口苦明显,食纳少,腹胀,大便多日一行,舌红,苔黄腻,脉弦数。根据口苦、便秘辨为大柴胡汤证,给予大柴胡汤 7 剂诸症消失。

小柴胡汤(《伤寒论》)

功用 和解少阳。

主治 伤寒少阳证。往来寒热,胸胁苦满,嘿嘿不欲饮食,心烦喜呕,口苦,咽干,目眩;妇人伤寒,热入血室;疟疾、黄疸与内伤杂病而见少阳证者。

组成 柴胡 12g　黄芩 9g　人参 6g　半夏(洗)9g　甘草(炙)5g　生姜(切)9g　大枣(擘)4 枚

用法 上药七味,以水 1.2 升,煮取 600 毫升,去滓,再煎取 300 毫升,分两次温服。

小柴胡汤的功能是和解少阳,和胃化饮,升提郁热外出,是以三阳病很多情况下都可用小柴胡汤,而并不限于少阳。如果把小柴胡汤只限于少阳证,则将大大局限其在临床中的辨证和运用范围。小柴胡汤不仅为治外感热病之要剂,用以施治内伤杂病,同样功效独特,非同凡响。《皇汉医学》曾曰:"凡气管炎、百日咳、肺结核、肋膜炎、肠室扶斯、疟疾、胃肠炎、肝脏病、肾脏肾盂炎症、妇人病等悉能治之。"虽已概括十余种病症,其实小柴胡汤于杂病中之治疗范围正远不止此。如《苏沈良方》又云:"常时上壅痰实,只依本方食后卧时服,赤白痢尤效,痢药中无如此之妙……"。罗谦甫亦曰:"本方为脾家虚热、四时疟疾之圣药。"而唐容川于《血证论》中更是盛推小柴胡汤治虚劳咳嗽之功。现代医学界对于小柴胡汤之应用与研究,更加深入广泛,几乎遍及内、外、妇、儿、五官、神经等各科领域,应用病症亦日见其多,不胜枚举。晁恩祥教授应用小柴胡汤治疗多种疾病。

(一) 胰腺疾病

胰腺是西医解剖学命名的人体脏器,在中医古籍中无相关记载。从经脉联系来看,两侧胆经,入缺盆后,"下胸中,贯膈,络肝属胆",则左侧胆经必然于膈下曲行向右,而后曲行向左;继而"循胁里,出气街",方可复归左侧循行之路径,否则便不知为何经,可见左侧胆经之走向,必过胰腺之所。由疾病症状,急性胰腺炎起病急骤,如发热、上腹剧烈疼痛("心下急"第103条、"心中痞硬"第165条),呕吐频繁等主要临床表现,与热结胆腑证(大柴胡汤证)相似,而且临床报道较多。关于慢性胰腺炎及其他慢性胰腺疾病,其势较缓,临床上多见左上腹痛、腹胀、厌油、恶心、呕吐,故以小柴胡汤化裁而治者居多。因中医古籍无胰腺之明确记载,因此试从经络学探究胰腺疾病归属及证治方案,考虑治从柴胡汤证。

【病案举例】

常某,男,30岁。左上腹痛3年,加重1年,持续性隐痛,进食后加重,呃逆,无反酸,无烧心,腹胀,食欲可,大便经常腹泻,2007年3月20日腹部B超:肝内钙化灶,胰腺尾部饱满,回声尚均,胆囊6.0cm×3.0cm,壁厚0.2cm,光滑,胆囊腔内未见明显异常回声,胆总管内径0.6cm。2006年11日血常规:正常。肝功能:正常。未规律治疗。现食欲可,口不渴,矢气多。舌淡红,苔薄白,脉弦。

辨证 气滞不舒,肝胃失和。

治法 理气降逆,健脾和胃。

处方 柴胡10g 半夏10g 川连5g 党参10g 元胡10g 厚朴10g 枳实10g 玫瑰花10g 陈皮10g 香橼10g 焦三仙各10g 苍白术各10g 旋覆花包10g 苏叶10g 甘草10g

10剂,水煎服。

方用小柴胡汤加减化裁而成,注重和解,调理气机。10余剂后,腹痛明显减轻。

(二) 外感内伤杂合为病

对于柴胡的功能,《神农本草经》明确提出了其具有"主心腹肠胃中结气,饮食积聚,寒热邪气,推陈致新"的作用。小柴胡汤以柴胡为君药,臣以芍药、半夏等药,使以上作用更充分发挥。应用小柴胡汤加减治疗外感内伤杂合为病。

【病案举例】

郝某(洪生),男,91岁,(山东淄博)。咽痛5~6天,不咳嗽,偶尔打喷嚏,无涕,鼻、咽干,食欲不好,饭后胃脘胀,烧心,轻痛,呃逆,背痛,阵寒热,体温正常,晨口苦,大便干,口干不喜饮。舌红,苔黄根厚腻,脉弦。

辨证 风邪外袭,肺气失宣,肝胃失和。

治以 疏风宣肺,止咳利咽,疏肝和胃。

处方 紫菀15g 杏仁10g 苏子叶各10g 炙杷叶10g 五味子10g 地龙10g 蝉蜕8g 金荞麦15g 苍白术各10g 姜半夏10g 厚朴10g 焦三仙各10g 柴胡10g 黄芩10g 牛蒡子10g 大黄3g 火麻仁30g

7剂后诸证缓解。

小青龙汤（《金匮要略》）

功用 解表散寒，温肺化饮。

主治 外寒内饮证。恶寒发热，无汗，胸痞喘咳，痰多而稀，或痰饮喘咳，不得平卧，或身体疼重，头面四肢浮肿，舌苔白滑，脉浮者。

组成 麻黄9g 芍药9g 细辛6g 干姜6g 炙甘草6g 桂枝（去皮）9g 半夏9g 五味子6g

用法 上八味，以水一升，先煮麻黄，减二升，去沫，内诸药煮取三升，去滓，温服一升。

小青龙汤广泛应用于中、西医各种疾病之中，中医以肺脏疾患，西医以呼吸系统多见。中医在儿科方面常用于肺痨、百日咳；妇科方面用于治疗带下证、乳癖。此外，尚广泛用于水肿病。临床上常用小青龙汤治疗的病证主要有2类：一为表证不解，内有饮停者（包括溢饮、支饮）；二为风寒喘促证，以治风寒喘促为多。故以小青龙汤治支气管炎，尤其是喘息型者多获良效。

【病案举例】

患者，男，53岁，1994年12月3日就诊。喘咳10年余，冬重夏轻。曾多次到医院就诊，诊断为慢性支气管炎，曾服中西药效差。就诊时，患者气喘憋闷，耸肩提肚，咳吐稀白痰，每到夜晚加重，不能平卧；晨起则吐痰盈碗盈杯，背部恶寒，面色黧黑，舌苔水滑，脉弦，寸滑。

辨证 寒饮内伏，上射于肺。

治法 温肺散寒，化饮平喘。

处方 小青龙汤：麻黄9g 桂枝10g 干姜9g 五味子9g 细辛6g 半夏14g 白芍9g 炙甘草10g

7剂，水煎服。

药后咳喘大减，吐痰减少，夜能卧寐，胸中觉畅，后以《金匮》桂苓五味甘草汤加砂仁、半夏、生姜正邪并顾之法治愈。

本案为寒饮内扰于肺，肺失宣降，故证见咳喘吐痰，痰色清稀，背部恶寒，苔水滑。晁恩祥教授用小青龙汤辛温散寒，温肺化饮，使寒饮之邪去，肺气通畅而咳喘自平。

关于小青龙汤的临证应用，晁恩祥教授认为应抓住6个环节：①辨气色，面色黧黑（水色），两目周围有黑圈环绕"水环"。头额、鼻柱、两颊、下颌处见黑斑又称"水斑"。②辨咳喘，遇寒咳喘甚或夜晚加重等。③辨涎，痰涎清稀量多。④辨舌象，舌淡，苔白腻。⑤辨脉象，浮紧或弦滑。⑥辨并证，水饮内停，随气机运行而变动不居，出现许多兼证，如水寒阻气，则兼噎；水寒犯胃，则兼呕；水寒滞下，则兼小便不利；水寒流溢四肢，则兼肿；若外寒不解，太阳气郁，则兼发热、头痛等证。以上6个辨证环节，是正确使用小青龙汤的客观标准。但6个环节不必悉具，符合其中一、两个主证者，即可用之。

小青龙加石膏汤(《金匮要略》)

功用　解表蠲饮，兼除烦躁。

主治　肺胀，心下有水气。咳而上气，烦躁而喘，脉浮者。

组成　麻黄、芍药、桂枝、细辛、甘草、干姜各三两　五味子、半夏各半升　石膏二两。

方解　本方除二两石膏外，余药及用量均与小青龙汤相同，故功同前方而又具清解郁热的作用，适用于里重于表、饮重于热之"肺胀，咳而上气，烦躁而喘，脉浮"等症。小青龙加石膏汤解表化饮并重，其证为外寒内饮兼热，外寒内饮并重，饮重于热；厚朴麻黄汤化饮利气，宣肺平喘为主，其证为外寒内饮兼疼热，表证不重，而以寒饮迫肺，肺胀胸满为突出。

外寒内饮易辨识，舌脉细看饮中热。

发热恶寒，咳喘，咯白色泡沫稀痰等外感风寒、内有停饮的小青龙汤证容易辨识，而饮郁化热常常被忽视。临床上经常是遇到明明是外寒内饮的小青龙汤证，给予小青龙汤剂却效不著。此时多为外感风寒、内有停饮之机犹存，而饮郁化热已现，顾此失彼故效不著，此时当予小青龙加石膏汤。辨识饮郁化热主要根据舌脉，如：咯白色泡沫稀痰，舌质应淡或淡红，却舌质偏红或红；舌苔应水滑或白腻，却白腻而干。脉虽弦紧却数象明显，此时表明饮中有热，应以小青龙加石膏汤加减。

【病案举例】

(1) 陈某，男，59岁。1993年11月25日初诊。素患咳喘，逢冬辄发，历时六年，发则鼻塞，阵咳，气逆喘息，不能平卧，痰白黏腻，胸满食减，乍寒乍热，便干溺黄。近因外感，咳喘大作，咳嗽频频，涕泪俱流，痰吐稀沫，间挟黄稠，胸满息高，颜面潮红，苔淡黄腻，脉浮弦数。胸透：两肺纹理增多，诊为"慢性气管炎合并感染"。证属：新感引动伏饮，饮与热结。

治法　宣肺泄热，化饮为法。

处方　净麻黄10g　桂枝8g　芍药8g　干姜6g　法半夏10g　北细辛5g　五味子5g　生石膏(先煎)20g　炙甘草6g　地龙12g

3剂，水煎服。服三剂后咳爽喘缓，腻苔已退，脉象渐和，改用二陈汤加味五剂而安。

晁恩祥教授按：本例咳喘，表里相间，寒热挟杂，以热为主，用小青龙汤宣肺蠲饮，加用生石膏，取其既清内郁之热，又制青龙之温，其性辛寒，凉而能散。加用地龙，取其清热、平喘、解痉，从而达到了表里同治、寒热俱除的目的。

(2) 吕某，女，29岁。2001年2月5日初诊。产后半月，因更衣受寒，引起气喘咳嗽，经用多种抗生素治疗，咳喘不减而来诊。刻下咽痒阵咳，痰少，咯吐不爽，背寒，纳差，尿黄，苔黄微腻，脉细弦滑，西医诊为"急性支气管炎"。患者系产后受寒起病，鉴于产后宜温,先三剂治之,服后,症情依然。转从寒热并调入手,拟方:炙麻黄 8 克、杏仁 10 克、干姜 5 克、桂枝 8 克、细辛 5 克、代赭石(先煎)20 克、白芍 8 克、生石膏(先煎)12 克、苏子霜(包煎)10 克、甘草 5 克。服药 4 剂后症情已趋缓解,转拟玉屏风散合六君子汤调治而愈,一个月后随访,咳喘未作。

晁恩祥教授按:本例咳喘,由寒而致,遏郁化热,所以用小青龙加石膏汤调其寒热,重用代赭石和苏子霜以镇逆气。

(3)张某,女,32 岁,受凉后出现咳嗽,咯白色泡沫稀痰,伴发热恶寒,身痛,舌质红,苔白水滑,脉弦紧数。辨证为小青龙汤证,予小青龙 3 剂效不明显,且病人出现口干咽干症状,再诊根据舌质红,脉数,辨出饮中有热,又予小青龙加石膏汤 5 剂而愈。

止嗽散(《医学心悟》)

功能 止咳化痰,疏表宣肺。

主治 风邪犯肺,咳嗽咽痒,或微有恶寒发热,舌苔薄白等。

组成 桔梗(炒) 荆芥 紫菀(蒸) 百部(蒸) 白前(蒸)各二斤 甘草(炒)十二两 陈皮(去白)一斤

方义 方中紫菀、百部、白前均可润肺止咳;紫菀性温,温润化痰止咳,百部微寒,润肺止咳,为治疗肺痨之要药,白前辛甘微温,祛痰降气,用于肺气壅滞有痰不易咳出者,不分寒热皆可用之。陈皮理气化痰,桔梗开提肺气,荆芥疏风解表,清利咽喉,甘草和中止咳,又调和诸药,全方药虽七味,量极轻微,具有温而不燥,润而不腻,散寒而不助热,解表不伤正的特点。晁恩祥教授多用本方加减而治疗咳嗽变异型哮喘或感冒后咳嗽。

【病案举例】

张某,女,60 岁。主因呛咳反复发作 3 年加重 4 天而求治于门诊。查气道激发试验阳性,胸片无异常,血常规正常。双肺听诊无异常。当时咳嗽不断,不能连续发音构成语句表达自己的意愿。咽痒,无反酸,对冷空气、异味敏感,遇之咳甚。舌质淡苔薄白,脉弦。中医诊断风咳,证属风邪犯肺,气道挛急,治宜疏风宣肺,缓急止咳。

处方 炙麻黄 10g 杏仁 10g 紫菀 10g 百部 10g 白前 10g 前胡 10g 冬花 10g 僵蚕 10g 蝉蜕 8g

7 剂,水煎服。3 剂咳嗽去其大半,7 剂诸症消失,坚持服用 14 剂药物后,再次检查肺功能,气道激发试验变为阴性。嘱其注意保暖,忌冷饮。

川芎茶调散(《太平惠民和剂局方》)

功能 疏风止痛。

主治 外感风邪头痛。

组成　川芎12g　荆芥12g　白芷6g　羌活6g　细辛3g　防风5g　薄荷6g　甘草6g

用法　水煎，日1剂分2次服（原方按比例配药共研细末，每服6g　每日2次，清茶调下。）

晁恩祥教授之风证常选用本方加减治疗因风邪导致的各种头痛，鼻炎，如感冒头痛、偏头痛、巅顶头痛、慢性鼻炎、过敏性鼻炎等。他认为：风邪外受，上犯头目则头痛目眩；风邪袭表，正邪交争则恶寒、发热、鼻塞流涕。本案川芎善治少阳、厥阴头痛，羌活善治太阳经头痛，白芷善治阳明经头痛，其他诸药善散头面风邪，解表散寒通窍。是经方中疏散风邪，解表止痛的重要方剂之一。

（一）外感风邪头痛

【病案举例】

曹某，女，35岁。2007年5月15日初诊。主因流清涕、头及全身疼痛3天就诊。患者近3天流清涕，头痛头胀，鼻塞，自觉低热，恶寒，轻咳嗽，无痰，咽不痛，出汗，口干喜饮，食欲可，大便不成形，2~3次/日，舌淡红，苔根黄厚腻，脉弦。治以疏风通窍，健脾化湿。

处方　荆芥10g　防风10g　川芎10g　辛夷10g　菊花10g　羌、独活各10g　白芷10g　山药15g　细辛3g　佩兰10g　干姜8g　藿香10g　陈皮10g　焦三仙各10g

7剂，水煎服。药后病解。

（二）治疗慢性鼻炎

【病案举例】

王某某，男，28岁。2007年2月15日初诊。慢性鼻炎10余年，早晚打喷嚏，流清涕，吸入冷热空气易打喷嚏，流清涕，无鼻塞鼻痒，头晕，6年前长春某院查过敏源：阴性，口服息斯敏、氯雷他定1~2月，效果不好。舌尖红，苔薄白，脉弦。查过敏源：阴性。诊为慢性鼻炎。证属风邪外受，肺气失宣。治以疏风宣肺，通窍利咽。

处方　荆芥10g　防风10g　辛夷10g　桂枝8g　白芍10g　薄荷6g　天麻10g　牛蒡子10g　苏叶10g　僵蚕10g　地龙10g　蝉蜕8g　菊花10g　钩藤10g　川芎10g

15剂，水煎服。

药后患者喷嚏、流涕明显减少。因回外地未再服药。

少腹逐瘀汤（《医林改错》）

功用　活血祛瘀，温经止痛。

主治　少腹瘀血积块疼痛或不痛，或痛而无积块，或少腹胀满；或月经期腰酸少腹胀,或月经一月见三五次,连接不断,断而有来,其色或黑或紫,或有瘀块,或崩漏见少腹疼痛等症。

组成　小茴香(炒)1.5g　干姜(炒)3g　延胡索3g　没药3g　当归9g　川芎3g　官桂3g　赤芍6g　蒲黄9g　五灵脂(炒)6g

【病案举例】

痛经证

(1) 张某,女,35岁,职员,2003年5月14日初诊,每逢月事来潮前两日即腹痛难忍,经后渐愈,已20余年。曾多次经中西药治疗未愈。25岁婚后孕产一女,婴儿未满周岁,月事即来潮。痛多加重。行经第一日小腹绞痛,心烦易怒,面色苍白,双目难睁,懒言静卧,四肢不温而麻,经色紫暗,夹有血块。经下后痛方减。观其颜面色晦,舌苔薄白,质暗两侧有瘀血点,脉紧,尺脉弱。

辨证　寒凝气滞,瘀血阻络。

立法　温经散寒,活血通络。

处方　当归15g　川芎15g　生地15g　枳壳15g　元胡10g　没药8g　蒲黄10g　五灵脂10g　牛膝15g　赤芍、桃仁各10g　桂枝7g　干姜5g　红花、桔梗各15g　甘草20g

5剂,日煎二次,下次月经前早晚饭前空腹服下。

药后腹痛减轻,月经来潮,血块增多按此法拟方,连续三月,共服药15剂痊愈。

(2) 马某,女,20岁,学生。自述13岁初潮,经水30~60日一行,在经前二日,两乳房作胀,头痛欲吐,涎水自溢,面色苍白,大汗淋漓,甚则昏倒。经色似污水样混浊,带有小瘀块。此次诊时,经行已一日,大痛已过。其面容苍白无华,苔白微干,脉紧尺弱。

辨证　寒凝肝脉,气滞血瘀。

立法　温经散寒,理气活血。

处方　当归15g　川芎15g　生地10g　枳壳10g　元胡10g　没药8g　蒲黄10g　五灵脂10g　牛膝15g　赤芍、桃仁各10g　桂枝7g　干姜5g　红花、桔梗各10g　甘草20g

嘱其在下次月经前4日再进上方加元胡、乌药各10g,甘草20g。并嘱其在下次月经前4日再进上方加元胡、乌药各10g,5剂。药进4剂时,月经来潮,少腹疼痛明显减轻。此后病未发。

玉屏风散(《丹溪心法》)

功能　益气固表止汗。

主治　表虚自汗,易感风邪。

组方　防风　黄芪各一两(30g)　白术二两(60g)

方义　玉屏风散治疗风邪久留而不散者,自汗者亦宜。柯琴曰:邪之所凑,其气必虚,故治风者,不患无以驱之,而患无以御之;不畏风之不去,而畏风之复来。何则？发散太过,元府不闭故也。昧者不知托里固表之法,遍试风药以驱之,去者自去,来者自来,邪气留连,终无解期矣。防风遍行周身,称治风之仙药,上清头面七窍,内除骨节疼痹,外解四肢挛急,为风药中之润剂,治风独取此味,任重功专矣。然卫气者,所以温分肉而充皮肤,肥腠理而司开阖,惟黄芪能补三焦而实卫,为元府御风之关键,且无汗能发,有汗能止,功同桂枝,故又能除头面风热,大风癞疾,肠风下血,妇人子脏风,是补剂中之风药也。所以防风得黄芪,其功愈大耳。白术健脾胃,温分肉,培土即以宁风也。夫以防风之善驱风,得黄芪以固表,则外有所卫;得白术以固里,则内有所据。风邪去而不复来。此欲散风邪者,当依如屏,珍如玉也。其自汗不止者,亦以微邪在表,皮毛肌肉之不固耳。

【病案举例】

患者刘某,女性,10岁。主因反复感冒三个月。患者在3月前因为麻疹合并肺炎,经治疗后胸片结果显示正常。但此后稍有不慎就出现发热、出汗、咳嗽、咯痰,经常运用抗生素治疗。一月之内就可以出现感冒2~3次。因此而中断学习。患儿就诊时面色黄而乏泽,声低气怯,身体偏瘦,偶咳有白痰,纳差,大便不成形,舌质淡,苔白,脉弱。辨证为肺脾气虚证,治宜益气健脾。

处方　生黄芪30g　炒白术10g　防风3g　太子参30g　山药30g　焦三仙30g　鸡内金30g

共3剂,水煎服,分六天服完。患者服用三副后自觉症状明显好转,家属再次依照前方继用3剂。随访半年内没有再发感冒。

龙胆泻肝汤(《医方集解》)

功能　泻肝胆实火,清下焦湿热。

主治　肝胆实火上扰,症见头痛目赤,胁痛口苦,耳聋、耳肿;或湿热下注,症见阴肿、阴痒,筋痿阴汗,小便淋浊,妇女湿热带下等。

组成　龙胆草(酒炒)6g　黄芩9g　栀子9g　泽泻12g　木通9g　车前子9g　当归酒洗3g　生地黄酒炒9g　柴胡6g　生甘草6g

龙胆泻肝汤治疗肝胆湿热证,其中当归、白芍养血补血,似有悖于湿热病机,常被弃而不用。晁恩祥教授认为归芍正是全方组成的亮点,万不可去。

肝火,途径有二,一是直折其势,予黄芩、龙胆草、栀子等;二是补肝体以其阳用,予当归、白芍。如只知其一,忽略其二,舍去归芍则效力必减。

【病案举例】

张某某,男,38岁,头晕目赤,伴耳鸣,口苦,胁胀满,大便干,舌质红,苔黄腻,脉弦数。来诊前在他处已服中药 5 剂,症状有一定改善,观前医处方为龙胆泻肝汤去当归、白芍加大黄。辨证无误,选方亦准,唯不该去归芍,再加当归、白芍,忠实原方,再服 5 剂诸症消失。

四逆散(《伤寒论》)

功能　透邪解郁,疏肝理脾。

主治　肝气郁滞,阳郁于里,不能通达于四末的四逆证,同时也用于气机郁滞引起的咳嗽、腹痛、里急后重等。

组成　炙甘草 6g　枳实(破,水渍炙干)6g　柴胡 6g　芍药 9g

或然诸症病机同,异病同治皆四逆:"少阴病,四逆,其人或咳,或悸,或小便不利,或腹中痛,或泄利下重者,四逆散主之"。四肢逆冷、咳嗽、心悸、小便不利、泄利下重可谓症状迥异,但病机都是气机郁滞,该方证充分体现了异病同治的原则。临床上凡呼吸系统症状与情绪变化密切相关者,皆可以四逆散加减或加用四逆散。

【病案举例】

王某,女,32 岁,喘憋反复发作 10 余年,近几年每因情绪激动或抑郁恼怒即发喘憋,就诊时患者胸胁胀满,急躁易怒,脉弦。辨证为肝郁气滞证,给予四逆散加香附、川楝子、杏仁、地龙,服药七剂后症状缓解。

生脉散(《内外伤辨惑论》)

功能　益气生津,敛阴止汗。

主治　暑热伤津证,肺虚久咳证。

组成　人参 10g(多以太子参 15g 代)　麦冬 15g　五味子 10g

晁恩祥教授临床治疗久病不愈、老年人诸症,常以生脉散为主,加减治疗。盖无论久病、失治误治、老年人诸疾,其病机往往不离气阴虚之病机。方中不选人参,而以太子参代之,晁恩祥教授认为人参虽大补元气,力专而效宏,但久病患者及年老体弱者,失治误治,病难速效,往往需缓而补之。太子参性平之剂,久服而无碍,长期治疗,转机可待。

(一) 低热

临床见有外感患者,表邪已去,气阴已伤,而见疲乏无力,低热气短等。此类患者晁恩祥教授不主张大补,而以益气养阴之生脉散为主加减,且以性平力缓之太子参易人参,缓缓发力,诸症自解。临床所见如余热未则加入青蒿、黄芩等;咳嗽不止则加入杏仁、紫菀、炙杷叶等。

【病案举例】

患者张某,男性,55岁。初诊日期2009年2月19日。患者约于10余天前出现恶寒发热,体温37.0~38.5℃,下午,伴头身疼痛等,自服感冒软胶囊、希刻劳(2天)、阿奇霉素(4天)等,第三天体温正常。4天后出现低热,自服感冒清热冲剂恢至正常。但3~4天后又现低热(37.2℃左右),未予治疗。2月12日自觉不适感明显,轻咳,咯少量黄痰,在空军总院查白细胞15×10^9/L,中性90%,胸片正常,予罗氏芬(头孢曲松)静脉滴注6天,配合口服阿奇霉素,2月17日查白细胞13×10^9/L,中性粒细胞80%,患者仍有午后低热(37.2℃左右),于昨日停用西药治疗。现患者午后低热,乏力,咽痒,轻咳,咯少量黄痰,有时夜里汗出,二便调,舌尖红苔薄白,脉沉。

晁恩祥教授辨以气阴不足,痰热内蕴,治以养阴益气,清肺化痰。

处方 太子参15g 麦冬15g 五味子10g 黄精10g 紫菀15g 杏仁10g 黄芩10g 青蒿10g 鱼腥草25g 金荞麦15g 银柴胡10g 白茅根25g 知母10g 甘草10g

5剂,水煎服。

2009年2月25日二诊 服上方5剂,今日复查白细胞正常(6.1×10^9/L,中性62.5%),患者体温基本正常(36.7~37.0℃),自觉精神佳,乏力有缓解,咽痒明显缓解,昨日起咳痰明显好转,偶咳,痰少,已无黄痰,纳可,二便调,舌尖红苔薄白,脉弦有力。

仍治以养阴益气为主,辅以理肺健脾。

处方 太子参15g 麦冬15g 五味子10g 黄精10g 山萸肉15g 党参10g 焦三仙各10g 青蒿10g 银柴胡10g 白茅根25g 砂仁10g 杏仁10g 陈皮10g 甘草10g

5剂,水煎服。

(二) 心悸

临床所见老年患者,病情复杂。但晁恩祥教授认为老年患者虽证候繁杂,抓主证实为关键。老年患者尤需顾护气阴,故治疗老年性各种疾患,勿忘养阴益气。临床根据兼挟之症酌加养心补肾、化痰健脾、润肠通便等法。晁恩祥教授临床擅以平补为主,兼顾标证,并有侧重,不求速愈,但求症减。

【病案举例】

患者梁某,男性,83岁。初诊日期:2008年11月28日。患者因早搏于11月26日入高干病房住院治疗,昨日部分检查结果回报示胆结石,甲状腺左叶多发小结节。现症:时有心慌,夜间甚,心悸,痰多白色黏痰,不易咯出,纳可,眠一般,易醒,大便干,需用开塞露或麻仁润肠丸,小便夜尿频。舌暗红苔薄白,脉弦。

晁恩祥教授辨以气阴两虚,心气不足,法以养阴益气,养心化痰为主。

处方 麦冬15g 五味子10g 太子参15g 黄精10g 生黄芪15g 远志10g 柏子仁10g 橘红10g 半夏10g 云苓15g 生龙牡各30g 山萸肉15g 射干10g

火麻仁 25g　甘草 10g

7 剂,水煎服。

12 月 5 日二诊　患者心慌较前好转,夜间甚,白痰量多,不易咯出,双下肢无明显浮肿,纳可,眠差,易醒,大便干缓解,夜尿频。舌红少苔,脉弦,偶有间歇。继以养阴益气,安神化痰法为主。

处方　麦冬 15g　太子参 15g　五味子 10g　玉竹 10g　远志 10g　山萸 15g　柏子仁 10g　化橘红 10g　半夏 10g　生黄芪 15g　炒枣仁 15g　火麻仁 25g　肉苁蓉 15g　枸杞 10g　甘草 10g

7 剂,水煎服。

其后仍以养阴益气为主,酌情配合疏肝、安神或养心安神,或调理心肾之法。服药约 1 个半月后,患者早搏次数明显减少,痰量减少,偶心悸,大便已调,但仍入睡困难。继以调补心肾,养心安神法治疗。

(三) 肿瘤放化疗后

肿瘤患者放化疗后,多为气阴已伤。晁恩祥教授临床治疗辨证辨病相结合,根据证候而采用养阴益之法为主,同时兼以清肺解毒。

【病案举例】

患者张某,男性,53 岁。初诊日期:2008 年 9 月 26 日。

患者 2008 年 8 月在外院以胃痛就诊,发现肺癌,即行切除(右肺下叶,诊断及病理报告均未见)。现已行化疗 4 天。现咳嗽,晨起为主,无咽痒,痰量不甚多,白色易咯,晨起有白苔,口不苦,食欲可,二便常,睡眠可。舌苔白干少津,脉弦。

晁恩祥教授辨以气阴不足,毒邪蕴肺,治以养阴益气,清肺解毒法。

处方　麦冬 15g　五味子 10g　太子参 15g　紫菀 15g　橘红 10g　金荞麦 10g　地龙 10g　白果 10g　枸杞 10g　山萸肉 15g　浮小麦 30g　半枝莲 15g　白花蛇舌草 15g　煅龙牡各 30g　夏枯草 8g　甘草 10g

7 剂,水煎服。

10 月 17 日二诊　术后近 2 个月,在朝阳医院行二次化疗,化疗后头痛,十余天无法入睡,服用黄芪扶正颗粒,枣仁安神液。现化疗后半个月,言语多后咳嗽明显,气短,少量白痰,易咯出。纳可,睡眠尚佳,二便调。舌淡苔白,脉弦。病理示小细胞肺癌。仍以养阴益气,清肺解毒法为主,上方酌加清肺化痰之品。

11 月 7 日三诊　术后 80 天。服上方 2 周后咳嗽明显减轻,气短不明显,无咯痰。10 月 29 日行第三次化疗期间停服中药。现症:咳嗽不明显,无咯痰,气短不明显,舌淡暗,苔中后部黄腻,脉弦。

12 月 2 日四诊　肺癌术后 100 天第 4 次化疗结束 10 天,准备 12 月 8 日行第 5 次化疗。现一般情况可,鼻咽部干燥明显,不痛,上火感,活动时轻咳,无痰,无喘,纳可,眠可,二便调。舌淡边有齿痕苔白腻厚,脉弦。

法仍以养阴益气,清肺解毒法为主,酌情加减。患者第五次化疗结束后 6 天来诊时,无明显不适症状,纳可,眠可,二便调。遂以调理肺肾,益气活血解毒法治之。患者病情稳定,已进入正常工作状态。

瓜蒌薤白半夏汤(《金匮要略》)

功能 通阳散结,祛痰宽胸。

主治 胸痹痰浊较盛者。

组成 瓜蒌实一枚(12g) 薤白三两(9g) 半夏半升(12g) 白酒一斗(适量)

瓜蒌薤白半夏汤的主要病机是:胸阳不振,痰浊中阻,气结胸中。阳气不足是根本,是阴寒之气上逆的原因,也是痰浊产生的原因。因此以薤白之辛温通阳,配以白酒之燥烈、走窜助其散寒开结,瓜蒌、半夏祛痰宽胸。现代中医界将其视为治疗冠心病的主要方剂。根据张仲景瓜蒌薤白半夏汤的组方原则,晁恩祥教授常常用于治疗慢性阻塞性肺疾病合并哮喘,效果突出。

慢性阻塞性肺疾病合并哮喘。

"阳微阴弦"是胸痹的病机所在,慢性阻塞性肺疾病合并哮喘的病人也有相似的病机存在。

分析慢性阻塞性肺疾病的病机:肺气不足、阳气虚弱为根本病机,是疾病之本;痰浊内阻为具体病机,是疾病之标。正气虚是产生痰浊的原因;痰浊是阻滞气机的原因。瓜蒌薤白半夏汤可以通阳散结,祛痰宽胸达到止咳平喘的目的。

【病案举例】

苏某,男性,63岁,2008年3月12日就诊。

反复咳嗽30余年,发作性喘憋2年,加重3天。

患者近30余年反复咳嗽,每年冬季发作,每次咳嗽持续20~30天,咯大量白泡沫痰,经抗生素等药治疗后缓解。1987年协和医院肺功能诊断:慢性阻塞性肺疾病。近2年咳嗽发作时伴喘憋,夜间难以平卧,胸闷,痰难咯出,喉中喘鸣,经抗生素、激素等治疗1周左右缓解。3天前受凉后喘憋发作,活动后加重,夜间难以平卧,咳嗽,胸闷,白痰难咯出,喉中喘鸣,流清涕,咽痒,背凉,无发热,汗多,食欲不好,大便不干。两肺散在哮鸣音。舌淡红,苔白,脉弦。

辨证 风寒袭肺,痰浊内阻,气结胸中。

立法 疏风宣肺,通阳散寒,祛痰宽胸。

处方 炙麻黄6g 前胡10g 紫菀15g 苏子10g 苏叶10g 瓜蒌30g 薤白10g 半夏10g 旋覆花10g包 桂枝10g 白果10g 蝉蜕8g 地龙10g 生姜3片

5剂,水煎服,2次/日。

药后患者喘憋明显减轻,夜间可平卧,痰易咯出。继服5剂后症状消失。劝导病人继续服用益气化痰之剂调理慢性阻塞性肺疾病缓解期,预防哮喘发作。

半夏泻心汤(《伤寒论》)

半夏泻心汤出自《伤寒论》,张仲景为"心下痞"而创立。

功能 辛开苦降,调治寒热,和胃降逆,开结除痞。

主治 心下痞。

组成 半夏半升,洗(9g) 黄芩(6g) 干姜(6g) 人参(6g) 甘草炙各三两(6g) 黄连一两(3g) 大枣十二枚擘(4枚)

半夏泻心汤的病机是:小柴胡汤证误下后,损伤中阳,外邪乘机而入,寒热互结,中焦气机升降失常而成心下痞。心下既是胃脘,痞即是气不升不降,满而不痛,按之濡。在半夏泻心汤的基础上《伤寒论》中还有生姜泻心汤、甘草泻心汤等方剂,组成泻心汤系列。

半夏泻心汤治疗寒热交结之痞,故苦辛平等。生姜泻心汤治水与热结之痞,故重用生姜以散水气。甘草泻心汤治胃虚痞结之证,故加重甘草以补虚而痞自除。

(一) 胃呆证

胃呆证是指胃的排空功能低下,排空时间延长,临床表现为:胃脘痞闷胀满,触之无形,按之柔软,压之不痛。临床特点是:起病缓慢,症状时轻时重,病程长,反复发作。晁恩祥教授认为胃呆证有虚的一面,脾胃虚弱是基础,同时在发作时还夹杂有其他的因素,有寒热错杂的一面,半夏泻心汤辛开苦降,补中焦之虚,降中焦之逆,解中焦之壅,清中焦之热,温中焦之寒,推中焦之滞,从而缓解胃之呆缓。

【病案举例】

宋某某,男性,39岁,2002年11月就诊。

胃胀满10余年。

患者司机职业,长年饮食不规律,近10年经常胃脘胀满,连及两胁,压之不痛,但是呃逆不断,严重时泛酸,胃脘嘈杂不适,无饥饿感,口臭,大便不畅。间断用"香砂养胃丸"、"附子理中丸"等中成药治疗,初始均有效,逐渐效果不明显。舌淡红,苔薄白,脉弦。

辨证 脾胃虚弱,寒热错杂,升降失常。

立法 健脾和胃,辛开苦降,开结除痞。

处方 人参8g 白术10g 干姜6g 半夏10g 黄连6g 黄芩6g 大枣5枚 炙甘草6g 砂仁10g 茯苓10g 旋覆花(包)10g

5剂,水煎服,2次/日。

患者服药后自觉胃脘轻松,裤腰带缩减3cm,食欲好转,继续服药5剂后,全部症状痊愈。

(二) 失眠症

"胃不和卧不安"说明了胃病与睡眠的关系,临床上许多胃病的患者都存在睡眠问题,他们的睡眠问题有明显的特点:一是睡眠问题的轻重与胃病的轻重成正相关;二是胃病缓解后,睡眠问题长期存在。晁恩祥教授认为此类的睡眠问题应该从调理中焦入手,从调理寒热入手。有些病人长期服用西药,在控制症状的同时,也会出现证候学特征的变化,影响我们对证候学的认识,影响辨证,在临床上要充分了解病史非常重要。

【病案举例】

邵某某,男性,53岁,2009年10月20日就诊。

睡眠不实20余年。

患者20余年前患十二指肠溃疡合并上消化道出血,经治疗后十二指肠溃疡痊愈,长期间断服用抑酸药治疗,间断出现泛酸、烧心等症状,但是睡眠不实始终存在,入睡困难,易醒,多梦,白天有疲倦感,口服镇静剂效果不好,口臭,胃脘怕冷,喜暖,大便溏,周围血白细胞低于正常水平,消化科考虑为抑酸药的副作用所致。舌淡红,苔白厚,脉弦。

辨证　中气虚弱,寒热错杂,心神不宁。

立法　益气和胃,调理寒热,宁心安神。

处方　党参10g　苍术10g　白术10g　炙甘草10g　干姜8g　黄连10g　黄芩10g　半夏10g　当归10g　吴萸5g　砂仁10g　柏子仁15g　茯苓15g　山药30g　远志10g　大枣3枚

7剂,水煎服,2次/日。

患者服药后睡眠明显改善,入睡较快,睡眠质量提高,睡醒后的疲劳感消失,胃脘有舒服感,大便成形。继续服用2周,症状完全消失。

评　在中西医混合治疗的当代临床中,情况变化较复杂,病情的真相往往被既往的治疗所掩盖,或既往的治疗改变了证候的寒热、虚实、表里、阴阳的属性,晁恩祥教授提醒大家注意综合分析临床各种资料,准确捕捉到它们的价值,不断充实辨证的内容。

(三) 肠道菌群失调症

肠道菌群失调症往往发生在长期使用抗生素的病人身上,同时老年人更易发生。临床表现主要是腹泻,可以是稀便,也可以见水样便。肠道菌群失调症常常导致水、电解质失调,也是老年感染患者死亡的原因之一。晁恩祥教授分析肠道菌群失调症的证候特点是:在应用抗生素之初,往往热象明显,大量使用抗生素后,证候特点发生了变化,热象渐退,逐渐出现大便溏薄、食欲不好等一派虚弱的表现,抗生素可以损伤人体的正气,损伤中气。此时的证候应该是寒热错杂,虚实错杂。适合泻心汤辈治疗。

【病案举例】

李某,男性,85岁,2004年3月26日会诊。

腹泻2周。

患者因"肺部感染"入院治疗,经多种强力抗生素治疗,体温恢复正常,仍然有黄痰。2周前出现腹泻,每日10余次稀水便,大便培养有真菌生长。应用抗真菌药及口服收敛药后大便为糊状便,每日5~6次,食欲不好,胃脘堵闷,时时欲呕,烧心,口干不喜饮,腹胀,体重下降5千克。舌红,苔白厚,脉数。

辨证　胃气虚弱,寒热错杂,升降失常。

立法　益气和胃,调理寒热,消痞止泻。

处方　党参10g　苍术10g　白术10g　炙甘草10g　干姜8g　黄连10g　黄芩10g　半夏10g　葛根10g　茯苓15g　大枣5枚　焦三仙各30g　杏仁10g　紫菀15g　前胡10g　泽泻10g

5剂,水煎服,2次/日。

患者服药大便逐渐成形,食欲渐增,诸症缓解。

苏子降气汤(《太平惠民和剂局方》)

功能　降气平喘,祛痰止咳。

主治　上实下虚证。

组成　紫苏子　半夏汤洗七次,各二两半(各9g)　川当归去芦,两半(6g)　甘草炙,二两(6g)　前胡去芦,厚朴去粗皮,姜汁拌炒,各一两(6g)　肉桂去皮,一两半(3g)

苏子降气汤是一首治疗上盛下虚的代表方,上盛是指上实,是邪盛;下虚是指下焦肝肾不足,是正虚。从方药的组成上看,治疗上盛的药物有:紫苏子、半夏、前胡、厚朴可见上盛是痰涎壅盛、气机上逆;治疗下虚的药物有:肉桂、当归、甘草可见下虚是肾阳虚、肝血虚。晁恩祥教授主张学习苏子降气汤的组方原则,而不必拘泥于用药,只要上实下虚之证都可以仿照苏子降气汤的原则组方。

(一)慢性阻塞性肺疾病缓解期

慢性阻塞性肺疾病缓解期的临床特点是典型的苏子降气汤证。咳嗽,咯白痰,早晚痰多,活动后气短,脉浮大。针对慢性阻塞性肺疾病缓解期的特点晁恩祥教授提出治疗上要调补肺肾的观点,处方用药在苏子降气汤的原则下,更专于肺肾,针对性更强。

【病案举例】

贾某某,男性,72岁,2006年6月7日就诊。

咯痰20余年,活动后气短3年。

患者有慢性支气管炎病史20余年,经常痰多,咯白泡沫痰,早晚尤重,咳嗽,遇冷加重,胸闷。近3年逐渐出现活动后气短,休息后可自行缓解,快速行走及上坡受到限制,怕冷,易感冒,小便频数,大便溏。舌暗红,苔白,脉浮大小数。

辨证　肺肾两虚,痰浊阻肺。
立法　调补肺肾,宣肺化痰。
处方　苏子 10g　苏叶 10g　前胡 10g　杏仁 10g　半夏 10g　橘红 10g　冬花 10g　太子参 15g　麦冬 15g　山萸肉 10g　五味子 10g　紫菀 15g　细辛 3g　淫阳藿 10g　枸杞子 15g　旋覆花 10g(包)

5 剂,水煎服,2 次/日。

服药后患者痰明显减少,活动后气短减轻,行走的距离增加。继续服药后 20 剂后,已无痰,可耐受快速行走。追踪半年,未感冒。

(二) 风湿性心脏病,心功能不全

风湿性心脏病,心功能不全的主要临床特点是:肾阳虚于下,水饮盛于上,心经的症状突出。仿苏子降气汤之义补下虚,泻上盛。

【病案举例】

朱某某,女性,53 岁,1988 年 12 月 9 日就诊。

心慌伴全身浮肿 3 天。

患者有风湿性心脏病史 20 余年,3 天前受凉后出现心慌,活动后加重,全身浮肿,咳嗽,痰多,痰难咯出,喘息不能平卧,烦躁,四末不温,尿少,舌淡红,苔白滑,脉沉。

辨证　肾阳不足,水饮凌心。
立法　温阳补肾,蠲饮宁心。
处方　附子 6g　肉桂 6g　茯苓 10g　细辛 3g　半夏 10g　橘红 10g　车前子 10g　泽泻 10g　党参 10g　生姜 10g　白术 10g　旋覆花 10g(包)

3 剂,水煎服,2 次/日。

服药后患者尿量增加,浮肿减轻,心慌、喘息明显缓解,痰减少。继续服原方 3 剂,基本痊愈。

炙甘草汤(《伤寒论》)

功用　益气滋阴,通阳复脉。

主治　①阴血阳气虚弱,心脉失养证。脉结代,心动悸,虚羸少气,舌光少苔,或质干而瘦小者。②虚劳肺痿。干咳无痰,或咳吐涎沫,量少,形瘦短气,虚烦不眠,自汗盗汗,咽干舌燥,大便干结,脉虚数。(本方常用于功能性心律不齐、期外收缩、冠心病、风湿性心脏病、病毒性心肌炎、甲状腺功能亢进等而有心悸气短、脉结代等属阴血不足,阳气虚弱者。)

组成　炙甘草 12g　生姜 9g　桂枝 9g　人参 6g　生地黄 50g　阿胶 6g　麦门冬 10g　麻仁 10g　大枣 10g

用法　上以清酒七升,水八升,先煮八味,取三升,去滓,内胶烊消尽,温服一升,日三服(现代用法:水煎服,阿胶烊化,冲服)。

方解 本方是《伤寒论》治疗心动悸、脉结代的名方。其证是由伤寒汗、吐、下或失血后,或杂病阴血不足,阳气不振所致。阴血不足,血脉无以充盈,加之阳气不振,无力鼓动血脉,脉气不相接续,故脉结代;阴血不足,心体失养,或心阳虚弱,不能温养心脉,故心动悸。治宜滋心阴,养心血,益心气,温心阳,以复脉定悸。方中重用生地黄滋阴养血为君,《名医别录》谓地黄"补五脏内伤不足,通血脉,益气力"。配伍炙甘草、人参、大枣益心气,补脾气,以资气血生化之源;阿胶、麦冬、麻仁滋心阴,养心血,充血脉,共为臣药。佐以桂枝、生姜辛行温通,温心阳,通血脉,诸厚味滋腻之品得姜、桂则滋而不腻。用法中加清酒煎服,以清酒辛热,可温通血脉,以行药力,是为使药。诸药合用,滋而不腻,温而不燥,使气血充足,阴阳调和,则心动悸、脉结代,皆得其平。

虚劳肺痿属气阴两伤者,使用本方,是用其益气滋阴而补肺,但对阴伤肺燥较甚者,方中姜、桂、酒减少用量或不用,因为温药毕竟有耗伤阴液之弊,故应慎用。

本方与生脉散均有补肺气,养肺阴之功,可治疗肺之气阴两虚,久咳不已。但本方益气养阴作用较强,敛肺止咳之力不足,重在治本,且偏于温补,阴虚肺燥较著或兼内热者不宜;而生脉散益气养阴之力虽不及本方,因配伍了收敛的五味子,标本兼顾,故止咳之功甚于炙甘草汤,且偏于清补,临证之时可斟酌选用。

晁恩祥教授认为方中重用炙甘草甘温益气,通经脉,利血气,缓急养心为君;人参、大枣益气补脾养心,生地、麦冬、麻仁、阿胶滋阴养血为臣;桂枝,生姜、清酒温阳通脉为佐。诸药合用,温而不燥,滋而不腻,共奏益气养血,滋阴复脉之功。

晁恩祥教授认为方中可加酸枣仁、柏子仁以增强养心安神定悸之力,或加龙牡重镇安神;偏于心气不足者,重用炙甘草、党参;偏于阴血虚者重用生地、麦门冬;心阳偏虚者,易桂枝为肉桂,加附子以增强温心阳之力;阴虚而内热较盛者,易党参为南沙参,并减去桂、姜、枣、酒,酌加知母、黄柏,则滋阴液降虚火之力更强。

(一) 胸痹

【病案举例】

刘某某,女,40岁,工人。主诉:近三月无明显诱因活动后心前区闷痛、气短乏力。患者无心脏病史,心电图正常。患者面色无华,精神弱,易疲乏,劳累后胸闷作痛时可见虚烦多汗,夜晚时心悸不眠,舌淡红,脉结。

晁恩祥教授认为患者工厂工作,工作时间长,劳动强度大,操劳过度,气血虚损而致胸痹,《血证论》:"此方为补血之大剂。"姜、枣、参、草中焦取汁,桂枝入心化气,变化而赤;然桂性辛烈能伤血,故重使生地、麦冬、芝麻以清润之,使桂枝雄烈之气变为柔和,生血而不伤血;又得阿胶潜伏血脉,使输于血海,下藏于肝。合观此方,生血之源,导血之流,真补血之第一方,未可轻议加减也。

辨证 气血不足,胸阳不振。

立法 益气通阳,补血养心。

处方 炙甘草汤加减:炙甘草 10g　党参 25g　大枣 12g　生地黄 15g　麦冬 10g　阿胶 10g　生姜 5g　桂枝 6g　火麻仁 6g

6剂,水煎服,日1剂。

6日后复诊,活动后胸前区闷痛、气短乏力较前明显减轻,精神尚好,心胸舒展,睡眠较前增加。平日疲劳感减少。

按语 脉证合参,患者为气血两虚之胸痹,治用炙甘草汤益气养血而通脉。方中以炙甘草、党参、麦冬、大枣为君,生地、阿胶为臣。气为血帅,血为气母,是炙甘草汤有复脉的功效。

(二) 心悸

《医方考》:"心动悸者,动而不自安也,亦由真气内虚所致。补虚可以去弱,故用人参、甘草、大枣;温可以生阳,故用生姜、桂枝;润可以滋阴,故用阿胶、麻仁;而生地、麦冬者,又所以清心而宁悸也。"

【病案举例】

李某,男,70岁,退休。既往高血压病史15年,曾不规律服用降压药,具体不详,血压控制不佳。近期血压时有升高,波动于180~150/105~85mmHg之间,血压高时有心悸心慌,乏力,头晕耳鸣,腰膝酸软等症。舌质淡红、舌苔薄白,脉结而细数。心电图可见室性早搏。

辨证 阴阳两虚,正气亏损,心失所养。

治法 养心复脉。

处方 炙甘草汤加减:炙甘草12g 生姜9g 桂枝6g 人参6g 生地黄15g 阿胶6g 麦门冬10g 龙骨30g 莲子芯10g 五味子6g 大枣10枚

7剂,水煎服。

7剂后心悸症状有所缓解,继服7剂,心悸症状一周仅有2次出现,精神好转,乏力感较前明显减轻,无头晕耳鸣,已不觉腰膝酸软。

按 四诊合参患者一派虚象。虚则补之,以炙甘草汤加减养心复脉治疗。

(三) 汗出

《古方选注》:"人参、麻仁之甘以润脾津;生地、阿胶之咸苦,以滋肝液;重用地、冬浊味,恐其不能上升,故君以炙甘草之气厚、桂枝之轻扬,载引地、冬上承肺燥,佐以清酒芳香入血,引领地、冬归心复脉;仍使以姜、枣和营卫,则津液悉上供于心肺矣。脉络之病,取重心经,故又名复脉。"

【病案举例】

孙某,女,55岁,工人。平日身体虚弱,易感冒,一日劳累后出现大汗不止,面白,手足不温,心跳气短,精神萎靡,小便清长,夜难入睡,舌淡苔薄白,脉细弱。

晁恩祥教授认为:四诊合参,可知患者阳气虚衰,不能温养心阳,致汗出、心跳不安;阳损及阴,心失所养,故夜难入睡。

辨证 阴阳两虚,心失所养。

治法 温阳固卫,滋阴益气。

处方　炙甘草汤加减:炙甘草20g　桂枝5g　制附子8g　麦冬15g　阿胶10g　火麻仁15g　生地黄15g　太子参10g　大枣6枚　浮小麦30g　生姜3片

7剂,水煎服。

7剂药后,患者无大汗出,手足温暖。继服5剂之后,心悸减轻,但仍有精神弱,易疲乏,劳累后偶有心悸不安。

按　汗出于心,心阳不足,可致汗出。汗为心之液,大汗不止,复伤心阴,形成心之阴阳两虚之证,符合炙甘草汤证之病机。

(四) 老年性皮肤瘙痒症

【病案举例】

李某,女,68岁。患者全身皮肤瘙痒1年。患者近半年来,瘙痒逐渐加重,现皮肤瘙痒夜晚尤甚,难以入睡。睡前必用热毛巾擦浴后症状稍见缓解。股内侧、胸背皮肤粗涩脱屑欠光泽,伴有形瘦气短,口干虚烦,潮热便干等症状,舌质红、少津无苔,脉虚数。

辨证　气阴两亏,皮肤失养,风燥内生。

治以　滋阴益气,养血润燥,祛风止痒。

处方　炙甘草汤加减:炙甘草12g　党参10g　桂枝10g　阿胶12g　麦门冬15g　麻仁10g　防风12g　生地30g　大枣5枚　制首乌10　蝉衣6g　浮萍6g　地肤子10g

14剂,水煎服。

14剂后,自述服药后夜能入睡,瘙痒感明显减轻,继续服用7剂,瘙痒症状完全消失。

按　老年性皮肤瘙痒症是老年人常见病,多数病人症状较轻,皮肤瘙痒以夜晚为甚,皮肤干燥,粗涩脱屑,无明显斑丘疹,这于其他疾病引起皮肤瘙痒不同。患者四诊合参,是气阴两虚,风燥内生,以炙甘草汤加减滋阴养血益气润燥,祛风止痒。

(五) 更年期综合征

【病案举例】

郝某,女,50岁,干部。患者近5月经常烦躁,午后潮热,头晕心悸,多汗乏力。平日患者性急易怒,易出汗,头晕健忘,睡眠欠佳,时有面颈自觉发热,气短乏力,腰膝酸软,心慌,大便干等症,舌质淡红、少津,脉细弱而数。

辨证　气阴两虚,虚阳浮动。

治法　滋阴益气清热。

处方　炙甘草汤加减。

炙甘草15g　生地20g　熟地20g　阿胶10g　麦冬15g　党参8g　麻仁8g　浮小麦30g　生龙牡30g　大枣5枚　黄连6g

14剂,水煎服。

服14剂后症状明显缓解,再服14剂后症状消失。

按 更年期症状见于闭经前后,是因天癸将竭,冲任亏虚,精血衰少所致。初以阴虚火旺为主,久则气阴俱伤,本例患者是气阴两虚症状均见,用炙甘草汤加减滋阴益气清热。

参苓白术散(《太平惠民和剂局方》)

功能 益气健脾,渗湿止泻。

主治 脾胃虚弱。食少,便溏,或泻,或吐,四肢乏力,形体消瘦,胸脘闷胀,面色萎黄,舌淡红,苔白,脉细缓或虚缓。

组成 党参10g 白术10g 茯苓15g 炙甘草10g 山药10g 白扁豆10g 莲子肉5g 薏苡仁5g 砂仁10g 桔梗10g

用法 水煎,日1剂分2次服。(原方上药按比例共为细末,每服6g,枣汤调下。)

(一) 脾胃虚弱证

本方之治疗脾胃虚弱的经典方剂。晁恩祥教授在治疗脾胃病时,常灵活应用平胃散、参苓白术散、半夏泻心汤等,取其意而遣方。对于脾胃虚弱者,以参苓白术散加减为主;脾胃失和者以平胃散加减为主;而对于寒热错杂者则取半夏泻心汤辛开苦降之法。

【病案举例】

孙某某,男,36岁。2007年7月27日初诊。经常腹泻10余年。夏季明显,胃脘下部有堵闷感,无明显冷热偏好,腹略胀,食欲好,时有右下腹隐痛。舌淡红边有齿痕苔白,脉弦。查结肠镜(-)。腹部B超:无明显器质性变。诊为腹泻。证属脾胃虚寒,胃气不和。治以健脾散寒,和胃理气。

处方 党参10g 苍白术各10g 云苓15g 山药15g 炒扁豆15g 苡米25g 厚朴10g 陈皮10g 枳实10g 玫瑰花10g 桂枝8g 干姜10g 元胡10g 焦三仙各10g 黄连8g

7剂,水煎服。

8月28日复诊 大便基本成形,偶尔便溏,便前腹部不适,排便后可缓解,右下腹隐痛,食欲可。舌淡红苔白,脉弦。治以理气通络,健脾燥湿。

处方 厚朴10g 枳实10g 陈皮10g 苍白术各10g 半夏10g 川楝10g 元胡10g 橘核10g 小茴香10g 党参10g 佩兰10g 藿香10g 干姜8g 葛根25g 白扁豆10g

7剂,水煎服。

药后大便如常,无其他不适。治愈。

(二) 肺胀脾虚痰喘证

肺胀(慢性阻塞性肺疾病)患者,常因久病而致肺脾肾三脏俱虚。临床中晁恩祥教授擅用调补肺肾法治疗稳定期的慢阻肺疾患,而对于脾虚面色少华,气短痰多,便溏腹冷的患者,常于方中配用参苓白术散治疗,健脾益气,和胃渗湿。另外,对于慢性虚损性的疾病或术后体弱消化不良的患者,也常以此方调养之。

【病案举例】

患者王某某,男,56岁。主因反复发作咳嗽喘憋10余年,加重2月就诊。患者近10年反复发作咳嗽、咯吐白色稀痰,气短喘憋明显,活动时明显。2月前因感冒病情加重,在某三甲医院住院治疗,诊为慢性阻塞性肺疾病合并感染,2型呼衰,经抗炎平喘治疗,症状稍有缓解。刻下咳嗽阵作,咯痰量较多,痰色白清稀,有时不易咯出。患者面色少华,精神较差,动则喘息,不欲饮食,脘腹胀满,大便溏稀或水样便,大便常规(-),每日2~5次。小便夜频。舌质暗红苔白薄腻,脉细无力。证属肺气失宣,肺脾肾俱虚,脾虚挟湿。治以是调理肺肾,健脾益气,化湿止泻。

处方 紫菀15g 杏仁10g 党参10g 山药15g 苍白术各10g 地龙10g 百部10g 茯苓10g 五味子10g 砂仁10g 生薏米30g 化橘红10g 山萸肉15g 诃子肉10g

7剂,水煎服。

药后症减,大便次数减少,每日2~3次,已无稀水便。咳喘减,渐有食欲,精神好转。上方加减调服月余。咳喘轻,大便已成型。

荆防败毒散(《摄生众妙方》)

功能 发汗解表,消疮止痛。

主治 疮肿初起。红肿疼痛,恶寒发热,无汗不渴,舌苔薄白,脉浮数者。

组成 荆芥10g 防风10g 柴胡10g 前胡10g 川芎10g 枳壳10g 羌活10g 独活10g 茯苓10g 桔梗10g 甘草5g

用法 水煎,日1剂分2次服。

(一) 风寒表证

外感风寒证常见于寒冷季节,由于风寒外袭,卫阳被郁;或素体卫外不固,季节或气温稍有变化则致风邪束表,肺气失宣。晁恩祥教授常用本方加减治疗风寒感冒或慢性肺系疾病见风寒表证者。治疗中灵活加减配伍:喷嚏、鼻塞、流涕重者,加苍耳子、辛夷;咳嗽频作者,加紫菀、杏仁、炙枇杷叶;咽痛者,加蝉蜕、牛蒡子等;伴有喘息者,加炙麻黄、白果等。

【病案举例】

患者张某某,男,15岁。于2007年2月2日初诊。患者流清涕、咽痛2天。流清涕,打喷嚏,周身疼痛乏力,无发热,无恶寒,不咳嗽,口干不喜饮,食欲不好,大便正常。舌略红,苔薄白,脉弦浮。患者素有过敏性鼻炎病史,易感冒。疏风宣肺,清咽利窍。

处方　荆芥穗10g　防风10g　紫菀15g　辛夷10g　羌独活各10g　川芎10g　白芷10g　北豆根6g　牛蒡子10g　茅根25g　知母10g　太子参15g　葛根25g　甘草10g

5剂,水煎服。药后症状缓解,病愈。

(二) 慢性肺系疾病复感风寒证

许多慢性肺系疾病(如慢性支气管炎、哮喘、咳嗽变异型哮喘、慢阻肺、肺间质疾病、支气管扩张等)常因各种原因反复发作,特别是外感风邪,常致宿病复发、加重,给患者带来极大地痛苦。晁恩祥教授非常重视,临床中鼓励患者感冒后速以中药解之,防止病情进一步发展,预防宿病的发作。荆防败毒汤是晁恩祥教授治疗感冒或上呼吸道感染常用的方剂之一。

【病案举例】

张某,女,50岁。2007年1月5日初诊。自诉感冒10天,流涕喷嚏明显,无发热,畏寒,全身关节肌肉疼痛,咳嗽少,自服日夜百服宁及抗炎药物(不详)治疗,昨夜服百服宁后大汗出,影响睡眠,仍头痛,纳呆,二便调。舌淡红,苔薄黄,脉弦数。既往支气管扩张病史,每因感冒引发反复感染发作,经中药治疗近半年病情较平稳。证属风邪外受,肺气失宣。治以疏风宣肺,通窍和胃。

处方　荆芥10g　防风10g　苏子叶各10g　羌独活各10g　葛根25g　川芎10g　白芷10g　苍耳子10g　菊花10g　辛夷10g　炒枣仁15g　桔梗10g　白茅根25g　甘草10g

5剂,水煎服。

药后感冒愈,支扩未发作。

茵陈蒿汤(《伤寒论》)

功用　清热除湿,利胆退黄。

主治　湿热黄疸,黄色鲜明如橘子色,腹微满,小便不利,苔黄,脉象沉实或滑数。

组成　茵陈蒿60g　栀子9g　大黄9g

用法　上三味,以水一斗二升,先煮茵陈,减六升,去滓,分三服。

方义　茵陈蒿汤为治湿热黄疸之第一药方。方中重用茵陈蒿,茵陈蒿为治黄疸要药,能够消除病因,能解肝胆之郁,利胆退黄;伍用栀子,清热利胆退黄作用为之增强;佐大黄泄热通腑,使腑气畅通,湿去热消,则黄疸自退。药仅三味而力专效宏,确能起到清热除湿,利胆退黄作用。《伤寒论》原方后注云:"小便当利,尿如皂角汁状,色正赤,一宿腹减,黄从小便去也。"湿热黄疸,病由湿邪与瘀滞蕴结于里所致。湿热与郁热蕴蒸肌肤,则一身面目俱黄;湿郁不行,则小便不利而腹微满,口渴,苔黄腻,脉滑数,苔为湿热内郁之象。方中大黄有苦寒清热,利胆通腑,活血行瘀之功。通过清热作用,可以增强茵陈蒿、栀子清热解毒力量;通过利胆通腑作用,使胆管及肠道畅通,则胆汁能够正常下输于肠,有助于退黄;通过活血行瘀作用,照顾到了肝的藏血功能,使血流畅通,肝脏才能较快恢复正常,不致有肝大等后遗症。茵陈蒿汤广泛用于治疗各种黄疸性疾病,其主要药理作用为促进胆红素代谢、抗肝损伤、抑制肝细胞凋亡、抑制 HSC 活化和胶原合成等,体现了中药复方多组分,作用的多环节、多途径优势。晁恩祥教授将本方灵活运用,应用于慢性乙型肝炎、胆囊结石、脂肪肝、脂代谢紊乱皮肤瘙痒症、药物性皮疹、发热见肝胆湿热证者等。晁恩祥教授认为,以上诸病见腹胀,胁痛,纳差,汗出,烦躁,舌红,苔黄厚,脉弦等湿热内蕴,肝郁火旺之症,均可用本方加减化裁治疗。

(一)慢性乙型肝炎

乙型肝炎病毒感染是人类最常见的病毒感染之一,由于病毒的持续复制和机体免疫功能失调导致慢性化感染,致成慢性乙型肝炎。西医以抗病毒,调节机体免疫功能,改善肝功能和抗肝纤维化为治疗原则。该病属祖国医学"黄疸","胁痛","肝瘟","肝郁","湿阻"等范畴。中医认为脾肾不足,湿热内侵,结于肝脏,肝木受郁,横逆犯脾土,导致肝郁脾虚之候。湿热蕴结日久,伤肝、伤脾、伤肾,致使脏腑气血阴阳失调,正虚邪恋,虚实夹杂。晁恩祥教授认为,本病病因病机为早期正盛邪实,湿热毒邪羁留。随着病情发展,出现虚实夹杂证候,在虚实夹杂中总以肝阴脾气两虚为本,气滞、血瘀、湿蕴为标。症状表现为有乏力,腹胀,胁痛,纳差,舌暗红,苔黄厚,脉弦等。治疗常本方加用黄芩、厚朴、陈皮、香附、丹皮、玫瑰花、柴胡等。

【病案举例】

患者肖某,女,46岁。2007年6月26日就诊。患者患乙型肝炎20年,常用肝泰乐(葡醛内酯)、护肝片、维生素C等药治疗。现右胁肋部隐隐作痛,灼热感,腹胀,胀感沿身体右侧上冲,烦躁不安,胸闷,时反酸,呃逆,乏力,汗自出,大便干,纳呆。肝功检查谷丙转氨酶196U/L,谷草转氨酶110U/L,A/G 为 1.5,血清 HBsAg(+),HBeAg(+),HBcAb(+)。检查:巩膜轻度黄染,无肝掌蜘蛛痣,右胁下压痛、叩击痛,肝脏右肋弓下约2.0mm可触及,硬度适中,表面光滑。舌暗红,苔厚中后部黄,脉弦细,确诊为慢性乙型肝炎。

辨证 肝郁脾虚,湿热内蕴。

治以 清热利湿解毒,疏肝健脾和胃。

处方 茵陈蒿汤加味。

茵陈30g 栀子10g 生大黄5g 柴胡10g 板蓝根15g 野菊花15g 黄芩10g 白术10g 厚朴10g 陈皮10g 半夏10g 青蒿10g 苏叶10g 香附10g 佩兰10g

旋覆花 10g(另包)

14 剂,水煎服。

二诊　药后仍有胁痛,腹胀,灼热感减轻,反酸,呃逆,汗自出缓解,大便正常,舌苔后部黄,再拟原方加减治之。

处方　茵陈 15g　栀子 10g　柴胡 10g　板蓝根 15g　野菊花 15g　黄芩 10g　苍术 10g　苦参 10g　陈皮 10g　半夏 10g　元胡 10g　香附 10g　香橼 10g　玫瑰花 10g

14 剂,水煎服。

三诊　药后胁痛减轻,余症状缓解,口干。谷丙转氨酶 58U/L,谷草转氨酶 23U/L,再拟原方加养阴活血之品。

处方　茵陈 15g　栀子 10g　柴胡 10g　黄芩 10g　陈皮 10g　元胡 10g　香附 10g　香橼 10g　玫瑰花 10g　丹参 10g　红花 10g　生地 30g　沙参 20g　川楝子 10g

14 剂,水煎服。

服药后临床症状消失,HBeAg、HBV-DNA 阴性,谷丙转氨酶正常。

(二) 脂肪肝

脂肪肝是临床上比较常见的一组以肝脏脂肪积蓄过多所致的肝脏疾病,各种损害肝脏的因素均可导致脂肪肝的形成。中医文献中无与"脂肪肝"相对应之病名,根据其临床表现和体征大致可归于中医的胁痛、积聚等范畴。其病因病机为嗜食膏粱厚味或长期饮酒易助湿生热,使湿热内蕴,痰浊内生,肝失疏泄,脾失健运,脂浊化生不利,留而成瘀,瘀浊互结,困遏脾阳,脾失健运使清阳不升,浊阴不降。晁恩祥教授认为,脂肪肝总因湿热内蕴,肝郁血瘀,病位在肝脾,表现为胁肋胀痛,乏力纳呆,口中黏腻,急躁易怒,舌红苔厚腻,脉弦等。治疗常本方加用香附、木香、厚朴、草果、元胡、茜草、红花等。

【病案举例】

患者刘某,男,35 岁。2009 年 11 月 24 日就诊。胁肋胀痛,纳呆 1 月,外院腹部 B 超确诊为脂肪肝。生化示谷丙转氨酶 81U/L,谷草转氨酶 55U/L,胆固醇 6.42mmol/L,甘油三酯 1.63mmol/L,高密度脂蛋白 1.73mmol/L,低密度脂蛋白 4.12mmol/L,乙肝五项阴性,丙肝抗体阴性,诊断脂肪肝。诊见:胁肋胀痛,急躁易怒,纳呆口黏,小便黄,大便不爽,舌质暗红,苔黄厚,脉弦滑。

辨证　肝郁化火,脾失健运,湿浊内生,气滞湿阻,久而成瘀,留滞肝脏。

治以　清肝活血,健脾化湿,理气消胀。

处方　茵陈蒿汤加味:茵陈 15g　炒栀子 10g　制大黄 8g　元胡 10g　玫瑰花 10g　香附 10g　茜草 10g　草果 10g　厚朴 10g　枳实 10g　木香 10g　泽泻 10g　红花 10g　苏木 10g　党参 10g　生甘草 10g

7 剂,水煎服。

二诊　药后胁痛减轻,大便正常,小便量多,纳呆,口干,舌苔黄厚改善。再拟原方加减治之。

处方　茵陈 15g　栀子 10g　制大黄 8g　葛根 25g　白茅根 25g　元胡 10g　香附 10g　茜草 10g　厚朴 10g　枳实 10g　木香 10g　红花 10g　苏木 10g　五味子 10g　生甘草 10g　焦三仙各 30g

7 剂,水煎服。药后诸症消失。

(三) 湿热型皮肤瘙痒症

皮肤瘙痒症为一种具有皮肤瘙痒而无原发性皮损的皮肤病,分全身性和局限性两种。皮肤瘙痒症在临床上既可为一单独疾病,又可为其他皮肤疾病的主要症状,剧烈瘙痒严重影响着患者的生活质量。目前治疗常以口服抗组胺药及外用皮质类固醇激素制剂为主,而长期外用皮质类固醇激素制剂可致皮肤萎缩、色素沉着,激素依赖性及反跳性等不良反应。皮肤瘙痒症在祖国医学中称为痒风、风疹痒。《外科证治全书》"痒风"记述:"遍身瘙痒,并无疮疥,搔之不止"。因风热、风寒或湿热之邪蕴于肌肤,不得疏泄而致;或因风邪久留体内,化火生燥,以致津血枯涩,不得润养肌肤而发。晁恩祥教授认为,湿热型皮肤瘙痒症多为肝火亢盛、湿热内蕴,感受风热毒邪,湿热风毒蕴结肌肤所致,每因情志暴躁、过食辛辣膏粱厚味而发。治疗常本方加用菊花、地肤子、丹皮、僵蚕、苦参、白茅根等。

【病案举例】

患者高某,男,65 岁。2009 年 7 月 14 日就诊。患者周身皮肤瘙痒反复发作 2 年,近 1 个月来症状加重。外院诊为顽固性皮肤瘙痒症,予氯雷他定、尿素霜等药治疗,症状能相应缓解。停药后,病情反复。现见周身皮肤瘙痒,手抓后皮肤发红,痒剧时抓破皮肤出血可缓解,食辛辣油腻及急躁后加重,手足汗出。皮肤科检查:周身皮肤干燥,见抓痕结痂,未见红斑、丘疹,双下肢皮肤干燥、起鳞屑,大便结,舌红、苔黄,脉弦。晁恩祥教授认为:病机属素食肥甘,湿浊内蕴,肝火内盛,湿热相结,外感风热毒邪,湿热风毒蕴结肌肤而发为瘙痒。

辨证　湿热风毒蕴结肌肤。

治法　清热利湿,祛风凉血。

处方　茵陈蒿汤加味:茵陈 15g　栀子 10g　制大黄 8g　菊花 15g　荆芥 10g　防风 10g　浮萍 10g　地肤子 10g　僵蚕 10g　蝉蜕 8g　牛蒡子 10g　苦参 10g　蛇床子 10g　丹皮 10g　白茅根 25g　甘草 10g

7 剂,水煎服。

二诊　服药后纳食好,皮肤痒减轻,大便正常,睡眠好。再拟原方加减治之。

茵陈 10g　栀子 10g　菊花 10g　浮萍 10g　僵蚕 10g　地肤子 10g　蝉蜕 8g　蛇床子 10g　焦三仙各 10g　白茅根 25g　丹皮 10g　鸡血藤 15g　甘草 10g

7 剂,水煎服。

三诊　服药后,皮肤瘙痒缓解,效不更方,继服上方 7 剂,未再复发。

真武汤(《伤寒论》)

功能　温阳利水

主治　①脾肾阳虚,水气内停。小便不利,四肢沉重疼痛,腹痛下利,或肢体浮肿,苔白不渴,脉沉。②太阳病。发汗,汗出不解,其人仍发热,心下悸,头眩,身瞤动,阵阵欲擗地。

组成　附子炮去皮,一枚,破八　茯苓三两　白芍三两　白术二两　生姜三两

方义　水湿内停皆因肾气不化。肾气不化,总由命门火衰,故治水必先化气,化气重在温肾,以附子之辛热,温壮肾中之阳气,散在里之寒水;水在脏为肾,而制水则在于脾,辅以白术温运脾阳;茯苓淡渗协白术健脾治水,白芍酸寒可防附子过燥且能领附子入阴,生姜可协附子温阳化气,又能助茯苓、白术温中健脾。诸药合用共成暖肾健脾疏肝、温阳化气利水之剂。晁恩祥教授多用真武汤治疗肺心病心衰浮肿之患。

【病案举例】

患者温某,男性,74岁。主因咳痰喘反复发作40余年,下肢浮肿5天由门诊收入院。患者在5天前无明确诱因出现双下肢浮肿,尿量减少,纳差,浮肿,查腹部B超无腹水发现。胸部X线提示肺气肿、滴状心、肺动脉高压,血常规白细胞及中性粒细胞分类均正常,电解质正常,双下肢静脉彩超无静脉血栓形成。目前咳嗽、咯白痰少量、喘息动甚,不能平卧,纳差乏力,怕冷肢重,双下肢按之没指,白天尿少,夜尿频,口唇紫绀,杵状指,舌质暗苔白滑,脉结。诊断:肺胀,辨证:脾肾阳虚水泛。

治法　温阳利水益气健脾。

处方　制附子10g　白术10g　干姜10g　泽泻10g　太子参15g　茯苓皮10g　桑白皮10g　五加皮10g　生姜皮10g　陈皮10g　桂枝10g　白芍10g　赤芍10g　车前草10g　猪苓10g

5剂。

本病患者脾阳虚可见纳差乏力、怕冷肢重,湿性下趋故双下肢浮肿,肾司二便,肾阳虚失于蒸腾气化小便不利,肾阳虚,阳虚当以温补以绝生水之源,利水可消除即已经形成的水湿。该患者服用5剂药后,浮肿明显消退,怕冷小时,肢体困重消失,纳差好转,喘息减轻,可以平卧,继续服用药物7剂而出院。

桑菊饮(《温病条辨》)

功能　疏风清热,宣肺止咳。

主治　风温初起,但咳,身热不甚,口微渴。风热咳嗽。

组成　桑叶7.5g　菊花3g　杏仁6g　连翘5g　薄荷2.5g　桔梗6g　生甘草

2.5g　苇根 6g

轻灵活泼桑菊饮,主治风热上焦证:治上焦如羽,非轻不举。吴瑭在《温病条辨》中以"治上焦如羽,非轻不举"一语,每被后世医家誉为治疗上焦温病之要旨,并对此条多有阐发,以图穷其精奥。如《温病条辨白话解》谈到:"凡属上焦的病,适用如羽毛那样的轻清升浮之剂",如此释云似有未尽之意,没有达到对该条文内涵阐幽发微之目的。晁恩祥教授则认为其具体涵意大致有二,一是"治上焦如羽即指治疗上焦温病时,只有这样其药力才能恰达上焦病所。二是指药力应持续作用于上焦,进而才能达到虽药力轻清,但亦能托举上焦温热诸证的目的。

对于风热犯肺初期,上焦症状明显如:咳嗽、咽痛、咽干、鼻塞黄涕、脉浮数,当遵循"轻灵活泼理娇脏",以桑菊饮加减,在加减时因为处于风热犯肺初期,应避免用黄芩、石膏等相对较重的药物,可加银花、连翘、竹叶、牛蒡子等。

【病案举例】

孙某,男,51 岁,感冒后咳嗽,咯少量黄痰,咽痛,鼻干而色,目赤,舌尖红,脉浮数。就诊前曾按肺热服用黄芩、石膏、知母、栀子等清肺泻热之剂。考虑到患者仍处于风热犯肺初期,用药当"避重就轻",给予桑菊饮加减。

麻子仁丸(《伤寒论》)

功能　润肠泄热,行气通便。

主治　胃肠燥热,津液不足。大便干结,小便频数。

组成　麻子仁 500g　芍药 250g　枳实 250g　大黄 500g　厚朴 250g　杏仁 250g

用法　上六味,蜜和丸,如梧桐子大,饮服十丸,日三服,渐加,以知为度(现代用法:上药为末,炼蜜为丸,每次 9 克,1~2 次,温开水送服。亦可按原方用量比例酌减,改汤剂煎服)。

(一) 便秘

本方即小承气汤加火麻仁、杏仁、白芍、蜂蜜组成,虽亦用小承气汤泻肠胃之燥热积滞,但实际服用量较小。更取质润多脂之火麻仁、杏仁、白芍、蜜蜂,则益阴增液以润肠通便,使腑气通,津液行;二则甘润可减缓小承气汤攻伐之力,使下而不伤正,而且原方只服十丸,以次渐加,都说明本方意在润肠通便,仍属缓下之剂。对于肠中燥有积滞的便秘最为适合。老人与产后肠燥便秘,以及习惯性便秘亦可服用。晁恩祥教授治疗便秘常遵此方意化裁,或径用原方成药,或用原方药加减,或遵其组方之意而不用其药。

【病案举例】

俞某,女,50 岁,20 岁时阑尾脓肿穿孔,引起腹膜炎,致肠粘连,后出现便秘,大便干结,自制芦荟胶囊,外用开塞露,3~5 天排便一次,痛苦不堪,有时干结用手抠,舌质红、感,苔薄黄,焦虑状。病属阴虚燥热,气机不畅。予全当归、白芍、熟地、玄参、太子参、黄精、厚朴、枳实、木香、大黄、火麻仁、杏仁、郁李仁、紫菀等,调治而愈。

(二)咳喘

肺与大肠相表里,胃气不降,大肠推动无力,可致便秘。反过来,便秘可使胃气上逆,影响肺之肃降,在肺病表现上,常见喘导致便秘,便秘喘重,及时通便,可使胃气降,肺复宣肃而喘减。晁恩祥教授认为麻子仁丸组成药物中有厚朴、枳实、杏仁均可降肺胃之气,白芍敛降肺气,为治疗咳喘常用,如桂枝加厚朴杏子汤等,对咳嗽气喘、胸腹满闷者,最宜应用,如有便秘,更可加用大黄、火麻仁。

【病案举例】

李某,男,68岁,2006年12月就诊。素有慢性阻塞性肺疾患病史,近一月大便秘结难解,咳嗽气喘加重,痰黏腻难咯,胸脘痞闷,气短头昏,舌质红暗,苔腻浊而黄,脉滑。服用止咳化痰、补肾纳气、平喘之药均无效。晁恩祥教授认为此为痰浊阻滞胸膈,致使肺失宣肃,胃气不降,应通腑降气,胃气降,肺始得清肃,咳喘自平。

处方 麻子仁丸加味。

杏仁10g 紫菀15g 苏子10g 莱菔子10g 瓜蒌15g 黄芩15g 白芍15g 厚朴10g 枳实10g 地龙10g 佩兰10g 火麻仁30g 大黄10g

7剂,大便通畅,诸症皆平。

麻杏石甘汤(《伤寒论》)

功能 辛凉宣泄,清肺平喘。

主治 外感风热。身热不解,咳逆气急鼻痛,口渴,有汗或无汗,舌苔薄白或黄,脉滑而数者。

组成 麻黄5g 杏仁9g 生石膏18g 甘草6g

用法 上四味,以水七升,煮麻黄,减二升,去上沫,内诸药,煮取二升,去滓。温服一升(现代用法:水煎温服)。

晁恩祥教授本方为治疗表邪未解,邪热壅肺之喘咳的基础方。因石膏倍麻黄,其功用重在清宣肺热,不在发汗,所以临床应用以发热、喘咳、苔薄黄、脉数为辨证要点。风寒咳喘,或痰热壅盛者,则非本方所宜。

(一)风咳

风咳表现为咳嗽为主,呈阵发性、气急,咽痒,对冷空气、刺激性气味敏感。晁恩祥教授对此有专方——苏黄止咳方治疗。疏风宣肺,缓急止咳。对有热象者,常加石膏,取麻杏石甘之意。

【病案举例】

患者温小权,男,4岁,2004年12月21日初诊。

咳嗽半年,时轻时重,夜间咳嗽明显,曾在儿童医院反复就诊检查,予普米克宁治疗有效。现仍咳嗽,阵咳为主,入睡时明显有痰声,无喘,有流涕及喷嚏,纳可,眠可,二便调。舌象:舌质尖红,舌苔薄黄腻,脉弦。证属风邪犯肺,肺气失宣,上逆为咳。肺开窍于鼻,肺气不利则喷嚏、流涕频作。疏风宣肺,止咳利咽。

处方　杏仁8g　炙麻黄3g　生石膏15g　前胡8g　地龙8g　蝉蜕6g　五味子8g　牛子10g　炙杷叶10g　苏子叶各8g　白茅根25g　辛夷10g。

2005年1月4日二诊　服药后咳嗽明显减轻,昨日夜间阵咳,无痰,无喘,流清涕,咽不痒,肛周发红,时有大便带血,大便正常不干,纳食,挑食,小便调。舌质淡红,舌苔薄黄,脉弦细。便血、舌红、苔黄,此肺热下移之象。

处方　紫菀10g　杏仁8g　生地10g　槐花10g　麦冬15g　地龙8g　蝉蜕6g　沙参10g　侧柏叶10g　桑白皮10g　苏子叶10g　茅根15g

2005年2月1日复诊时咳嗽服药后痊愈。

(二)痰热阻肺咳喘证

患者李某,女,55岁,慢性咳嗽50年,1岁时患麻疹合并肺炎,后长期咳嗽,5年前诊为支气管扩张,平时痰多,咳嗽,活动即喘,常有发热,黄痰,反复应用抗生素。3周前发热,体温最高39.5℃,痰多,气喘,住院予抗感染治疗后热退,痰培养为铜绿假单胞菌,CT示支气管扩张伴感染,出院时热已退,因用抗生素时间长,胃口不开,食欲不振,全身无力,不欲睁眼。出院3天后,又发热,又用抗菌治疗,效果不好,来诊时已有1周,体温在37.3~37.8℃,咳嗽,咯黄绿色痰,量多,1天约200ml,喘,背痛,恶寒,食欲不好,口干喜饮,咽喉时痛,大便正常,呼吸时左胸痛,舌淡红,苔白,脉弦数。诊为痰热阻肺,肺气不宣证,予化痰清肺,宣肺散寒。

处方　炙麻黄6g　杏仁10g　紫菀15g　知母10g　生石膏25g　枇杷叶10g　地龙10g　蝉蜕8g　黄芩10g　金荞麦15g　鱼腥草30g　白芥子10g　青蒿10g　生甘草10g　苏子10g　苏叶10g

二诊　7剂后,热退,咳嗽减轻,黄痰量减,痰量约减一半,易咳出,背痛,活动即气喘,胸闷气憋,食欲好转,口干喜饮,大便正常,舌淡红,苔白,脉弦数。上方去生石膏、青蒿,加葛根25g　桑白皮10g

继服7剂。

晁恩祥教授认为病痰饮者,慢性咳喘病人,即使有痰热现象,治疗时不宜纯清,有热即清,热者寒之,但不宜清化太过,应寒温并用,清化与温化并举,甚至在温化基础之上清化痰热。

旋覆代赭汤(《伤寒论》)

功能　降逆化痰,益气和胃。

主治　胃气虚弱,痰浊内阻。心下痞硬,噫气不除。

组成　旋覆花三两　人参二两　代赭石一两　半夏(洗)半升　生姜五两　甘草(炙)三两　大枣十二枚

方义　旋覆花降气化痰,入肺、大肠经,消痰结坚满,配伍代赭石,重镇降逆,以治疗胃气上逆,辅以人参补气益胃,以治疗其虚,半夏辛温而降,消痞散结,甘草、大枣协助人参以益气和中,诸药合用能使中焦健运,痰浊剔除,则清升浊降,攻邪不伤正。晁恩祥教授在临床上多用本方治疗食道反流引起的咳喘之疾。

【病案举例】

患者牛某,男,40岁,主因咳嗽咯痰1月来诊。因有反酸而行胃镜检查,结果提示反流性食管炎、浅表性胃炎。胸片结果提示支气管炎,肺功能提示气道激发试验阳性。当时症见咳嗽咯白痰,量不多,反酸,对冷空气敏感,夜卧咳嗽加重,大便不成形,舌质淡有齿痕,舌苔白腻,脉滑。诊断咳嗽变异型哮喘,证属脾虚气逆,风邪犯肺。治宜健脾益气,降逆缓急止咳。

处方　苍术10g　白术10g　旋覆花10g　法半夏10g　太子参30g　浙贝10g　僵蚕10g　苏叶10g　苏子10g　代赭石30g

7剂,生姜为引,水煎服。7剂服用后咳嗽、咯痰消失,反酸明显减轻。后以平胃散加减治疗而愈。

痛泻要方(《景岳全书》)

来源　本方《景岳全书》改名白术芍药散,对其方源仅有以下两说:①认为源于《景岳全书》引刘草窗方。②认为源于《丹溪心法》。

功用　疏肝止痛,健脾止泻。

主治　腹痛泄泻之证。

组成　白术(土炒)12克,炒白芍24克,炒陈皮9克,防风6克。

证析　腹痛即泻,为本方主证;脾虚肝旺,肝木乘土是此证病机;腹痛即泻,通泻不止,又为本证辨证依据。临证所见,泻而不痛者,有之,当责之脾胃失调;痛而不泻者,有之,当责之肝系膜络挛急;此证腹痛即泻,痛泻不止,说明痛泻之间有其联系。是因风寒从表入里,内归小肠,引起肠管膜络产生痉挛,以致肠内之糜尚未变为糟粕即排出体外,呈为腹痛即泻的特有见证。此即吴鹤皋所谓"泻责之脾,痛责之肝,肝责之实,脾责之虚,故令痛泻"的致病机理。亦即《素问·举痛论》所说:"寒气客于小肠,小肠不得成聚,故后泻腹痛矣。"

方义　方中芍药柔肝缓急,缓解肠道痉挛,白术健脾除湿,恢复脾运,二药调和肝脾,是抑木培土,止痛止泻主要。陈皮辛能舒畅气机,炒香尤擅燥湿醒脾,两调津气,协助白术恢复脾运。防风擅长"搜肝气"祛邪风,配入方中,借以疏散风寒,消除引起肠道痉挛的原因,协助白芍调理肝的疏泄,恢复肝的功能,此即李杲所谓"土中泻木"之意。晁恩祥教授认为腹痛即泻,痛泻不止是因津气内郁而不外达,下陷而不上升所致,用痛泻药方有升阳举陷之义,责之肝脾功能失调。因此对于慢性腹泻、急慢性胃肠炎、肠易激综合征、慢性溃疡性结肠炎等疾病证见腹痛、腹泻、胁肋胀满等,辨证为肝郁脾虚者皆可应用本方加减。本方药仅四味,却能消除病因,调理功能,流通津气,柔和经脉,用之得当,效果明显。

(一) 慢性腹泻

【病案举例】

(1) 陈某,男,19岁。大便泄泻反复发作2年余,每遇情志不遂或劳累发作,发时腹胀腹痛,便后稍减。现腹痛腹泻明显,水样便,1日8次,大便色黄,有黏液,近期学习紧张,生活不规律,病情加重,面赤,寐差,舌红苔花剥,脉弦细。

辨证　肝郁脾虚。

治法　疏肝理脾,燥湿止泻。

处方　陈皮12g　防风12g　炒白术20g　白芍30g　黄连12g　木香12g　秦皮12g　白头翁12g　太子参20g　麦冬30g　五味子12g　诃子肉12g　米壳10g

3剂,水煎服。

嘱患者保持生活规律,调畅情志以柔肝抑木。

服药3剂后,腹痛减轻,泄泻次数减少。守方继续服药20剂,病证痊愈,随访1年未再复发。

(2) 何某某,男,42岁,初因感受风寒,服药渐愈,后复伤于饮冷,腹痛泄泻清稀,脘闷纳减,嗳气,胸胁苦满,恶风,四肢不温,大便日10次左右,每次泻时腹痛较甚,肠鸣,少腹拘急,泻后减缓,口中淡,体温37.8℃,脉弦微浮,苔薄白,中心稍腻黄。辨证:食伤脾胃,少阳不疏。

治法　疏肝健脾,化滞止泻。

处方　痛泻要方加味。炒白术15g　炒白芍10g　防风15g　陈皮8g　柴胡10g　黄芩10g　葛根10g　焦三仙各30g

1剂热退,痛泻减半,3剂而平。

(3) 患者,女,48岁。腹痛腹泻反复发作已多年,每因情绪影响或精神紧张而发作。发时腹痛、肠鸣、里急后重,泻后疼痛减轻,大便日行4~5次,呈黏液状,伴嗳气食少。经纤维结肠镜检查,西医诊断为慢性溃疡性结肠炎。舌淡红,苔薄黄脉弦。

辨证　肝郁脾虚。

治法　疏肝健脾。

处方　痛泻要方加减:炒白术25g　炒白芍25g　炒陈皮10g　防风10g　柴胡10g　木香10g　枳实10g　厚朴10g　黄连10g　炙甘草10g

3剂,水煎服。

服药3剂,腹痛大减,腹泻日行1~2次,服至5剂,腹痛止,大便成形,日1次,饮食得增,药中病机,又守方7剂而告痊愈,半年随访未见复发。

(4) 患者,男,57岁。2007年1月就诊。腹痛腹泻反复发作4年,每遇寒冷或饮食生冷即易发作。近半月大便日行3~4次,便前脐周作痛,肠鸣失气,大便先成形,后为水样便,最后为黏液状,嗳气食少,面色萎黄。大便常规检查:黏液(++)、不消化食物(+),无红白细胞,西医诊断为过敏性结肠炎。舌淡、苔薄腻,脉弦细。

辨证　肝盛脾虚。

治法　疏肝健脾。

处方　痛泻药方加减。

炒白术25g　炒陈皮10g　防风10g　干姜10g　肉豆蔻15g　吴茱萸15g　党参15g　苍术15g　茯苓10g　木香10g　炙甘草10g

5剂,水煎服。

服药5剂,大便日行1次,质稍稀,便前有轻微腹痛。又进3剂,大便正常,腹痛亦解,加焦三仙各15g以健脾胃助运化,又服7剂而愈。翌年随访,未见复发。

(二) 急性肠炎

【病案举例】

李某某,女,36岁,自诉前天吃凉拌黄瓜后,腹痛泄泻稀便,日8~10次,脘腹连胁痞闷,四肢乏力,性躁多怒。大便化验符合急性肠炎的诊断,经服氟哌酸(诺氟沙星)胶囊等,病情未减。患者主诉泄泻时腹痛颇甚,泻后稍减而仍痛,其脉弦,苔薄,舌边微红。

辨证　肝旺脾虚。

治法　健脾疏肝。

处方　炒白术15g　炒白芍10g　防风10g　炒陈皮10g　葛根25g　黄连8g

2剂,获愈。

(三) 小儿久咳

姜某,男性,4岁。患儿咳嗽3月余,经胸片、血常规等检查,均无异常。用强必林、甘草合剂、青霉素等无效。刻下咳嗽阵作,咳甚时呕吐,痰白而黏,纳呆腹胀,夜寐不安,烦躁吵闹,舌淡苔白,脉弦细。

辨证　肝郁脾虚,肺气失宣。

治宜　柔肝补脾,宣肺止咳。

处方　白术、白芍药、紫菀、百部各10g　陈皮、防风、半夏各6g

3剂,水煎服。

服3剂后,咳嗽减,续进3剂,诸症豁然而消。

酸枣仁汤(《金匮要略》)

功能　养血安神,清热除烦。

主治 虚劳虚烦不得眠,心悸,盗汗。

组成 酸枣仁15~30克,茯苓、川芎各6克,知母6~9克,甘草3克

用法 上述药物以水800毫升,先煮酸枣仁,取600毫升,再下余药,煮取300毫升,分2次温服。

(一) 失眠

晁恩祥教授认为酸枣仁汤是治疗失眠证之良方。该方首载于《金匮要略·血痹虚劳病脉证并治第六》,方中酸枣仁滋养肝阴,安养心神为君药;川芎疏理肝之气血,与君药酸辛相成,收散相协;知母养阴清热除烦;茯苓安神宁心;甘草调和诸药。全方具有养肝宁心,清热除烦之效,体现了《内经》"肝欲散,急食甘以缓之"的治则,以酸收和辛散之品为主,兼以甘平为配伍特点。君药酸枣仁当用炒枣仁,用量常在18~30g。晁恩祥教授经常强调肝为刚脏,全赖阴血以滋之,用药不宜刚而宜柔,不宜伐而宜和,当于甘凉、辛润、酸降、柔静中求之,故方中川芎用量宜轻,一般在3~5g,以免助燥生热。

【病案举例】

于某,女,48岁,2007年6月初诊。主诉失眠1月余,日渐加重。病人一月前因发热治愈后出现失眠,多梦,易醒,双目干涩,干呕,四肢倦怠,纳差,二便正常。脉细数无力,舌暗少苔。

证属 肝阴不足,神志不宁。

治则 补养肝血,镇静安神。

处方 炒枣仁30g 川芎6g 知母10g 茯苓15g 合欢皮10g 制首乌20g 珍珠母30g 甘草10g

3剂,水煎服。

二诊 干呕已愈,睡眠转佳,每晚可睡4~5小时,四肢乏力。

处方 炒枣仁30g 川芎6g 知母10g 茯神15g 合欢皮10g 制首乌20g 珍珠母30g 柏子仁10g 甘草10g

3剂,水煎服。以巩固疗效。

该病例为热病后期,气阴亏虚。阴血耗伤,常使肝失藏血,心失所主,神魂不舍故而出现不寐。故治疗不循养心镇静安神之常路,而从补养肝血入手,治以酸枣仁汤使肝血舍魂则寐自安,配以养心安神之合欢皮、制首乌、珍珠母,标本同治而获显效。例中所用合欢皮、制首乌、珍珠母等品,系晁恩祥教授常加用的镇静安神之药。

(二) 嗜酸症

【病案举例】

患者,女,68岁,因嗜酸1周来诊。既往有慢性支气管炎史,半月前曾因咳喘发作去市某医院治疗,经治1周,咳喘症消而出院(用药不详),但此后患者喜食酸食,欲饮食醋,嗜酸心情迫切,夜不成寐,伴腹胀纳差,口干乏力,大便干,舌红,苔薄白,脉弦细。

晁恩祥教授认为此嗜酸当从肝辨治。

辨证　肝阴不足。

治法　养肝血,补肝阴。

处方　酸枣仁汤加减。

炒酸枣仁 30g　川芎 10g　茯苓 10g　知母 10g　白芍 15g　五味子 15g　当归 15g　甘草 6g

4 剂,水煎服,日 1 剂,早晚分服。

二诊　患者嗜酸症除,饮食倍增,夜能安眠。

按　酸枣仁汤出自《金匮要略》,为治疗营血不足,虚火内炎致失眠而设,"虚劳虚烦不得眠,酸枣仁汤主之"本患者以嗜酸为主症。《内经》曰:"心欲苦,肺欲辛,肝欲酸,脾欲甘,肾欲咸,此五味之所含五脏之气也。"说明酸味属阴,酸能养肝,使肝柔而条达。《内经》曰:"气味辛甘发散为阳,酸苦涌泄为阴"。《金匮要略》曰:"夫肝之病,补用酸……",又提倡"补不足,泻有余"。今患者嗜酸迫切,说明肝阴不足,故选用酸枣仁汤加当归、白芍、五味子,以养肝血,补肝阴。药中病机,故获效神速。

(三) 盗汗

晁恩祥教授运用酸枣仁汤加减治疗盗汗,取得满意疗效。

【病案举例】

患者朱某,男,58 岁,2006 年 2 月初诊。近半年来夜间睡眠时出汗,醒时自止,曾就诊于某西医医院。经 X 光及实验室检查,排除结核等疾患,诊断为植物神经功能紊乱。口服谷维素、维生素 B_1 等,效果不明显。曾服中药数十剂亦未愈。现症:身体消瘦,寐中汗出,醒后即止,汗出湿被,伴轻微自汗,心悸,多梦易惊,口干渴,午后潮热,舌红,少苔,脉细数。

辨证　阴虚内热,腠理不固。

立法　滋阴养血,退虚热,固腠理。

处方　酸枣仁汤加减。

当归 10g　生地 10g　黄芪 10g　白芍 10g　炒枣仁 15g　银柴胡 10g　秦艽 10g　川芎 3g　五味子 10g　知母 10g　茯神 10g　黄柏 10g　枸杞 10g

7 剂,每日 1 剂,水煎服。

二诊　服上药后,症状大减。继服 15 剂而愈。

晁恩祥教授认为盗汗为阴阳失调,阴虚内热,腠理不固所致。盗汗日久伤阴,汗为心之液,津血又同出一源,故大量汗液外泄导致心血不足,则心悸,多梦易惊;阴虚内热则潮热;阴损及阳,腠理不固则汗出。故治疗以滋阴养血,清退虚热,固表止汗为主,方中四物汤滋阴养血,酸枣仁汤安神除烦,加秦艽、银柴胡、黄柏清退虚热而坚阴,少佐五味子敛心阴而止汗,黄芪益气固表止汗,诸药合用达到标本兼治的目的。有心神不安者可酌加龙骨、麦芽等。本方滋阴以退虚热,养血以安心神,兼以益气固表,使盗汗止而正气复。

藿香正气散(《太平惠民和剂局方》)

功能 解表化湿,理气和中。

主治 外感风寒,内伤湿滞。霍乱吐泻,发热恶寒、头痛,胸膈满闷,脘腹疼痛,舌苔白腻,以及山岚瘴疟等。

组成 藿香12g 紫苏10g 白芷10g 大腹皮15g 茯苓15g 白术10g 半夏曲10g 陈皮10g 厚朴10g 桔梗10g 炙甘草10g

用法 水煎服(原方为细末,每服6g,水一盏,生姜三片,大枣1枚,同煎至七分,热服,如欲出汗,覆衣被,再煎服之。)

晁恩祥教授应用本方时多用水煎剂,常根据病症特点加减应用本方,药物用量也按原方比例酌减。

(一) 暑湿感冒

晁恩祥教授常以本方主药藿香佩兰与相配:散寒解表,芳香化浊,醒脾和胃;半夏、陈皮、茯苓、白术燥湿降气,健脾和中;厚朴、大腹皮行气化湿除满;苏叶、白芷疏风散寒通窍,桔梗宣肺利膈,生姜、大枣调和脾胃。常用于夏季感冒和泄泻。夏季暑湿感冒直接选用藿香正气胶囊,伴有发热呕恶明显的患者,建议使用藿香正气水。对于在夏季有各种慢性疾病的患者复感暑湿之邪者,于其方中酌加藿香、佩兰、半夏、苏叶等芳香解表,化湿和胃之品即可奏效。

(二) 脾虚湿郁,寒热错杂证

晁恩祥教授对于急性胃肠炎,原因不明的泄泻,胃肠型感冒呕吐泻利,抗生素相关性腹泻常选用藿香正气汤加减治疗,对于兼有感冒而呕吐泄泻者疗效明显。

【病案举例】

患者,女,88岁,2006年5月5日初诊。患者于4月11日无明显诱因出现腹泻水样便,日3~5次,无发热、恶心、呕吐,无腹痛,某医院予左氧氟沙星、小檗碱、地衣芽孢杆菌、双八面体蒙脱石等,症状加重,每日腹泻10余次,伴肠鸣,脘腹胀满,遂入院治疗。诊断:急性肠炎。给予左氧氟沙星、地衣芽孢杆菌、双歧杆菌等,效果不佳,仍每日大便10次左右。肠镜示:结肠炎性改变,结肠多发憩室。病理:(回肠末端)黏膜中度慢性炎,淋巴滤泡形成,(回盲瓣)黏膜中度急慢性炎。便常规:白细胞7~10/HP。考虑患者初起为急性肠炎,经使用抗生素造成肠道菌群失调,遂请中医会诊。刻下证见:稀水样便,无脓血,无腹痛,腹胀肠鸣,矢气多,纳食可,尿少,口干唇燥,乏力,眠差,舌淡红,苔白腻,脉弦。

中医诊断 泄泻。

辨证 脾虚湿郁,寒热错杂。

治法 健脾化湿,辛开苦降,佐以开胃。

处方　党参12g　苍术10g　白术10g　藿香10g　佩兰10g　苏叶8g　草果8g　陈皮10g　车前子12g　干姜8g　黄连8g　焦山楂12g　砂仁8g　鸡内金8g　白茅根15g

3剂,水煎服。

5月9日二诊　药后大便每日5~6次,便量亦减,肠鸣好转,仍腹胀,纳可,眠差,口干,尿少,舌淡红,苔白腻,脉弦。

处方　苍术、白术各10g　藿香10g　佩兰10g　薏苡仁30g　干姜10g　黄连10g　陈皮10g　半夏10g　苏叶10g　焦三仙各10g　炒枣仁15g　鸡内金10g　青皮10g

4剂,水煎服,日1剂。

5月12日三诊　药后大便减至4次,逐渐成形,仍胃脘胀满,无食欲,口鼻干燥,喜饮水,睡眠好转,舌淡红,苔白腻,脉弦。治疗继以健脾化湿、辛开苦降之法。

处方　苍术10g　白术10g　藿香10g　佩兰10g　青皮10g　陈皮10g　焦三仙各10g　鸡内金10g　干姜8g　黄连8g　厚朴10g　半夏10g　石斛15g　白茅根25g　炙甘草6g

6剂,水煎服,日1剂。

5月18日四诊　大便明显好转,日1次,便溏,仍无食欲,胃脘胀满较前减轻,口干,面部烘热,舌暗红,苔黄燥,脉弦。予健脾开胃、辛开苦降、调理气机之法巩固疗效。

处方　黄连8g　黄芩10g　半夏10g　干姜8g　党参10g　苍术、白术各10g　青皮、陈皮各10g　焦三仙各30g　鸡内金10g　厚朴10g　砂仁5g　石斛15g　白茅根25g　炙甘草6g

3剂,水煎服,日1剂。药后大便正常,纳食好转,痊愈出院。